JN093635

カラー図解

痛み・鎮痛の教科書

しくみと治療法

監修　上野博司＋影山幾男＋守口龍三

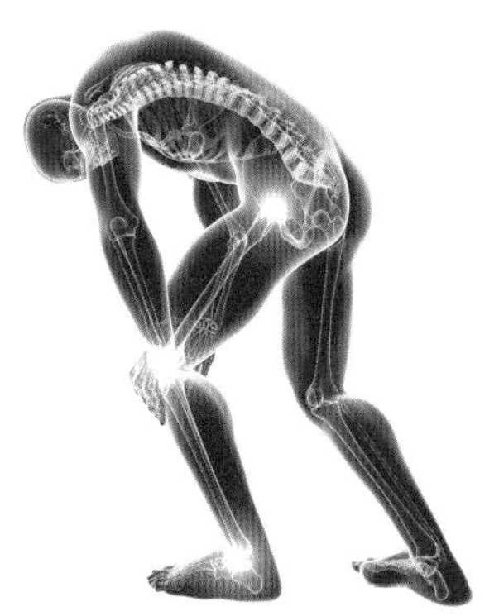

ナツメ社

医療従事者にとって
勉強は終わりのないもの

医療の進歩は日進月歩です。近年の医学・医療の急速な進歩と知識量の増加は、大学・専門学校の教育機関ですべてを教えることが不可能になっただけでなく、教えられた知識がすぐに古くなってしまうことを再認識するべきです。このことは、卒後においても生涯にわたり診療・治療に必要な最新の知識を導入し、診療問題を解決していかなければならないことを意味しております。

今回の書籍では、解剖学のイラストを主に担当しました。解剖学は正常なヒトの形態や構造を研究する学問です。ヒトの形としくみについては未来永劫、大きな変化はないと思われます。しかし、医療技術の進歩は止まることを知りません。 新しい医療技術習得のためには、古い解剖学の知識は役に立たなくなっております。つまり、新しい視点から見た解剖学の知識が必要になります。例えば、以前の治療においては、触診する必要のない患部があったとします。新しい治療において、その患部の形態と構造を知らずに施術を行うことはできませんし、知らないで施術することは医療行為とはいえません。

これからの作業療法士、理学療法士、スポーツトレーナー、柔道整復師、鍼灸師には、詳細な解剖学的知識が求められるようになるでしょう。すなわち、ヒトの基本的形態と構造を習得するだけでは足りず、形態の変異例、奇形例も含めて熟知しなければなりません。詳細な解剖学的知識を駆使して施術を行えば、患者の回復が早くなり、患者の社会復帰に貢献できることを知るべきです。

最後に、患者に安全な医療を提供するために解剖学について最低限これだけは知ればよいという態度より、患者に常に最高の医療を提供するために解剖学、発生学、並びに他領域の習得を怠らないことが肝腎ではないでしょうか。医療従事者にとって勉強に終わりはありません。本書が、コメディカルを中心とした医療従事者のバイブルになることを願っております。

日本歯科大学 新潟生命歯学部 解剖学第1講座

影山幾男

一般の方々のハンドブックとして、
さまざまな医療関係者の入門書として

痛みは、誰もが日常的に経験する不快な感覚です。怪我や病気などの身体の異常を知らせる警告信号として大切な意味を持っています。その反面、痛みがあれば、誰もがすぐに開放されたいと思いますし、できれば痛みは経験したくないと願っています。

また、つらい出来事があれば、誰しも「心が痛む」と感じるように、我々は身体だけではなく、精神にも痛みを感じます。しかし、痛みは本人しか体験できないため、他人がその強さを測定したり、その感覚を共有したりすることができません。まさに、「痛みは他人には測り知ることができない」のです。

さらに、何らかの原因で痛みが慢性化した場合、その痛みは、もはや警告の意味を失い、生活の質（ＱＯＬ）を著しく低下させます。こうした慢性化した痛みには、患者様と医療者が協力して治療をすることが必要です。そのためには医療者だけでなく、患者様や御家族も痛みについて正しく理解することが重要です。

このように、痛みは多様な側面を持っていますが、痛みについて正しい知識を身につければ、自身に起こった痛みに対して、どのように対処すればいいのかがわかるようになり、さらに他人の痛みを理解できるようになります。

本書は、痛みの定義や分類に始まり、痛みの伝達機構、部位別の痛みの特徴や原因となる疾患、そして、痛みの評価と治療に実際について、西洋医学と東洋医学の両方の観点から、わかりやすい言葉で詳しく書かれています。痛みについて知りたい一般の方々のハンドブックとして、また痛みの診療に携わるさまざまな医療関係者の入門書として、そして医師や歯科医師の先生方には、患者様に病状をわかりやすく説明するためのツールとしてご活用いただける内容となっています。

本書を手にされたすべての方が、痛みに対する理解が深まり、適切な対応ができるようになることで、痛みに苦しむ方が少しでも減ることを心から願っています。

京都府立医科大学 麻酔科学教室
上野博司

カラー図解 痛み・鎮痛の教科書〈しくみと治療法〉 — もくじ

第3章
部位別でみる痛みの疾患

第4章 評価と診断

第5章 痛みの治療法

○執筆協力　小林直樹
○イラスト　酒井由香里(HOPBOX)、岡田真一
　影山幾男[解剖図の原画提供]
○編集協力・DTP　knowm
○編集担当　斉藤正幸(ナツメ出版企画株式会社)

第1章 痛みとは？

痛みの定義

日常的に感じる痛みは聴覚や視覚と同じ「感覚」だが、感じた本人しかその質や強さを経験できないものであり、他者との共有が難しい。さらに、不安や恐怖、過去の記憶といった、人間の情動(じょうどう)にも関係するという特徴がある。

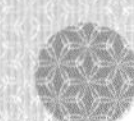

共有できない当事者の感覚

机の角に足の指をぶつけたときや、熱い鉄板に触ってしまったときなどに感じる「痛み」は、外部から、あるいは内部から身体の組織が損傷する侵害刺激が加わったときに得られる「感覚」です。

感覚には、音や寒冷・熱暑を感じるものなどがありますが、その中でも痛み(痛覚)は特別であり、それを感じた人以外、だれも同じものを共有することができません。

例えば、今聞こえてくる鳥の声や音楽は、音を発する対象が外部にあるので誰もが感じて共有することができます。しかし、苦しんでいるその人の痛みはその人の身体の内部から発しているので誰も感じることはできません。

たとえ骨折を過去に経験していて、その痛みを知っているとしても、今、目の前で骨折しているその人自身の痛みの質や強さはだれも共有できないのです。つまり痛みとは、きわめて主観的な感覚なのです。

痛みは感覚と情動の側面を併せ持つ

他者が共有できない「感覚」である痛みは、同時に「感情・情動(じょうどう)」の側面も持っています。痛みを感じた人はその痛みから逃れたいという逃避(とうひ)感情を強く抱きます。さらに過去の記憶から同じような痛みを思い浮かべて、不安感や恐怖感を抱くこともあるでしょう。

国際疼痛学会(こくさいとうつうがっかい)は、痛みとは「組織の実質的あるいは潜在的な障害に結びつくか、このような障害を表す言葉を使って述べられる不快な感覚、情動体験である」(日本神経治療学会監修「標準的神経治療:慢性疼痛」の訳)と定義しています。

つまり、痛みとは極めて主観的な感覚であるとともに、人の感情・情動にも関連するものだといえます。医療が人々の苦痛に向き合い、その苦痛を取り去ることが最大の目的とするものなら、医療従事者はこの主観的な感覚・情動である痛みを、患者に寄り添いつつ客観的に評価・診断をしなければならないのです。

痛みは共有できない感覚

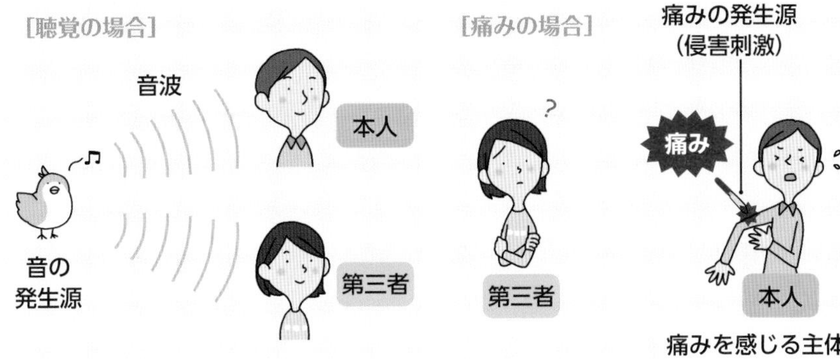

痛みは聴覚や視覚と同様の「感覚」だが、その痛み自体は他者には理解できない。痛みを感じる感覚を体性感覚というが、皮膚感覚も同じ体性感覚なので共有できない。

痛みは情動も引き起こす

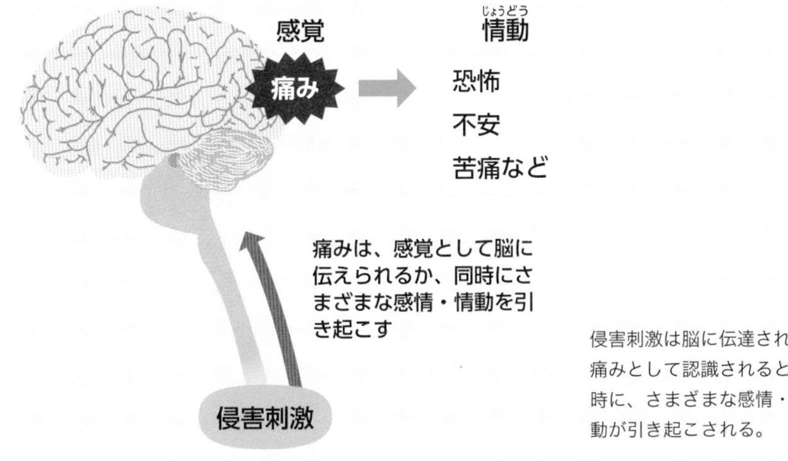

侵害刺激は脳に伝達されて痛みとして認識されると同時に、さまざまな感情・情動が引き起こされる。

用語解説

国際疼痛学会(こくさいとうつうがっかい)
(IASP:International Association for the Study of Pain)

痛みに関する知識向上と医療関係者への教育改善を行い、疼痛に苦しむ患者をケアすることを目的に1974年５月に設立された国際的な組織。科学者や臨床医、医療従事者だけでなく、各国の医療・保健関連の政策立案者が関与しており、疼痛に関する研究や症例をまとめ、さまざまな支援を行っている。

痛みのメリット・デメリット

痛みには、危険な事象を人に学習させ、それから回避させたり、怪我や病気などの身体の異常を知らせる警告信号の役割を持つ「有益な痛み」と、警告信号や学習の役割がほとんどなく、苦痛のみを与える「有害な痛み」がある。

痛みは人間にとって必要な感覚

痛いと感じることは人間にとって不快なことですが、生きていくうえで必要な感覚でもあります。

ガラスの破片で手を切ったときに感じる痛みによって、子供は「ガラスの破片は危険だ」と学習し、以後はうかつに手を出すことに気をつけるようになります。つまり痛みは、人に危険なものとそうではないものを認識させ、危険からの逃避・回避を学習させます。さらに、尖ったものに触れて痛みを感じたときに手を引っ込めるという、「緊急回避」的な意味もあります。

痛みを感じない**先天性無痛無汗症**（せんてんせいむつうむかんしょう）という遺伝性疾患がありますが、この病気の子供は怪我をしても痛みを感じられず、学習する機会が得られないので危険と安全の区別がつきにくいとされています。

また、人は身体のどこかが痛ければそこに注意を払って怪我や病気を認識し、自分で手当てをしたり病院に行ったりするなどの処置を行いますし、怪我を放置していれば患部に炎症などが起こって痛みがひどくなり、悪化していることもわかります。ところが先天性無痛無汗症の人は怪我をしても気づかず、重症化してしまうことがあります。このように、痛みは身体の不具合や損傷の程度、生じている部位を知らせる「警告信号」の役割を担っています。

長く続く痛みは苦痛のみを与える

こうした警告信号としての役割を有している痛みは、多くが怪我や病気が治ると消失しますが、治癒しているにもかかわらず痛みのみが続くものは、警告信号や学習などの役割はありません。あとで述べる慢性痛は怪我が治っても痛みが続き、患者の**QOL**（キューオーエル）**(生活の質)**を損なうので、警告信号としての役割を有していません。

治療という観点からすると、警告信号や学習としての役割を持っている「有益な痛み」と、慢性痛のようにその役割がない「有害な痛み」があるということになります。ペインクリニックでは、慢性痛のような有害な痛みに対処することが中心となります。

警告としての痛み

[学習と回避]

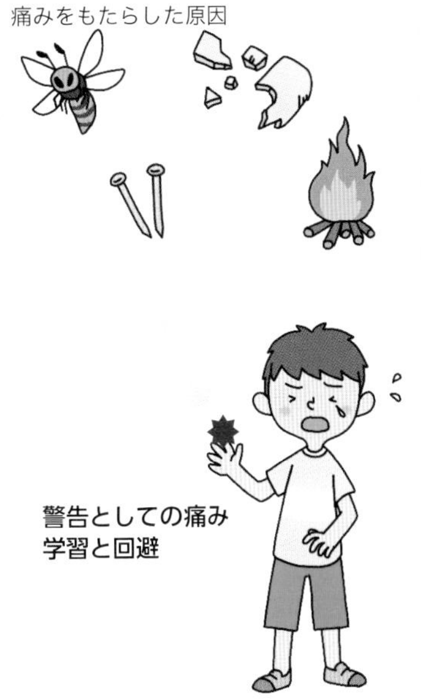

有益な痛みは、その痛みをもたらしたものからの回避・避難や、新たな危険を認識するうえでの学習をもたらす。

[身体の異常を知らせる]

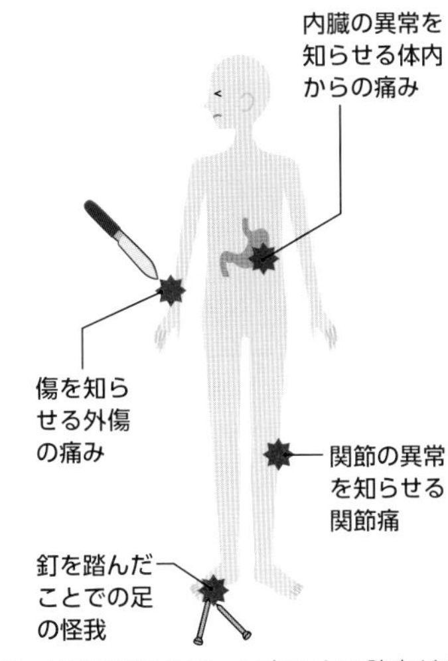

外的・内的な要因によって何らかの障害が身体もたらされた場合、痛みはその部位がどこなのかを知らせ、さらにその痛みの質によってどういう障害・損傷なのかの予測をもたらしてくれる。しかし、長く続く慢性的な痛みは、警告としての役割がない「有害な痛み」と位置付けられる。

用語解説

先天性無痛無汗症(せんてんせいむつうむかんしょう)

(CIPA:Congenital Insensitivity to Pain with Anhidrosis)

温度・痛みの感覚障害と、自律神経系の障害を併せ持つ遺伝子疾患群を遺伝性感覚性自律神経ニューロパチーと呼ぶが、先天性無痛無汗症はその中の４型と５型にあたり、運動麻痺を伴わない全身の無痛を主症状とする。４型は発汗の低下または消失、５型は発汗低下・消失はない。根本的な治療方法はなく、全国でおよそ200〜300人の患者がいると見られている。

QOL(生活の質)(キューオーエル)

(Quality Of Life)

患者の身体、精神、社会、経済といったあらゆる活動を含めて活力や生きがいなどを維持・向上して治療を行うようにする考え。それまでは、患者の身体の病気の治療のみを考えていたが、総合的な患者の生活や人生にまで目を向けた総合的な質の維持向上を目指している。人間らしい、自分らしい生活ができるかということを尺度にする。

さまざまな痛みの表現形態

痛みの表現は、神経の損傷などでは電撃的な痛み、怪我などではジンジンする痛みなどさまざま。表現のしかたは患者の個人的な要因も関係してくるが、こうした多岐にわたる表現を理解することは診断するうえで重要となる。

患者によって痛みの表現はさまざま

一口に「痛み」といっても、患者の表現はさまざまです。例として挙げれば「ピリピリする」「電気が走ったような」「絞り出すような」「ズーンっとするような」というような表現が多いですが、人によってはうまく表現ができない場合もあります。

痛みの表現の場合、「ピリピリする」「電撃が走ったような」「焼けるような」という場合は主として神経の損傷による痛み(神経障害性疼痛)が多く、怪我などの場合(侵害受容性疼痛)は切り傷や打撲のように「キリキリする」「ズキズキする」と表現されることが多いものです。これが内臓など身体の深部に原因がある場合は「深く絞り出すような」とか「ズーンとした圧迫感」などと表現されることが多いのが特徴です。

また細かい部位の違いによっても表現が変わることがあり、例えば眼痛は「しょぼしょぼする」「ゴロゴロする」などのほかに、「眼球が腫れるように重く痛い」などを訴えることがあります。前者２つは**結膜炎**(けつまくえん)などの表在部に、後者は**緑内障**(りょくないしょう)などの深部に原因がある可能性が高い表現です。このように、問診の段階で患者が訴える痛みの表現は、初期の段階で原因を診断するうえで重要なことといえます。

患者個人の表現力も影響

ただ、表現力や病気に対する知識の広さ、年齢など、個々人の要因によっても、痛みの表現は左右されます。とくに小児や、介護が必要なほどの高齢者などはうまく痛みを表現できないため、問診段階での評価が困難なことが多いといえます。先にも述べたように、痛みは極めて主観的な感覚なので、その痛みを感じている小児の代わりに付き添いの大人が痛みの質や強さを客観的に表現することはできません。

痛みの強さを評価する点に関しては、第４章で解説する「顔表現的評価スケール」(FPS)を用いれば、ある程度は小児の痛みの強さを測ることができますが、痛みの質は患者が訴える表現を聞いて判断することが重要です。

「マギル疼痛質問表(MPQ)」にある痛みの表現(抜粋)

群	痛みの表現
1群	ぷるぷる震える／ズキズキする／ズキンズキンする／ガンガンする
2群	ビクッとする／ビーンと走るような
3群	チクリとする／刃物で突き刺されるような／槍で突かれるような
4群	鋭い／切り裂かれるような／引き裂かれるような
5群	つねられるような／噛みつかれるような／圧迫されるような
6群	引きちぎられる／引っ張られる
7群	熱い／灼けるような／焼けただれるような
8群	ヒリヒリする／ズキッとする／痛がゆい
9群	鈍い痛み／じわっとした／うずくような
10群	触られると痛い／張ったような／割れるような
11群	疲れさせるような／げんなりした
12群	息苦しい／吐き気がする
13群	怖いような／すさまじい／ゾッとするような
14群	痛めつけられているような／死ぬほどつらい
15群	ひどくみじめな／わけのわからない
16群	イライラさせる／情けない／うるさい
17群	広がるような／突き通すような／貫くような
18群	しびれたような／しぼられるような／窮屈な
19群	冷たい／凍るような
20群	しつこい／むかつくような／もだえ苦しむような

「マギル(マクギルとも)疼痛質問表」は、1975年にカナダ・マギル大学の心理学者ロナルド・メルザックが作成した痛みの質や強さを評価する質問表。全部で78個の言葉を20の群に分けており、1〜10群は感覚的な言葉、11〜15群は感情・情動的な言葉、16群は主観的な痛みの強さ、17〜20群はその他のさまざまな言葉に分類されている。現在各国語に翻訳されている。国柄・民族・社会的習慣の違いによって翻訳が難しいなどの問題もあるが、痛みを表す言葉がいかに豊富に存在するか理解できる。

用語解説

結膜炎(けつまくえん)
(Conjunctivitis)
まぶたの裏と眼球を覆う結膜に炎症が起こる疾患。非感染性の場合はアレルギー性結膜炎、感染性の場合はブドウ球菌や肺炎球菌、アデノウイルスなどによって起こり、伝染力が強い。ほこりや大気汚染などの刺激物による場合もある。

緑内障(りょくないしょう)
(Glaucoma)
眼の中を循環する眼房水という液体によって生じている眼圧が上昇することで視神経が障害を受け、最悪、失明に至る。治療は基本的に眼圧を下げることであり、薬物療法、レーザー療法、手術などがある。

痛みの分類

痛みは「持続期間」「原因」「部位」など、観点によっていくつかの分類がある。臨床的には原因による分類が基本となることが多く、それには侵害受容性疼痛、神経障害性疼痛、心理社会的な疼痛などがある。

いくつかある痛みの分類

痛みはいくつかの観点によって分類されます。まず、「痛みの持続期間」による分類には急性痛と慢性痛があります。慢性痛は治っても長期間にわたって苦痛が続き、患者の日常生活にも支障が出るので「有害な痛み」といえます。

さらに臨床的な視点から「痛みの原因」による分類があります。原因を特定し対処するという治療の観点からすると、原因によって分類することは基本といえるもので、これには体表の創傷や内部疾患などによって起こる侵害受容性疼痛、神経損傷などの神経系の異常で起こる神経障害性疼痛、心理社会的な要因で起こる痛みがあります。

侵害受容性疼痛は急性痛、神経障害性疼痛は慢性痛になりやすいとされますが、例えば侵害受容性疼痛が起きた原因である創傷が治癒しても、依然として痛みが続く場合は神経の損傷が生じている可能性があります。また、慢性痛が生じる原因として、社会的・心理的な要因も原因となっている場合があります。必ずしもそうと決まっているわけではありませんが、ここでは一つの傾向ととらえ、各分類の関係性を理解してください。

このほかの分類としては、「痛みの部位」による分類があります。これには主に体性痛と内臓痛がありますが、痛みが生じる多くの理由が侵害受容性疼痛のしくみに基づいているため、分類上、侵害受容性疼痛に含まれます。

各分類は、その痛みがどれくらい続いているかという「持続期間」、そしてその「原因」は何なのか、それが侵害受容性疼痛なら内臓痛か、体性痛か、という関係性に整理できるといえるでしょう。

その他の痛み

このほかの痛みとして、患部への刺激がないのに生じる自発痛、刺激を与えたときに生じる誘発痛、患部の場所と異なるところに痛みを感じる関連痛、痛みが放射状に広がる感じがする**放散痛**(ほうさんつう)などがあります。誘発痛の中にはアロディニア(P.102参照)や痛覚過敏などがありますが、アロディニアと痛覚過敏、関連痛は、なぜ生じるのか諸説あります。

痛みの分類

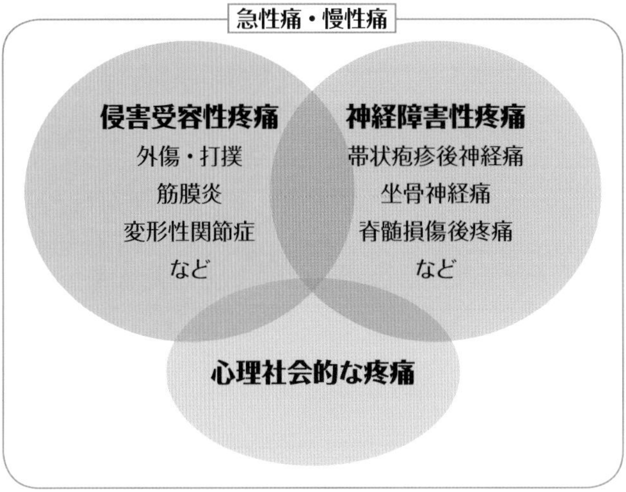

急性痛・慢性痛

侵害受容性疼痛
外傷・打撲
筋膜炎
変形性関節症
など

神経障害性疼痛
帯状疱疹後神経痛
坐骨神経痛
脊髄損傷後疼痛
など

心理社会的な疼痛

急性痛と慢性痛は時間的な概念なので、位置づけとして原因による分類全体を含む形にした。侵害受容性疼痛と神経障害性疼痛の重なっているところ、あるいは心理社会的な疼痛も含めて重複している所を混合性疼痛ともいう。痛みはさまざまな原因が複合して起こることが多い。

侵害受容性疼痛と神経障害性疼痛の違い

	侵害受容性疼痛		神経障害性疼痛
	体性痛	内臓痛	
部位	皮膚、筋肉、骨、結合組織	内臓（管腔臓器、肝・腎などの固形臓器）	末梢系、中枢系の神経
原因	機械的・化学的・温度的な侵害刺激	管腔の内圧上昇、臓器膨張による被膜の伸展、炎症	神経の断裂や圧迫
痛みの特徴	局在性があり場所が明確。動かすと痛みが増大。ズキズキする、鋭い痛み。	範囲が不明で、絞り出すような鈍い痛み。発汗や嘔吐などを伴うことあり。	感覚の低下・過敏。運動麻痺なども起こることがある。ピリピリする、電気が走るような痛み。

器質的な原因で起こる侵害受容性疼痛と神経障害性疼痛の違いを表す。侵害受容性疼痛は体性痛と内臓痛に分けられる。

用語解説

放散痛（ほうさんつう）
(Radiating Pain)

外側に向けて放射状に広がるような痛み。原因としては末梢神経の圧迫によってその神経の範囲に広がって生じることが多い。心筋梗塞などによる左肩から左手、顎にかけての広がるような痛みを臨床上、放散痛ということがあるが、これは分類的には関連痛にあたる。

持続期間による分類①

急性痛

急性痛は創傷の治癒過程で起こる痛みであり、創傷部が治癒することによって消失する、原因が明確な痛みである。創傷が治癒せずに疼痛が持続することによって痛みが増強され、痛覚過敏やアロディニアが起こることがある。

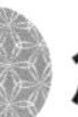

急性痛は単に短期間の痛みというわけではない

主に組織の損傷によって起こり、その創傷が治癒していく過程で感じ続ける痛みを急性痛といいます。急性というと、包丁で指を切ったときに感じる瞬間的な痛みや、突然起こってしばらくしてから消失するような短い痛みを思い浮かべるかもしれませんが、あくまで創傷が治癒し、その痛みの原因が治癒するまでの期間というのが基準となります。このため、急性痛は慢性痛に比べて原因となる生体組織の異変が明確なものがほとんどです。

急性痛の代表的なものとしては、切り傷や打撲などの怪我による痛み、火傷の痛みなどのほかに術後痛があり、これらの組織的損傷が治癒したあとは消失します。このほか、心筋梗塞や脳内出血などによって生じた痛みも急性痛に含まれますが、疾患自体を治療することに眼目が置かれ、とくに痛みの治療が主な対象となる疾患というわけではないので、急性痛に含むことはあまりありません。

持続によって痛みが増強する急性痛

おおむね急性痛の容態を表すと、生体に創傷などが起こることでまずその創傷自体による刺激が痛覚として伝わります(一次痛)。そのあと、ジンジンする鈍い痛み(二次痛)が続きます。この過程で、さまざまな**ケミカルメディエーター**や**サイトカイン**などの発痛物質によって炎症も起こります。創傷部の治癒のプロセスにおけるこれらの要因によって痛みが起こるので、急性痛はさまざまな要因が生体内で複合して起こって生じるものといえます。

通常はこれらのプロセスののちに創傷が治癒すれば、急性痛は消失しますが、なかなか創傷が治らず急性痛が持続すると、痛みの刺激に対する生体反応が亢(こう)進(しん)して痛覚過敏になったり、神経系に異常が生じる神経障害性疼痛となったりして、普通ならば痛みを感じない衣服が触れるような刺激でも痛みを感じるアロディニアや、痛覚過敏の症状が現れるようになります。急性痛は、生体メカニズムの複合的な要因が作用して痛みが増強されたり、状況によっては患部が治癒したあとも慢性痛に移行したりすることがあります。

急性痛は治癒の過程の痛み

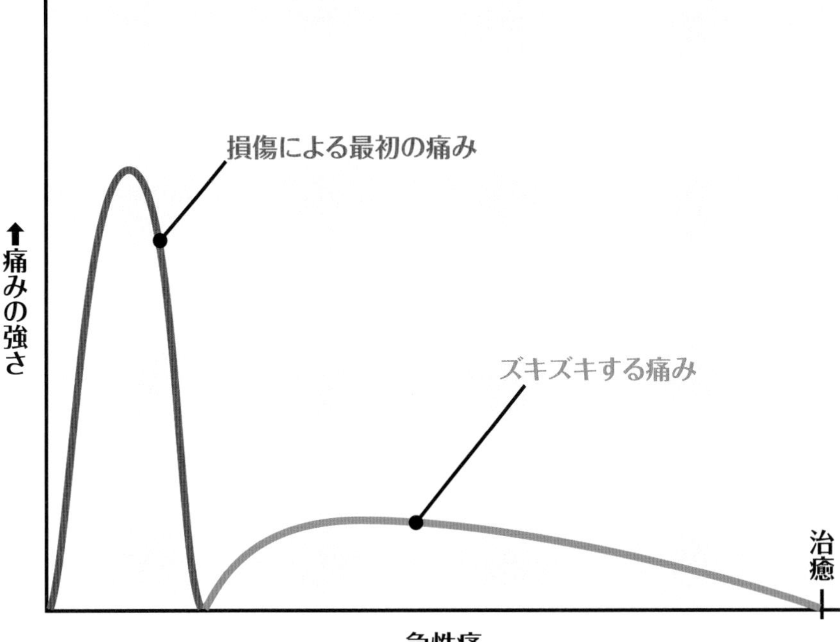

急性痛は単に「時間が短い」ということではなく、「治癒の過程で続く痛み」とされる。ただし、炎症が長引いたり、その他のいろいろな要因が重なることで痛みを伝達する神経が亢進し続けると、痛覚過敏やアロディニアが起こったり、慢性痛に移行することがある。

用語解説

ケミカルメディエーター
(Chemical Mediator)
細胞間での情報の伝達に使われる化学物質のこと。炎症反応におけるヒスタミンやプロスタグランジン、ブラジキニンなどがある。ケミカルメディエーターのような、生体に作用してさまざまな反応を制御する化学物質のことを生理活性物質と総称する。

サイトカイン
(Cytokine)
サイトカインも細胞間での情報の伝達に使われる生理活性物質。ただし、ケミカルメディエーターが通常の化学物質であるのに対し、サイトカインは分子量の大きなタンパク質であり、生理活性タンパク質とも呼ばれる。免疫や炎症に関係するものが多く、インターフェロン、インターロイキン、ケモカインなどがある。

持続期間による分類②

慢性痛

痛みの原因となっている怪我や病気が治癒しても長期間にわたって生じる慢性痛は、複雑な神経機能の変化や損傷が原因となって生じる神経障害性疼痛のほかに、心理社会的な疼痛によって起こることもある。

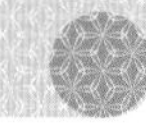

慢性痛はおおむね3か月以上続く痛み

慢性痛は、疼痛の原因となる外傷や病変が治癒したあとでも長期間にわたって続くものです。慢性痛は「おおむね3か月以上続く痛み」と定義されることが多く、急性痛との区切りは、痛みが続く時間の長さを基準にして考えることが一般的です。

関節リウマチにかかると、侵害受容性疼痛が反復して起こります。その症状が3か月以上続く場合は、慢性痛と考えるのが普通です。

がん性疼痛はがん自体による痛みのことで、期間が長いものがほとんどなので、一般的に慢性痛に位置づけられます。また、この「がん性疼痛」と「がんの治療による痛み」とは区別して考えなければなりません。

神経機能の変化と精神的要因

慢性痛が生じる要因にはさまざまな原因がありますが、器質的要因としては主として神経系の損傷、いわゆる神経障害性疼痛によるケースが多いとされます。急性痛のところでも少し触れましたが、交感神経の活発化によって発痛物質が患部に停滞することで炎症が長引き、痛みを伝える神経伝達経路で痛みが増強されるようになります。このように痛みの神経細胞の活動が亢進し、通常よりも痛みを増強して伝えてしまうことを「感作」といい、この状態が持続すると少しの刺激でも痛みを感じるようになります。

また、神経が損傷されると、複雑な機序によって交感神経などのさまざまな神経で機能変化が生じ(➡第2章)、末梢性・中枢性神経の諸要因によって慢性痛が生じると考えられています。また生体の器質的な要因だけでなく、社会的・心理的・精神的な要因も関係していることが多いと考えられており、うつ病や不安障害、または社会的・経済的不安などの心理社会的な要因によって腰痛や頭痛などが慢性化することがあります。これは心理社会的な要因で慢性痛となる例ですが、神経障害性疼痛による痛みに悩まされた結果、心理社会的な要因が加わり慢性痛になるという、複合的なケースもあります。

慢性痛が起こるしくみ

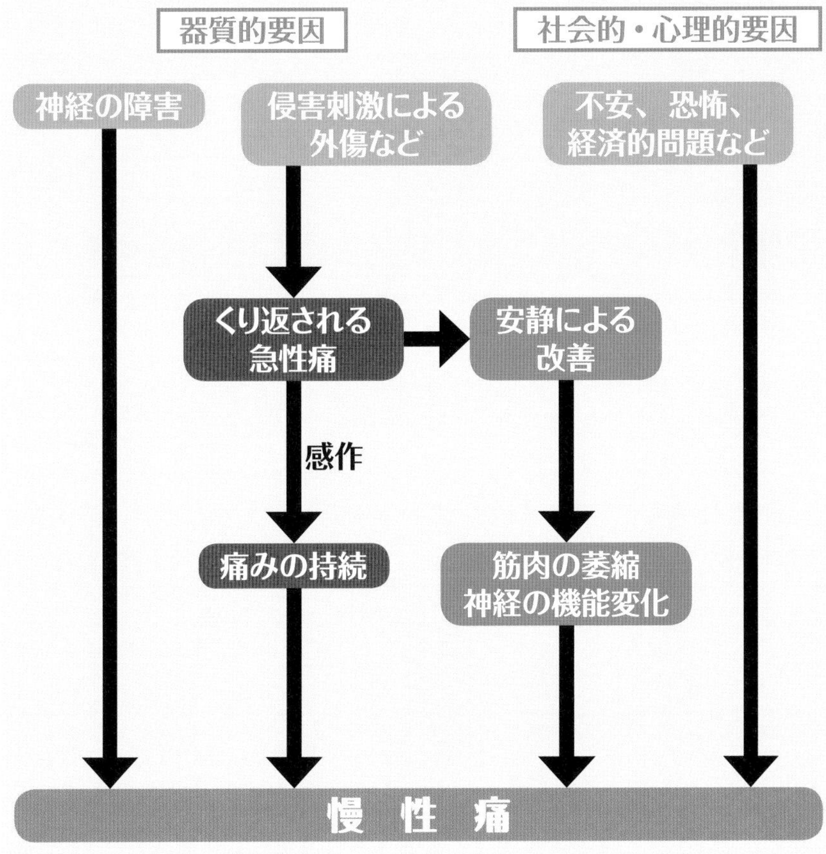

慢性痛は神経自体の傷害や、物理的な外傷、さらに社会的・心理的な要因などによって起こるが、これらが複雑に絡まり合って発生することも多い。図は各項目や流れを簡略化している。

用語解説

関節（かんせつ）リウマチ
(Rheumatoid Arthritis)

関節にある滑膜に炎症が起こり、痛みが生じるもので、左右対称に症状が現れるのが特徴。進行すると関節が変形して破壊され、運動機能が失われる。直接の原因としては、免疫が自己の組織である滑膜を攻撃してしまうことによって起こる自己免疫疾患で、遺伝的な要因や感染症などの理由が挙げられているが、なぜそうなるのか不明とされている。治療薬としては免疫抑制剤などが使用されるが、完治は難しく、寛解（かんかい）を目指す治療となる。

原因による分類①

侵害受容性疼痛

侵害受容性疼痛は、体性感覚の侵害受容器にもたらされた組織損傷等による刺激が、末梢神経から脳に伝達されて認識される、生体が本来持っている機能によってもたらされ、我々が日常的に経験する痛みの多くがあてはまる。

生体本来が持つしくみで伝達される“正常な痛み”

侵害受容性疼痛とは、組織損傷をもたらす、あるいはもたらす可能性がある刺す・叩くなどの侵害刺激が加わったときに生じる痛みです。侵害刺激は身体の各部にある「侵害受容器」と呼ばれる一種の変換機(トランスデューサー)によって電気信号に変換されて、末梢神経から脊髄へ、そして脳に伝達されて痛みとして認識されます。このように侵害受容性疼痛は、生体が本来持っている痛みを感じるしくみによってもたらされるものなので、「正常な痛み」と位置付けることができます。侵害受容性疼痛の多くは急性痛となります。

また、侵害受容性疼痛は、体性痛と内臓痛に分けられます。体性痛は皮膚や粘膜、骨、関節部分にある**骨膜**や**関節包**、骨格筋、腹膜などに起こる痛みであり、内臓痛はその名の通り内臓に起因した痛みです。

痛みを伝える2つの神経線維

侵害受容器によって電気信号に変換された刺激は、まず末梢神経(一次求心性線維、一次ニューロンともいいます)によって「後根」と呼ばれる部分を通って、感覚神経細胞が集まっている脊髄の「後角」に伝達されますが、この末梢神経には「Aδ線維」と「C線維」があります。Aδ線維は痛みを速く伝えるのに対し、C線維は痛みの伝達速度が遅いというのが特徴です。

脊髄の後角に伝えられた痛みの信号は、今度は脊髄の二次ニューロンによって、間脳(自律神経の中枢)にある視床(痛覚や触覚などの体性感覚を司る)に達してから、今度は三次ニューロンによって脳の各部に伝えられ、痛みとして認識されます。侵害受容性疼痛は、受容器から脊髄に情報を伝える末梢神経系、脊髄および脳までの中枢神経系によって伝達されるしくみとなっています(詳細は第2章参照)。このしくみが正常に働いていればよいのですが、傷の治りが遅い、痛みを伝達すべき神経線維自体が損傷を受けるなど、さまざまな要因で、このしくみの機能が変化することによって、アロディニアなどの感覚過敏を伴う神経障害性疼痛が生じ、慢性痛へと移行したり関連痛を生じるようになったりする可能性が高くなるといえます。

痛みの伝達（侵害受容性疼痛）の概念

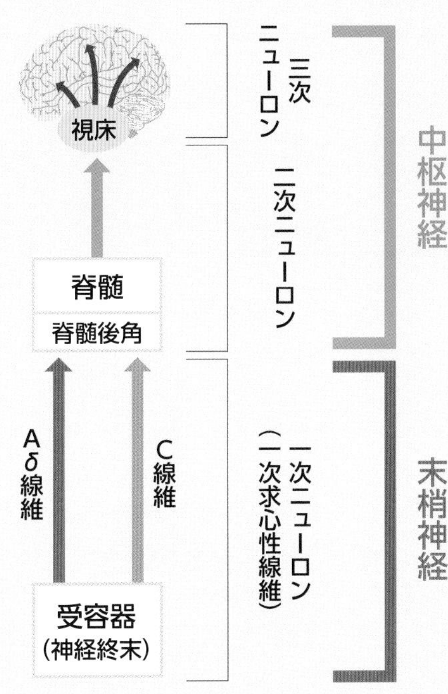

図は簡単な概略を表す。末梢神経の自由終末にある受容器が受けた侵害刺激は電気信号に変換されて脊髄に送られ、脳に伝えられる。実際には、図にあるもの以外の多くの神経や物質が、痛みの伝導に関与している。

用語解説

骨膜（こつまく）
(Periosteum)

関節の軟骨以外、つまり関節面を除く骨すべての表面を包んでいる強靭な被膜で、骨外膜とも呼ばれる。骨の保護や骨組織への栄養の補給などの役割のほか、骨を作る原性細胞が存在しているため、骨の横方向（太さ）の成長や骨折の修復の役割も持っている。骨の痛みは、骨が変形することで他の骨の部分との摩擦が起きる、腫瘍の増殖によって骨膜が伸展する、腫瘍の骨転移によって炎症物質が分泌され、それによって骨膜が炎症するなどが考えられる。

関節包（かんせつほう）
(Joint Capsule)

関節を袖のように包んでいる膜で、連結している骨同士を結び付けている。外側の線維膜と内側の滑膜からなっており、前者は引っ張る力に抵抗できるほど強く、脱臼を防いでいる。関節包の滑膜に炎症が起こる自己免疫疾患が関節リウマチである。

原因による分類①

侵害受容性疼痛❶体性痛

体性痛は皮膚や粘膜の痛みである表在痛と、骨格筋や関節部、腹膜などの痛みである深部痛から構成される。Aδ（デルタ）線維とC線維によって伝達され、前者は速い痛みである一次痛、後者は遅い痛みである二次痛をもたらす。

体表痛と深部痛に分類される体性痛

侵害受容性疼痛に含まれる体性痛は、皮膚や骨、筋肉、関節といった身体を形成している体性組織への侵害刺激によって生じるもので、痛みの局在性が比較的はっきりしているため、患者は「ここが痛い」と明確に伝えることができます。切り傷や熱傷、打撲など、私たちが日常的に経験する、いわば一般的な痛みのほとんどがこれに当たります。

体性痛はさらに「表在痛」と「深部痛」の２つに分けられます（表在痛は表在性疼痛ともいいます）。表在痛は皮膚や粘膜といった、比較的体表部分に起こる痛みで、深部痛はそれよりも深いところにある骨格筋や、関節を形成している骨膜（こつまく）および関節包（かんせつほう）（第３章参照）、腹膜（壁側腹膜）などに起こる痛みです。深部痛といっても、内臓由来の痛みは後述する内臓痛に分類されます。

Aδ線維による一次痛とC線維による二次痛

体性痛を伝える神経は、先にも述べたＡδ（デルタ）線維とＣ線維です。Ａδ線維の伝達速度は秒速20～30ｍと速く、きりで刺すような鋭い痛みが特徴です。例えば腹痛が生じたとき、それが体性痛の腹膜由来の突き刺されるような痛みで出ることが多く、腹部のどの場所かが明瞭に判別できます。

これに対し、Ｃ線維の伝達速度は秒速１～２ｍとＡδ線維よりも遅く、痛みが疼くような持続的・断続的なものになります。Ａδ線維とＣ線維のこうした違いは、それぞれの神経線維の構造や、受容器が異なっていることに起因しています（第２章参照）。

Ａδ線維がもたらす速い痛みと、Ｃ線維がもたらす遅い痛みは、日常的に体験しています。例えば、包丁で手を切ったとき、ズキンとする激痛が走って手を引っ込めます。そしてしばらくすると、ズキズキと脈打って疼くような鈍い痛みが始まります。最初の激痛は「一次痛」と呼ばれ、伝達速度が速いＡδ線維によって伝えられた速い痛み、疼くような痛みはＣ線維によって伝達された「二次痛」と呼ばれる遅い痛みです。一次痛は危険から回避する警告信号であり、二次痛は不快感や不安感を生じさせる警告信号といえます。

体性痛の種類としくみ

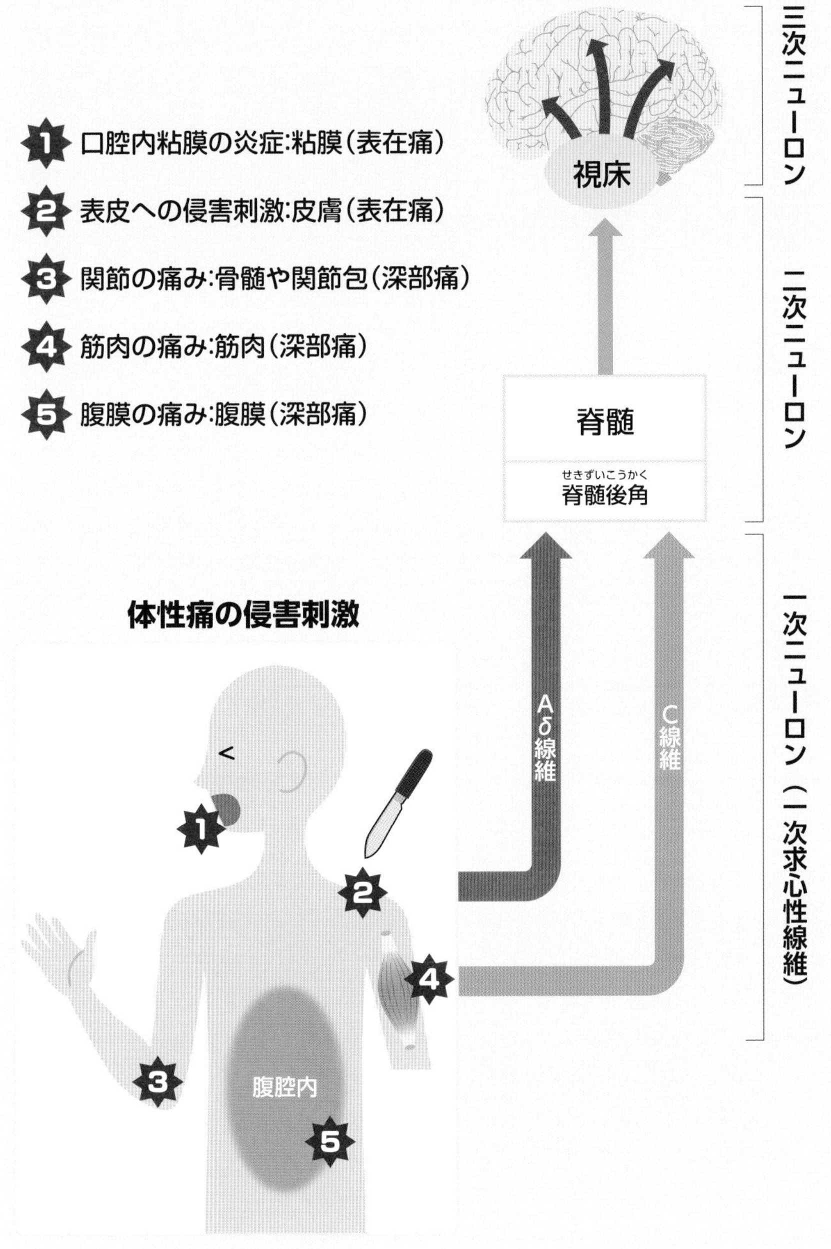

体性痛には比較的体表部分で起こる表在痛と、体表よりも深いところで起こる深部痛がある。ともに末梢神経のＡδ線維とＣ線維によって脊髄の後角に伝えられる。

侵害受容性疼痛❷内臓痛

内臓に起こる内臓痛は、臓器の膨張によって臓器を包む被膜の伸展や、臓器の圧迫、炎症によって起こるぼんやりとした絞り込むような痛みが特徴で、それは内臓における神経線維の数や性質などが理由となる。

炎症や臓器を包む被膜の伸展、圧迫などによって起こる内臓痛

食道や胃、小腸、大腸などの消化器官や肝臓、膵臓、腎臓といった内臓の痛みは内臓痛と呼ばれ、体性痛と同様に侵害受容性疼痛に含まれます。消化管や肝臓および腎臓、肺の実質臓器は切る・刺すなどの刺激では痛みを生じませんが、腫瘍などによる臓器の圧迫、急激な臓器の膨張、炎症、小腸や大腸のような管腔臓器の内圧の上昇や閉塞などによって痛みが生じます。

そのしくみは、炎症の場合ではさまざまな発痛物質によって受容器や感覚細胞が活性し、機能が亢進(こうしん)することによって起こります。また、肝臓や腎臓のような固形臓器や内圧が上昇した管腔臓器の場合は、臓器が膨張したときに包んでいる被膜(**臓側胸膜**(ぞうそくきょうまく)・**臓側腹膜**(ぞうそくふくまく)といいます)が急激に伸展することが原因で痛みが起こります。

内臓痛は、局在性のない痛みが一定の範囲でぼんやりと生じる

内臓痛の特徴は、局在性のないはっきりしない痛みが一定の範囲でぼんやりと生じることで、その痛みの表現も「絞り出すような」「圧迫されるような」と表されることが多くなります。その理由の一つは、内臓痛も体性痛と同様に末梢にある受容器からＡδ(デルタ)線維とＣ線維を介して伝達されますが、内臓に分布している神経線維そのものが少ないので、痛みの原因場所を明確に特定するのに必要な密度が得られないということが挙げられます。

もう一つの理由は、内臓における神経線維はＡδ線維よりもＣ線維のほうが多いということが挙げられます。Ｃ線維は遅い痛みを伝える神経線維であり、はっきりとした鋭く刺すような痛みを伝えるＡδ線維に比べて、じんわりとした痛みやズキズキと疼くような痛みを伝える神経線維です。このように、内臓に分布している感覚神経線維数が少ないことと、その中でもＣ線維が多いことが、内臓痛における局在できない痛みの理由となっています。

このほかの内臓痛の特徴としては、吐き気や嘔吐、発汗、血管拡張などの自律神経系による症状が出たり、原因となる内臓部位とは離れたところに痛みが生じる関連痛が現れたりすることがあります。

内臓痛の原因と伝達

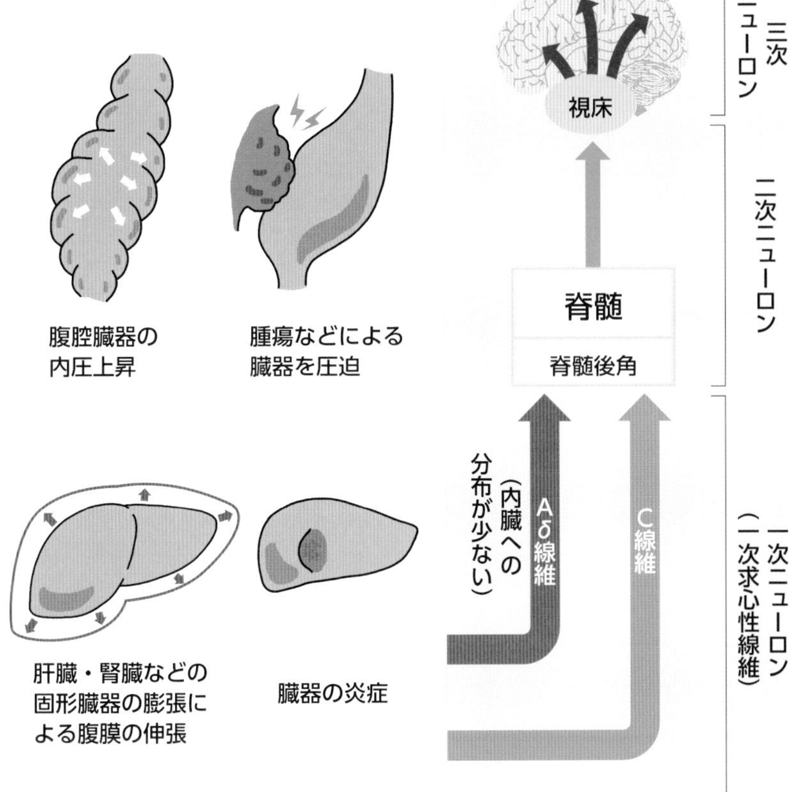

内臓痛は内臓自体の痛みというよりも、腹膜や胸膜に分布しているＡδ線維やＣ線維が痛みを伝える。内臓に関与するのはＡδ線維よりもＣ線維のほうが多く、その分布も比較的粗いため、内臓痛は広範囲の鈍い痛みになりやすい。

用語解説

臓側胸膜・臓側腹膜（ぞうそくきょうまく・ぞうそくふくまく）

(Visceral Pleura / Visceral Peritoneum)

人体の体腔の内側を裏打ちし、同時に臓器を覆っているシートのことを漿膜というが、このうち胸腔部分のものを胸膜、腹腔部分のものを腹膜という。さらに、胸腔・腹腔の内面を裏打ちしているものをそれぞれ壁側胸膜・壁側腹膜といい、胸部内臓や腹部内臓を覆っているものをおのおの臓側胸膜・臓側腹膜と呼ぶ。

侵害受容性疼痛❸痛みを起こすさまざまな刺激

痛みを生じさせる刺激のことを侵害刺激といい、それには機械的刺激、化学的刺激、温度刺激がある。第２章で詳しく述べるが、これらの刺激をキャッチする受容器には、各侵害刺激に反応する機能的な違いがある。

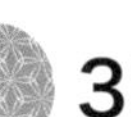

３種類の侵害刺激

痛みは聴覚、視覚などと同じ「感覚」であり、外界からの刺激をキャッチしてそれを脳が情報として認識するしくみとなっています。聴覚は音という刺激を、視覚は光刺激をキャッチしますが、痛覚がキャッチする痛みにはどんなものがあるのでしょうか。生体が本来有している正常な痛み、つまり侵害受容器がキャッチする刺激には、「機械的刺激」、「化学的刺激」、「温度刺激」の３種類があります。

これら３つの侵害刺激に反応する受容器には「高閾値(こういきち)機械受容器」や「ポリモーダル受容器」があり、おのおの性質に応じた機能がありますが、その詳細は第２章で詳しく述べます。

● 機械的刺激

痛みを生じさせる機械的刺激には刺す・切る・突くなどがあります。包丁で指を切る、針で刺されたり突かれたりする、手術でメスや鉗子などで切開・切除するなどが具体的な例で、物理的な侵害刺激といえます。そういう意味では、圧力や張力なども、受容器が痛みとして電気信号に変換して伝えれば機械的刺激に含まれることになります。

● 化学的刺激

化学的刺激には外部的なもの（外因性）と内部的なもの（内因性）があります。外部的なものとしては生体組織を損傷させる酸などの有害な化学物質や、辛子(からし)などの辛み成分であるカプサイシンやマスタードといった化学物質があります。内部的なものは、体内で痛みの伝達において受容器や神経細胞、神経線維を活性化させたり、炎症を起こしたりするケミカルメディエーターなどがあります。

● 温度刺激

熱や冷たさによるもので、熱湯や火に触れたり、極度に冷却された金属に触れたりしたときに痛みを感じます。受容器が痛みの電気信号を出す高温域、低温域があり、それに達しなければ痛みとして伝達されません。

3つに分けられる侵害刺激

機械的刺激

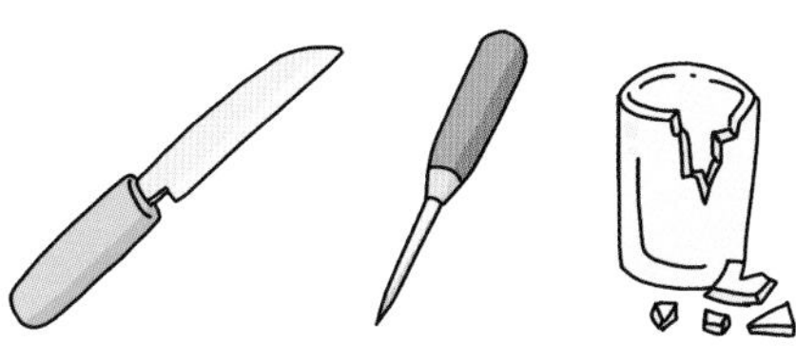

刃物や千枚通しなどによる
物理的な刺激

化学的刺激

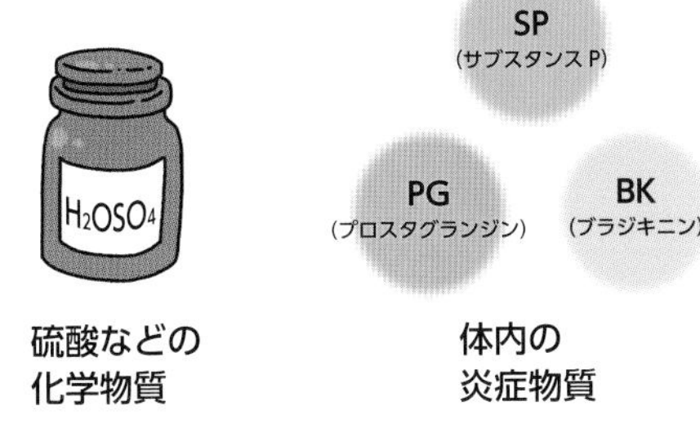

硫酸などの
化学物質

体内の
炎症物質

温度刺激

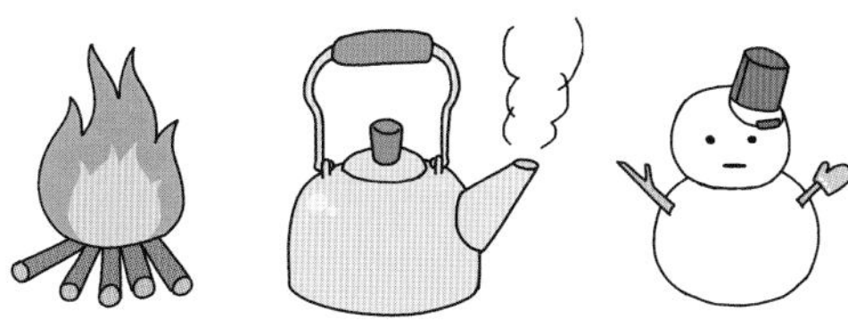

火や熱湯、極度の寒冷など

高域値機械受容器

ポリモーダル受容器

生体が感じる痛みのうち、「正式な痛み」と位置付けられる侵害受容性疼痛が起こる原因は３つに分けられる。このうち、化学的刺激は外因性のものだけではなく、サブスタンスＰ（ＳＰ）やプロスタグランジン（ＰＧ）、ブラジキニン（ＢＫ）といった炎症を起こしたりする物質も含まれる。同じ湯であっても、お風呂の温度は心地よいが熱湯の温度では痛みが生じるように、温度刺激には痛みを感じる温度域がある。

原因による分類②

神経障害性疼痛

生理的に正常な痛みといえる侵害受容性疼痛と異なり、神経障害性疼痛は本来正常に働くはずの末梢・中枢神経系の障害で起こる。原因としては、障害による神経の混線や異常な活性化が挙げられるが、複数の要因が複合して起こることが多い。

神経障害性疼痛のしくみ

侵害受容性疼痛が本質的に体性感覚神経系の働きによって生じる「正常な痛み」だとすれば、神経障害性疼痛は、その本来正常に働くはずの体性感覚神経系に病変や疾患が起こって生じる「異常な痛み」と位置づけることができます。慢性痛の中でも神経障害性疼痛によるものは重症化しやすく、患者への苦痛や日常生活における負担が大きくなります。

神経障害性疼痛が生じる原因には、末梢神経系や、脊髄および脳などの中枢神経系において切断・損傷といった変化が生じることで、インパルス(神経系を伝わる電気信号で、活動電位と呼ばれます)が正しい場所ではない、関係ない神経線維の間で情報交換を行う「エファプス」があります。例えば末梢神経と、自律神経である交感神経が混線し、活性化した交感神経の信号が痛みの刺激として脳に伝達されてしまうことが起こります。エファプスはいわば「電話回線が混線する」状態といえるでしょう。また、神経線維の切断などの障害によって、その部位で異常放電が起こったり、感覚神経を活性化させる伝達物質が作られたりすることがあります。

神経障害性疼痛が起こる原因には不明な点もあって諸説あるうえに、いくつもの要因が重なって起こるものでもあるので一概にはいえませんが、伝達経路の障害・混線や、さまざまな化学物質が作用し感覚神経を亢進(こうしん)させることで起こるといえるでしょう。

さまざまな要因が神経を傷害する

神経の障害はさまざまな要因で発生します。帯状疱疹(たいじょうほうしん)関連痛は、神経に感染する**ヘルペスウイルス**の一種が神経系の損傷を与えることで起こります。また、顔面に激痛が走る三叉(さんさ)神経痛は、近くを走行している血管の圧迫などによって神経が刺激されて起こったりします。このほか、腫瘍による神経線維の圧迫もあります。

また、がん治療における化学療法のように、通常の薬剤投与による副作用、手術による神経障害など、人為的な行為によって起こる場合もあります。

神経障害性疼痛

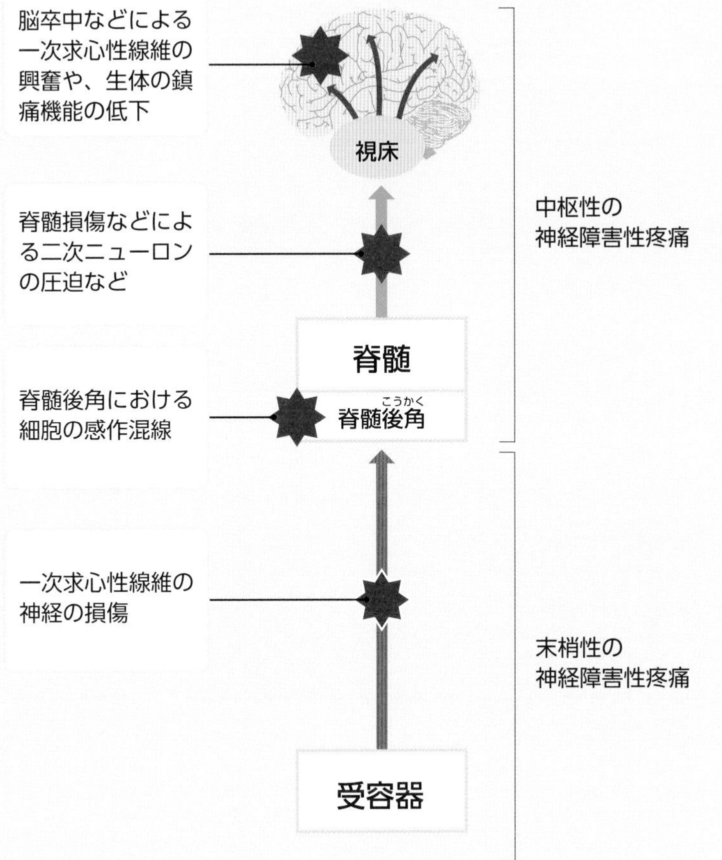

神経障害性疼痛は、複雑な神経系のさまざまな要因によって起こる。図に主な原因を挙げたが、例えば脊髄後角の細胞の感作のしくみなど、詳細は第２章で説明する。

用語解説

ヘルペスウイルス
(Herpesvirus)

ヘルペスウイルス科に属するＤＮＡウイルスで、アルファ、ベータ、ガンマヘルペスウイルス亜科に分けられる。非常に種類が多く、哺乳類から鳥類、魚類などの固有宿主ごとに存在し、およそ150種類以上が確認されている。神経細胞や神経線維に親和性が高く、一般的な水ぼうそうから性感染症、帯状疱疹など多くの感染症の原因となる。ペインクリニックでは、主として帯状疱疹関連痛の治療が重視されることが多い。

原因による分類③

心理社会的な疼痛

痛みに見合う器質的な原因がなく、心理社会的要因によって慢性痛が生じることがある。これには中枢における情動（じょうどう）の機能が関与しており、必ずしも「非器質的」な痛みともいえない。

心理社会的な要因が表在化する痛み

心理社会的な要因によって慢性痛が生じる場合があります。これを機能的・解剖学的な観点から説明するなら、内臓や筋肉、神経などの生体を構成している各組織で、病理的かつ解剖学的な異常や損傷が認められないのに起こる痛み、と言い換えることもできます。この考えに基づけば、本来の生体メカニズムから生じたり、あるいはその神経伝達路の障害によって起こる侵害受容性疼痛や神経障害性疼痛は「器質的疼痛（きしつてきとうつう）」であり、心理社会的な疼痛は「非器質的疼痛」ということもできます。

とはいえ、近年では複雑な脳や神経のしくみがわかってきました。脳の情動（じょうどう）を司る部位には前帯状回（ぜんたいじょうかい）や扁桃体（へんとうたい）などがありますが、これらの部分には痛みを伝える二次ニューロンからの情報も投射されます。冒頭でも述べたように、痛みを感じることによって、不安や恐怖を感じる脳のスイッチがオンになるわけです。

このため、何らかの社会的ストレスや心理的・精神的な不安を感じたことで、侵害刺激が実際に加えられていないにもかかわらず、脳の情動を司る部位が活性化して体性感覚としての痛み感じるようになるとみられています。また、ストレスなどに対応するために活発になる交感神経も影響します。これらの観点からすれば、心理社会的な疼痛にも発生する機能的・解剖学的理由があるとも考えられます。また、精神医学分野では、アメリカの「ＤＳＭ５」において「身体表現性障害」の「疼痛性障害」とされており、幅広い視点でとらえる必要があるといえます。

トータルペインと心理社会的な疼痛

がん患者は、がん自体や治療による痛みのほかにも、経済的な不安や、入院による孤独感、将来への絶望感など、さまざまな問題に直面します。このため、がん患者が抱える痛みは総合的に「トータルペイン」としてとらえることが重視されています。トータルペインの要因の中にも、心理社会的な疼痛の原因となる要因が含まれています。

トータルペインの概念

身体の痛み

- 痛みや身体的苦痛
- 日常のQOLの低下
- 体力の低下

精神的痛み

- 不安感
- 怒り
- 恐怖
- うつ状態

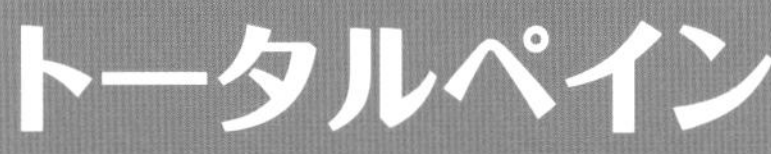

社会的痛み

- 仕事上の問題
- 経済的問題
- 家族・相続問題
- 人間関係

スピリチュアルペイン

- 生きることの意義
- 自分を責める
- 人生の意味
- 人生や死に対する意味

トータルペイン（全人的痛み）とは、痛みを身体の器質的なものだけでなく、さまざまな要因を網羅してとらえるもので、緩和ケアの分野と強く関係している。この中には心理社会的な要因を含んでいる。

原因部位ではないところが痛む関連痛

痛みが生じた原因部位から離れたところに生じる痛みを関連痛といい、心筋梗塞における左肩および左腕の痛みなどがある。原因としては諸説あるが、脳における誤認識が原因とする説が有力視されている。

関連痛の概念

心筋梗塞のときに、胸痛が起こるとともに左肩から腕にかけても痛みが生じることがあります。胸痛は心筋梗塞によって起こった「原発痛」、左肩から腕にかけて生じた痛みは「関連痛(または異所痛)」といいます。関連痛は痛みの原因となる部位とは離れたところに生じる痛みをいいます。このほか、腸閉塞の背部痛、胆石の発作による右肩痛なども関連痛として挙げられます。

このように、関連痛は内臓から起こるものが多く、また原因として末梢系や脊髄の神経分布が影響していると考えられており、それもあって内臓痛や神経障害性疼痛で起こることが多い痛みといえます。また関連痛は、痛覚過敏や筋の拘縮や収縮、血圧上昇や頻脈などの自律神経症状も臨床症状として起こりやすいとされます。

一方、指圧を受けた人は経験があるかもしれませんが、筋肉のある部分に刺激を与えた際にその部位から離れたところで痛みを感じることがあります。この刺激を与えた部位を「トリガーポイント」といいます。これも関連痛ですが、先に述べた内臓痛とは異なった作用機序と考えられています。

一定部位に広がって起こる放散痛という痛みがありますが、メカニズムの観点から、後述するような脳の誤った認識によるものではなく末梢神経の走行に従って広がる正常なものといえるので関連痛とはいえません。

諸説ある関連痛の誘発メカニズム

関連痛がなぜ起こるかははっきりとわかっておらず、諸説あるのが現状です。その中で、有力な説として挙げられているのが、脳が内臓からの信号入力を、日常的に得ている皮膚からの入力と勘違いしてしまうという説です。

もう一つは、痛覚の伝導路となっている脊髄の神経細胞が内臓に枝分かれしており、それを脳が皮膚からのものと判断したり、内臓からの情報が脳に向かうと同時にこの分枝で逆行することで、別の末端の部位で炎症性物質が分泌されたり、血管が拡張したりすることで、起こるのではないかという説もあります。

関連痛の発生部位

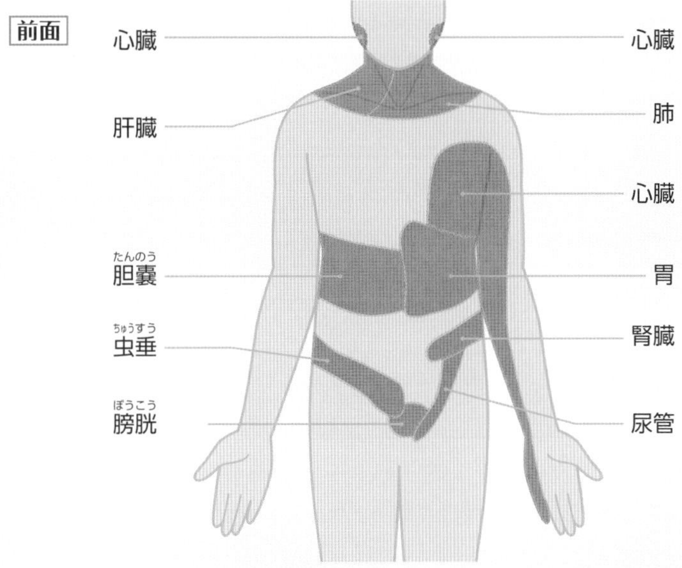

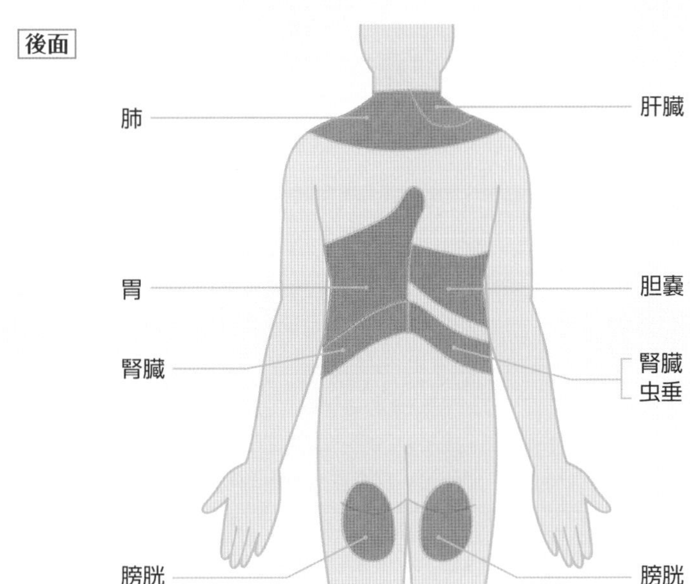

関連痛は、痛みの原因部位とは離れたところに起こる痛みである。図のように、心臓が原因部位の場合、左胸から左腕にかけて、そして両顎といった、離れたところに激痛が生じることがある。胃も、背部における関連痛として認められる。位置的に該当臓器の部分であっても、広い範囲に痛みが感じられるようになる。

自発痛と誘発痛

刺激を与えなくても生じる痛みを自発痛、刺激を与えると痛みが生じるのが誘発痛（ゆうはつつう）という。痛覚過敏やアロディニアといった異常痛が起こることがあり、これらは末梢や中枢での神経の亢進（こうしん）が原因となって発生する。

自発痛と誘発痛の違いと基本的なしくみ

刃物で指を深く切ったとき、包帯を巻いて安静にしていても、ズキズキとした痛みが生じます。このような、刺激を与えていない状態で生じる痛みを「自発痛」といいます。

一方、手当てをして安静にしていると、痛みがなくなりますが、安心して傷口を触ったり押したりすると、飛び上るほどの激痛が走ります。こうした、刺激を与えると生じる痛みが「誘発痛（ゆうはつつう）」です。

自発痛は、患部において炎症を起こしたり、神経を亢進（こうしん）させたりするケミカルメディエーターなどによって生じるもので、誘発痛もこうした物質による炎症が治まっていないことで生じます。

痛覚過敏やアロディニアが生じることがある

気をつけなければならないのは、痛覚過敏やアロディニア（P.102参照）が起こることがあるということです。

痛覚過敏は、その侵害刺激で感じられる痛みよりも大きな痛みを感じる状態です。

一方のアロディニアは誘発痛でよくみられるもので、柔らかな布が触れる、体を軽く叩く、指でなぞるといった、通常では痛みを感じないような刺激を受けたときに痛みを感じる症状です。

痛覚過敏は「痛みを感じさせる侵害刺激が増強される」こと、アロディニアは「痛みを感じない刺激で痛みを感じること」という違いがポイントです。

アロディニアも痛覚過敏も、発痛物質によって末梢の侵害受容器が過剰に活性化することと、さらにこうして絶え間なく送られてくる情報によって脊髄―視床間をつなぐ二次ニューロンも活性化することで起こります。

また、アロディニアは触覚をつかさどる神経線維（Aβ（ベータ）線維）と痛みを伝える神経線維が混線することで起こるともいわれています。このためもあってか、アロディニアは臨床上、神経障害性疼痛でよくみられる症状となっています。

✻自発痛と誘発痛

親指に切り傷
何もしなくてもズキズキ
ズキズキ

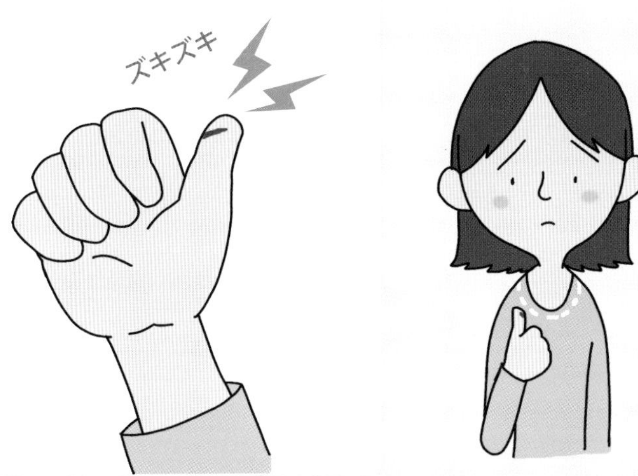

刺激を与えていない状態で生じる痛みを「自発痛」という。

傷口をさわって激痛
ズキーン!

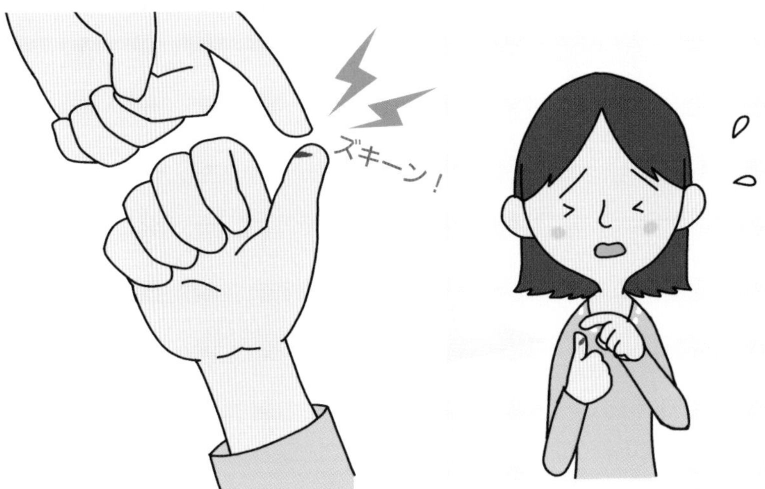

刺激を与えると生じる痛みを「誘発痛」という。

痛みを抑制するしくみがある

痛みを抑える鎮痛は、鎮痛剤の投与や東洋医学の鍼治療も含めたさまざまな療法によってもたらされるが、人の身体には本来痛みを抑制する内因性抑制機構が備わっており、その主なものとしては下行性疼痛抑制系などがある。

身体は鎮痛機構を本来持っている

アスリートが競技中に負傷してもそれに気づかないことがあります。またはステージで怪我を負った歌手が、痛みを感じずにコンサートで熱唱することもあります。通常ならば怪我による痛みが起こっているはずですが、支障なく試合や歌うことを続けています。このように、身体には鎮痛剤の投与などの処置をしなくても、もとから痛みを抑制する機能が備わっています。

痛みを抑える身体機能のことを「内因性抑制機構」といいますが、これについて最初に提唱されたのが、1965年に発表された「ゲートコントロール理論」です。これは脊髄の後角に、痛みを調節する一種のゲートのような機能があり、それによって触覚を伝えるＡβ線維からの刺激がＣ線維からの痛み情報を抑制するという説です。痛いところをさすると痛みが和らいだり、東洋医学における手技も、このしくみが関係していると思われます。ただし、当初のゲートコントロール理論では説明がつかないこともものちに発見されたため、今日ではさまざまな修正が加えられています。

下行性疼痛抑制系

このほかの内因性抑制機構としては「下行性疼痛抑制系」があります。これは受容器が電気信号に変換した痛み情報は一次ニューロン（一次求心性線維）から脊髄へ、そして二次ニューロンで脳（**介在ニューロン**）に向かいますが、脊髄の途中で末梢からの痛みの入力が抑制されるしくみです。この痛みの抑制には、ノルアドレナリンとセロトニンという２つの**神経伝達物質**が主として働きます。モルヒネの鎮痛効果の一部はこの下行性疼痛抑制系のしくみを介して発揮しているのではないかと考えられています。

怪我をしたときに、身体の別の部位を強くつねったりして別の痛みを与えると、怪我の痛みが和らぐことがあります。このように、別の侵害刺激でもとの痛みが和らぐことを「広汎性侵害抑制調節」といいます。身体のどの部位に代わりの侵害刺激を与えても効果が現れることから「広汎性」と呼ばれていますが、短時間の対症療法的な抑制機構といえます。

下行性疼痛抑制系による鎮痛の概念

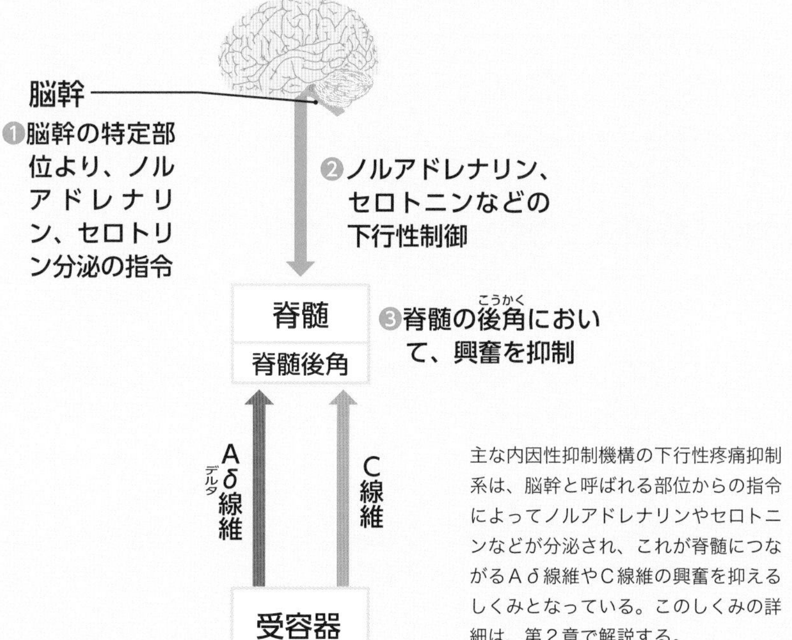

主な内因性抑制機構の下行性疼痛抑制系は、脳幹と呼ばれる部位からの指令によってノルアドレナリンやセロトニンなどが分泌され、これが脊髄につながるＡδ線維やＣ線維の興奮を抑えるしくみとなっている。このしくみの詳細は、第２章で解説する。

用語解説

介在（かいざい）ニューロン
(Interneuron)

長さ（この場合は軸索の長さ。P.56参照）が比較的短く、近くの神経細胞にのみ情報を伝達する神経細胞のことで、分布範囲以内の情報伝達に局限している。中枢神経、末梢神経両方に存在し、とくに中枢系の大脳新皮質にはおよそ千数百億個も存在している。介在ニューロンに対し、軸索が長くほかの部位に情報を伝達するものは投射ニューロンという。痛みを末梢の受容器から脊髄にまで伝えるＡδ線維やＣ線維は投射ニューロンである。

神経伝達物質（しんけいでんたつぶっしつ）
(Neurotransmitter)

神経細胞同士や、神経細胞と他の細胞の間で情報のやり取りを行う接合部位のことをシナプスというが、神経伝達物質はそのシナプスで情報伝達のやり取りを担う物質のことをいう。神経細胞が関与する局所的な伝達物質で、アセチルコリンやドーパミン、ノルアドレナリン、グルタミン酸、エンドルフィンなどのオピオイド、神経ペプチドなどがある。

東洋医学は経験主義の医学

西洋医学は実証主義に基づくが、今から2000年以上前に生まれた東洋医学(中医学)は経験主義に基づく。治療のメカニズムは解明されていないが効果は認められており、WHOも361穴の経穴の国際標準化を行っている。

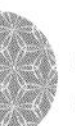

2000年以上の歴史がある医学

痛みの抑制や治療を行うためには、西洋医学からのやり方のほかに東洋医学からのアプローチがあります。東洋医学の治療法には「鍼灸」のほかに、日本においてあん摩、マッサージ、指圧として知られる手技療法の「導引・按蹻」、漢方薬の処方である「湯液」があります。中国で生まれた東洋医学は、今から約2000年前の前漢末期～後漢初期に生まれた医学書『**黄帝内経**』によって体系的にまとめられ、以後、時代時代の経験を積み重ねつつ発展しています。

東洋医学は中国で発祥したことから「中医学(中国医学)」ともいわれますが、日本では奈良時代(710～794年)に伝わり全盛を極め、鎌倉時代(1185～1333年)でも仏教思想の下で再び盛んとなりました。

実証主義と経験主義

東洋医学というと、「気の流れ」や「ツボを押す」ということが頭に浮かびます。なぜツボ(経穴)を押すと多くの症状が緩和したり病気が良くなるのか、じつは西洋医学的に証明されているわけではありません。

しかし、西洋医学専門の研究者による東洋医学についての学術的研究は頻繁に行われており、そのほとんどが、「なぜ治るのか原因はわからない点があるが、結果が出ているのは否定できない」との結論が出されています。

西洋医学は、なぜ病気になるか、そのメカニズムを解明し、それを実証することを基礎とする「実証主義の医学」といえます。これに対し東洋医学は、長年の経験の積み重ねから導き出された「経験主義の医学」です。突き詰めれば、2000年以上も前からその治療の経験は積み重ねられ、結果が出たものが修正されながら今日に続いているわけです。

2006年にWHO(世界保健機関)は、各国で微妙に異なっていた経穴の国際標準化を行い、361穴が正式に定められました。経穴がなぜ効くのか、西洋医学の観点からは実証できないのですが、その効果は国際的に認められています。本書はこうした東洋医学による痛みの治療について、鍼治療の側面から見ていきたいと思います。

ツボ（経穴）を使う東洋医学の主な治療方法

鍼治療

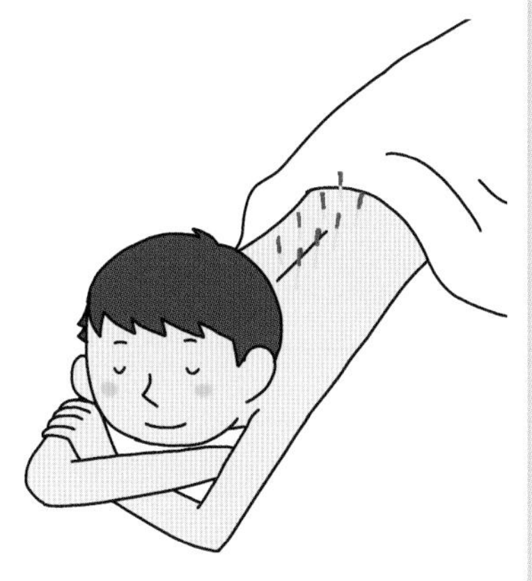

- 皮膚に鍼を刺して経穴（ツボ）を刺激することで後述する気や血の流れを良くする。
- 毫鍼（ごうしん）と呼ばれる細い針を使う。長さは15㎜、30㎜、40㎜などがあり、太さは直径0.1～0.3㎜と細いため、痛さは感じない。
- 鍼を刺す前と後に揉捻（じゅうねん）と呼ばれるマッサージをその場所で行う。前揉捻は血管や神経を傷つけないようにするため、後揉捻は内出血などを防ぐために行う。皮膚に鍼を刺すので、感染症などに注意する。

灸治療

- もぐさの燃焼による温熱で経穴を刺激し、気や血の流れを良くする。
- 温熱による精神面のリラクゼーションも期待できる。
- 皮膚にもぐさを直接乗せる直接灸と、和紙やみそ、生しょうがなどを挟む間接灸（温灸）がある。

手技療法

- 指や手のひらを使って揉む・叩く・押すことによって刺激を与えるもので、導引（どういん）・按蹻（あんきょう）と呼ばれる。指圧、あん摩、マッサージがある。
- 指圧は日本で生まれたもので、経穴の概念に基づいたものではない。

用語解説

黄帝内経（こうていないけい）
(Huandi Neijing)

前漢時代（紀元前202～紀元後８年）に編纂されたもので、現存する中国最古の医学書とされる。現在伝えられているものは、陰陽五行説に基づく病理や衛生、人体の生理などの基礎理論を述べた『素問』と、実践的な内容の『霊枢』からなっている。タイトルにある黄帝は、古代中国の神話伝説上の皇帝たち「三皇五帝」の一人で、中国における医学の祖とされている。『黄帝内経』は、2011年にユネスコ世界記憶遺産に登録された。

東洋医学の基本的考え方

西洋医学は病気の状態を異常ととらえ、元の正常な状態に戻そうとするが、東洋医学では身体は自然の一部であるとの観点から「変化する状態は健康である」との観点に立ち、自然治癒力を重視する。

変化することが正常と考える東洋医学

東洋医学の基本的な考え方は、生き物である人間も自然の一部であり、このため人間と自然の調和・統一を重視し、人間の身体自体も一つの環境、つまり小さな宇宙と考え、おのおのの身体の組織は連携している有機体であると考えます。

西洋医学では、正常な状態の身体に痛みなどの変化が生じたときを「異常」と考え、それが生じた原因を実証的に探って元の正常な身体に戻そうとします。それに対し東洋医学は、自然には四季があり、台風や地震が発生するのと同じように、人間の身体も絶えずバランスを取っているので「変化が起こる状態は健康である」という健康観がベースにあります。台風によって川が氾濫して周辺が水浸しになっても、時間が経てば水が引いて元に戻るように、人間も何らかの要因でバランスが崩れ、それを本来身体が持っている「自然治癒力」を使うことで元の状態に戻すことができると考えます。痛みを感じるというのも、身体のバランスが崩れた状態であり、ある意味、東洋医学の観点からすれば基本的には身体の自然な反応ということがいえます。

普遍的な治療方法ではなく、個々人に合わせた治療を行う

さらに、自然界の自浄能力なども、山がちなのか、海沿いなのか、地盤が弱いかといった場所によって回復時間やプロセスが異なるように、人間も個々人の体質や年齢、体力などによって異なると考える東洋医学では、患者一人ひとりの身体に合った個別の治療方法が行われます。胃潰瘍の痛みにはそうなるメカニズムが明確かつ客観的に実証されているので、基本的にそれに当てはめてすべての人の胃潰瘍の痛みの治療を行うという、普遍的な方法が行われる西洋医学とは異なります。

いずれにせよ、東洋医学では身体のバランスが崩れるのは自然なことであり、自然治癒力がしっかりしていれば健康を取り戻せると考えます。

西洋医学と東洋医学

西洋医学

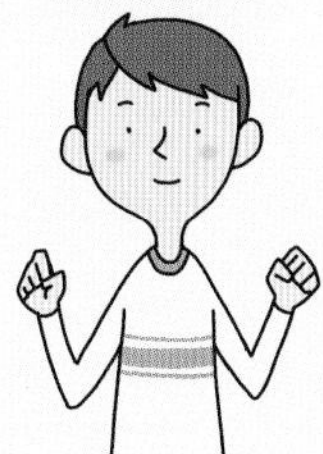

正常な状態

疾患など

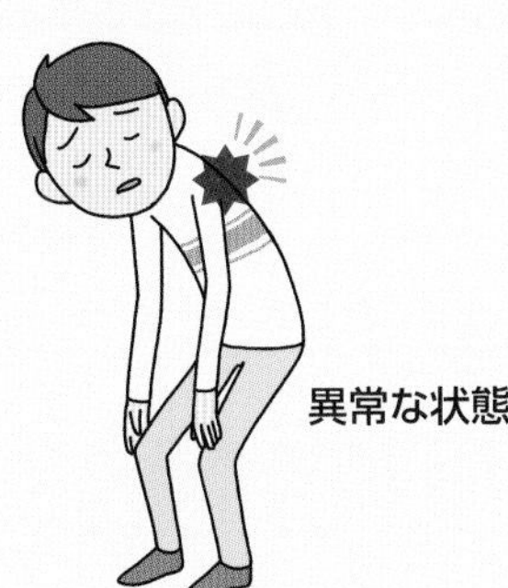

異常な状態

東洋医学

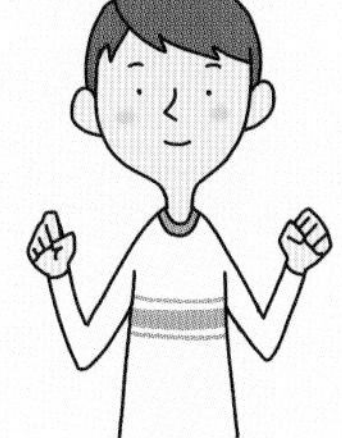

有機体としての人体のバランスがとれている状態

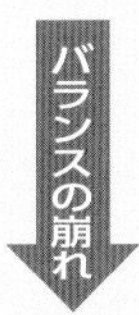

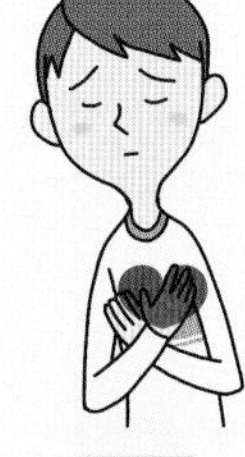

バランスが崩れた状態

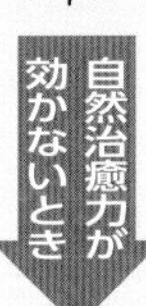

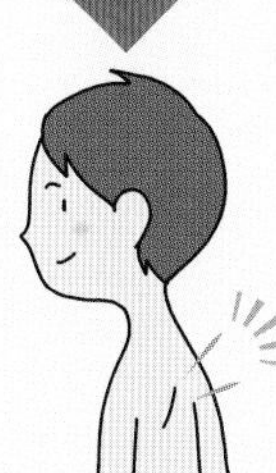

治療を施し自然治癒力で助ける

実証主義的な医学

- 異常となった原因は何か？
- どこが原因か？
- 生体の機能からどうすればよいか
- 外からの治療を行う

経験主義的な医学

- 人間も自然の一部
- バランスが崩れること自体は自然なこと
- 元に戻す自然治癒力を重視

基本となる陰陽説

東洋医学の考え方の基本には、事象を「陰」と「陽」に分けて考える「陰陽説」がある。どちらかが減弱・増強するという観点から「偏勝」と「偏衰」に分けられる陰陽説は人間と病気の相互関係を表す理念ととらえることもできる。

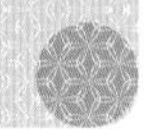

陰陽説 ── 体のバランスと健康の状態

東洋医学では「陰陽説」を考え方の基本と位置付けています。陰陽説は古代中国の哲学思想で、「陰」と「陽」の２つの要素に分けて物事の相互作用や盛衰、推移をとらえようとするもので、例えば１日は陰である夜から、やがて陽である昼間に変化しますし、四季も陰である秋と冬を経て、陽である春と夏が訪れます。陰陽説に基づいて人体の構造をとらえ、診断や治療を行います。

陰は暗い、冷たい、寒い、重い、下降、内向なものを表し、陽は明るい、温かい、軽い、上昇、外向なものを表します。人間の身体も陰から陽へ、その逆へと常に変化するととらえますが、何らかの原因でそのバランスが崩れて元に戻らなくなった状態を「陰陽失調」といい、どちらかが強くなる「偏勝」と、どちらかが悪くなる「偏衰」の２つの状態に分けられます。つまり、陰が強くなる「陰の偏勝」と弱くなる「陰の偏衰」、陽が強くなる「陽の偏勝」と弱くなる「陽の偏衰」という具合です。このように、必ずしも陰が悪く、陽が良いというわけではなく、どちらかに偏って元に戻らないということが問題とされ、それは陰と陽、どちらに原因があるかということで判別されるわけです。

人間と病気の相互関係を表す理念としても重要

こうした陰陽説は、西洋医学の観点からすれば非常に観念論的であり、客観性に乏しくみえます。前述したように、西洋医学では人体を器質的にとらえ、その基本的な構造を理解し、どのようなメカニズムで痛みをはじめとする疾患が起こるかを理解したうえで理論的な診断・治療をします。慢性痛や神経障害性疼痛なども、西洋医学では神経系のしくみを理解し治療しています。

確かに東洋医学は客観性に乏しいとみられるかもしれませんが、例えば胃痛の原因の胃潰瘍も、基本的には胃壁を守る粘膜と食物を消化する胃酸という防御因子・攻撃因子のバランスが崩れることから起こりますし、感染症も免疫機能と病原微生物のバランスが崩れることで発症します。こうみると、陰陽説は人体と病気の基本的な相互関係を、思想や理念として表しているといえます。

✲陰陽説に基づく体調の推移

属性	意義
陰	暗い、冷たい、寒い、重い、下がる、内向的、静的なもの、夜、秋、冬、水
陽	明るい、温かい、熱い、暑い、軽い、上がる、外向的、動的なもの、昼、春、夏、火

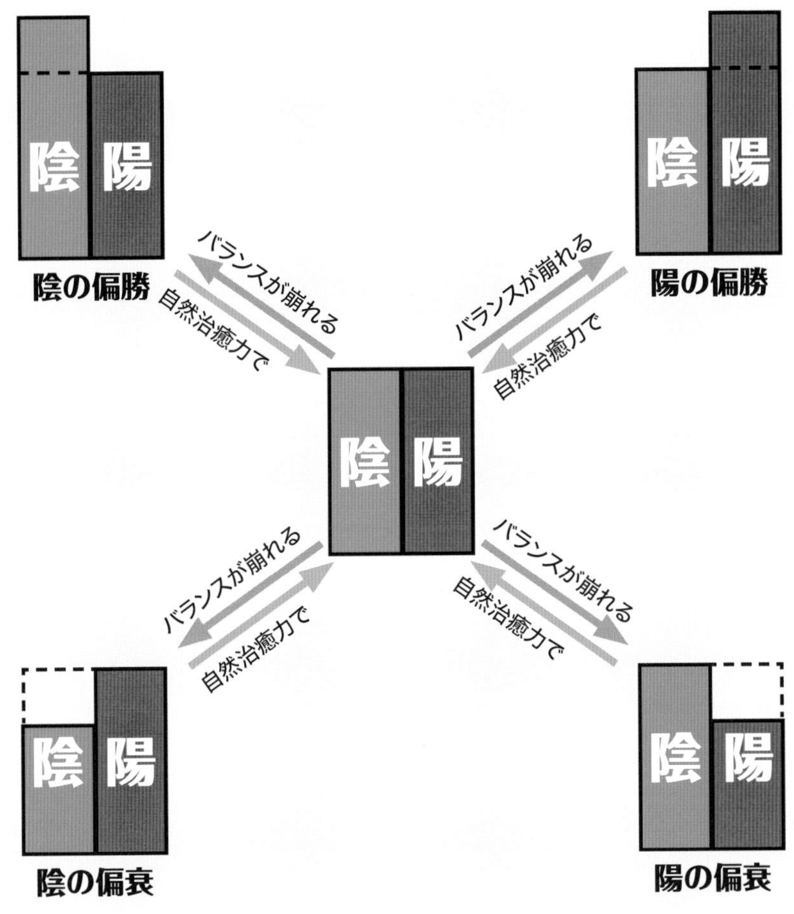

東洋医学の陰陽説は、あらゆる事象を陰と陽に分けてその相互作用や盛衰、変化を考える哲学理論である。自然の一部の人体も陰と陽の優勢・衰退によってバランスが崩れることで起こるととらえる。暗い、冷たい、下がるなどの属性である陰が必ずしも悪いというわけではなく、陰も陽も等しいものとしてそのバランスを重視している。

生命活動の基本物質 ── 気・血・津液

東洋医学において、人体を構成する基本的な要素は気・血・津液の３つ。その中でも気は最も重要な要素とされる。これらは「精」によって生み出されるが、精には両親からもたらされる先天の精と、生まれた後に補充される後天の精がある。

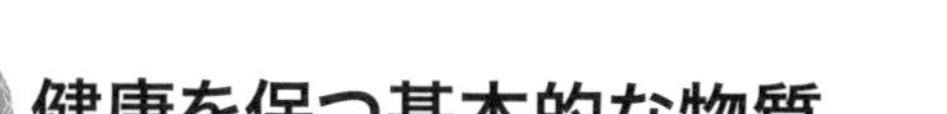

健康を保つ基本的な物質

東洋医学では、気、血、津液(水)の３つが、人体を構成して健康を保つ基本的な物質と考えられています。気は宇宙のあらゆるものを構成し、生命および精神の活動を維持するために必要な物質です。人体を構成してその生理的な活動の原動力となる、一種のエネルギーと考えてもよいでしょう。気は３つの要素の中でも基本的なものとして最も重要な要素とみられています。

血は血脈の中を流れて全身に栄養を運ぶ役割を持っています。西洋医学でいう血液の機能と同義ですが、気の流れにも影響するともいわれます。

津液は体内の水分のことで、全身を巡って組織を潤します。津液の「津」はサラサラとした水分で、全身を巡って皮膚や肌などを潤します。一方、「液」は流動性の低い粘液のことで、骨や髄、関節、臓器、脳、粘膜などを潤すとされます。津液とは、この２つを合わせた呼び方です。

３つの要素を生成する「精」

この気・血・津液を生成したり、きちんと働くような活力を与えたりするのが「精」で、生命力の根源的なものと位置付けられています。

精は「先天の精」と「後天の精」に分けられます。このほか「臓腑の精」と「生殖の精」もありますが、これらは振り分けられる先を表しているので、精自体の生成という根源を表すという点では先天の精と後天の精が重要です。先天の精は両親から受け継いだもので、人体の成長や発育、その個体の生命活動の源とされます。これに対し、後天の精は生まれた後に身体を作り補充していくもので、飲食物(水穀)から得た栄養のことであることから、「水穀の精」とも呼ばれます。後天の精を基にして気・血・津液が作られますが、栄養不足や身体の疲労などによって後天の精が足りなくなるとバランスが崩れ、健康を害するようになります。

こうしてみると、東洋医学における人体を構成する基本要素の概念は、西洋医学的視点からみた人体を理念化したものであり、人体を考えるうえで非常に示唆に富んだものといえるでしょう。

気・血・津液の役割

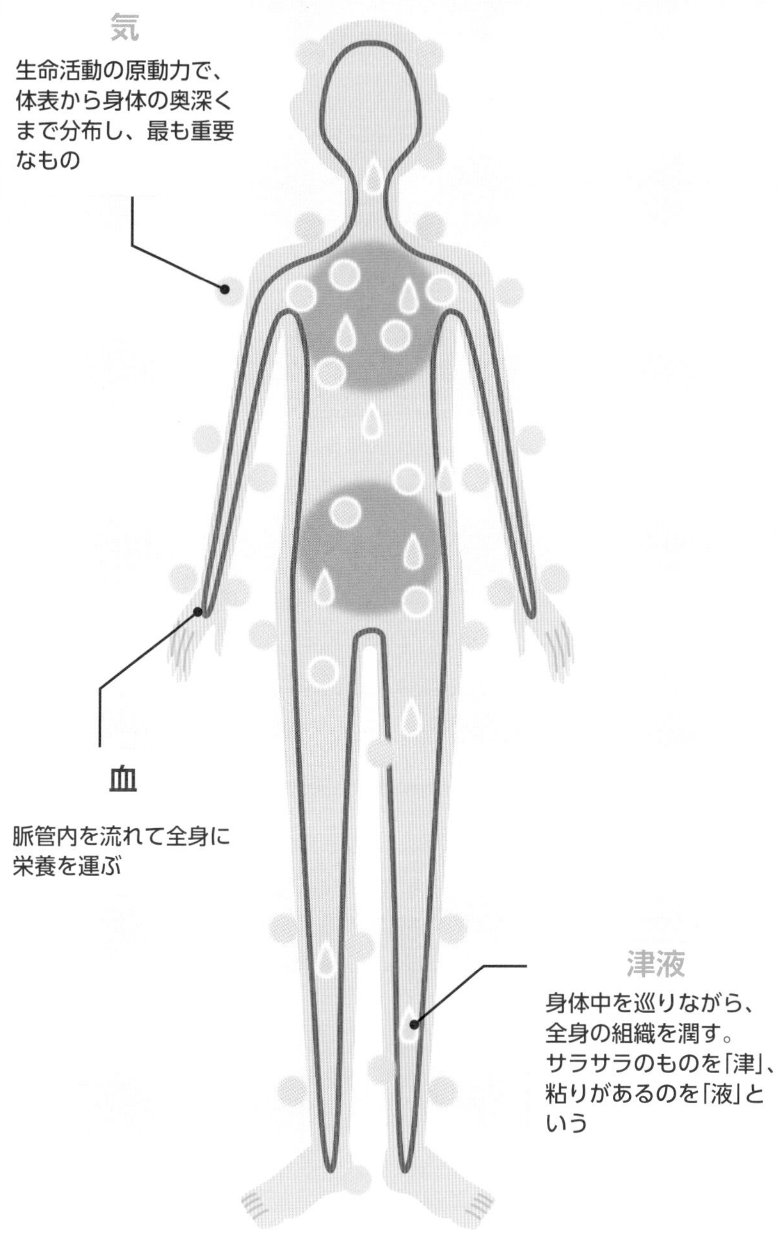

血は栄養を運び、津液は身体を潤すという役割として重要だが、気は生命活動の原動力として最も重視されている。ちなみに、津液は「水」として表され、「気(き)・血(けつ)・水(すい)」として語られることが多い。

気と経絡・経穴

気には先天の気と後天の気がある。後天の気には宗気・営気・衛気などがあり、人体を活性・維持する役割がある。気や血の流れが悪くなったとき、鍼や灸などで経穴に刺激を与えてその流れを改善する。経絡は経穴を結んだ幹線道路である。

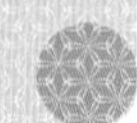

重要な気にはいくつか役割がある

気は「元気」、または「真気」とも呼ばれ、父母からの先天の精から作られた「先天の気(原気)」と、それを基にして水穀の精と、呼吸から得られたきれいな空気である「清気」から作られる「後天の気」の2つがあり、これによって「気」が作られます。西洋医学では気という発想はないですが、栄養豊富な食物ときれいな空気は健康に必須なことと考えられており、東洋医学でもそれと同じ考えに基づいていることがわかります。

東洋医学では、のちに作られる後天の気は主に「宗気」「営気」「衛気」に分けられます。宗気は心肺機能を支える役割があり、さらに気や血、津液を全身に押し出してその流れを良くするという効果があります。

営気は血管内を流れて全身を回り、体組織や器官に潤いや栄養を与えて活力を維持します。これに対して衛気は血管の外を流れ身体のいたるところを回り、免疫機構の確立や発汗の調節、体温を一定に保つ、臓器を温めるなどの役割があるとされます。このほか「臓腑の気」があります。これは五臓(肝・心・脾・肺・腎)に分配された先天の気のことで、臓器の機能を正常にします。

気や血の流れを改善する経穴と経絡

こうした気や血の流れが不完全な状態になり、自然治癒力でも崩れたバランスを戻すことができなくなったとき、全身の経穴(ツボ)に刺激を与えることで気や血の流れが改善します。

大昔から、痛みなどを感じたときに身体の表面にある特定の部分を押すと和らぐことがわかっていました。そこから、やがてこうした経穴に鍼や灸を施す療法が確立します。経穴は、「経絡」によって臓器や身体の各部分とつながっている点といえます。

経絡は経穴をつないでいる幹線道路であり、「経脈」と「絡脈」に分かれます。前者は人体を縦に流れるライン、後者は経脈をつなぐ横方向の分枝を表します。経穴による刺激は経絡によって離れたところにも伝わるので、例えば急性腰痛は、足首にある「崑崙」と呼ばれる経穴などが効果を発揮します。

東洋医学における気が作り出される概念

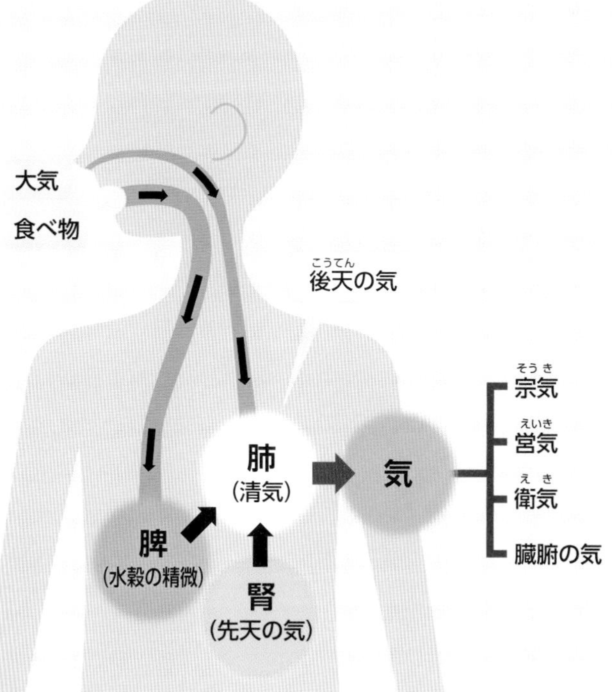

先天(せんてん)の気は腎に蓄えられ、肺に運ばれる

↓

後天の気は、水穀(すいこく)の精微と清気によって作られる

↓

水穀の清微(せいび)は食物をもとに脾で作り出され肺へ運ばれる

↓

清気は取り入れられた大気をもとに肺で作られる

↓

先天の気と後天の気が肺で結び付けられ、気が生成される

西洋医学を取り入れる東洋医学

気や精といった考え方は西洋医学の世界では用いられない概念だが、人体と健康という観点からみてみると、東洋医学と西洋医学にはつながりが見受けられる。現代の東洋医学は、西洋医学の成果を導入し、それを活用して発展を遂げている。

通じている2つの医学

東洋医学の基本的な考え方について今まで述べてきましたが、その概念が西洋医学とかなり異なっていることに気付かれたことと思います。現実的なメカニズムを解き明かし、それに基づいて実証していく西洋医学に対し、気や精などの言葉から「神秘主義」的な印象を受けたかもしれません。

ですが、西洋医学でも疾患の先天性や後天性の概念がありますし、健康のためには栄養(水穀(すいこく)の精)や清浄な空気(清気)を重視します。また生体にある**ホメオスタシス**(恒常性)の概念から、例えば、免疫システムにも免疫を亢進(こうしん)させるしくみと、それを抑制するしくみがあり、それが正常に働いている場合は良いですが、何らかの要因によってそれが乱されると、過剰な炎症反応が起こり、痛みが激しくなります。これは陰陽説にも通ずるものがあります。

西洋医学的な実証がなくても、人体の構造や変化を長年経験で会得して導き出された東洋医学の基本理論は、結果として西洋医学と通じているのです。

西洋医学も導入する東洋医学

現在、東洋医学の効果に関しては多くの実証的な研究論文が発表され、鍼灸による交感神経系の興奮の抑制や、末梢神経の受容器への影響など、神経系に関する効果が発表されています。ただし、「交感神経を介して痛みが抑制されたのは確かだが、なぜ離れた部位の経絡を伝って効果が出たのかが不明」というように、メカニズムが明らかになっていないので、定説化されていないわけです。

鍼灸師になるための教科書では、末梢神経系や中枢神経系、細胞の構造、自律神経系のしくみといった、現代医学の解説にも大きな分量が割かれています。第4章でも述べますが、現代の鍼灸治療の現場では、西洋医学の医師の診断にも基づいて、患者の痛みの原因などを把握することも行われています。東洋医学がその時代時代のさまざまな経験の積み重ねで発展してきた医学であるということからすると、現代の東洋医学は、西洋医学の経験さえも取り込んでさらに発展しているといえます。

現代の東洋医学は、西洋医学の知識や経験も取り込んでいる

[西洋医学と東洋医学の違い]

	西洋医学	東洋医学
本質	実証主義の医学	経験主義の医学
人体に対する見方	人体を機能的・器質的・パーツととらえる。	人体は自然の一部であり、各組織が連携した有機体ととらえる。
治療法	人体の各機能に基づいて、物理的・薬物的な外部からの治療。	人体に本来備わっている自然治癒力を重視し、それを引き出す治療。
病気の原因	人体の機能的な不備や、物理的・化学的な障害など。	陰陽説に基づいた、バランスが崩れて起こる。

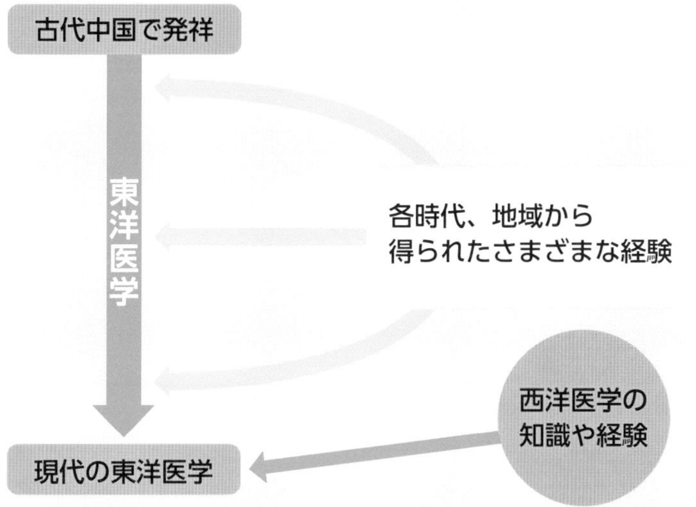

用語解説

ホメオスタシス（恒常性、恒常性維持機能）(Homeostasis)

多くの細胞や組織が有効に機能するのに必要な安定した状態を維持するために、身体の内外に変化があっても、人体の内部環境を一定に維持する機能のことである。内部環境の維持に重要なものとして、細胞の間を埋める間質液などがある。ただし、環境維持とはいっても、例えば血液中の塩分や糖の濃度、pHが健康体でも変動するように、ホメオスタシスは固定された状態を表すのではなく、一定の範囲内での変動があり、そのバランスで常態を維持している。

COLUMN

漢方薬と痛み

東洋医学では薬物療法のことを「湯液」といい、一般的には「漢方」といわれています。植物や動物、鉱物などの素材から得られた生薬を用いて不調を治すもので、最古の文献としては前漢・後漢時代にまとめられた『神農本草経』や『傷寒雑病論』などが基本となっており、漢代に発展したことから日本では漢方薬と呼ばれるようになりました。

基本的に、漢方薬は症状に合わせていくつかの種類の生薬を処方して作られます（方剤という）が、一種類の生薬によって作られることもあります。痛みに対する漢方薬には、主に以下のものがあります。

●頭痛

呉茱萸湯、葛根湯、麻黄湯、桂枝湯、小柴胡湯、大柴胡湯、釣藤散、女神散、五積散、桂皮人参湯など。

●坐骨神経痛

当帰建中湯、疎経活血湯、当帰四逆加呉茱萸生姜湯、八味地黄丸、芍薬甘草湯など。

●肩こり

葛根湯、五積散、釣藤散、加味逍遙散など。

●関節の痛み

麻杏薏甘湯、五積散、疎経活血湯、薏苡仁湯、大防風湯、桂枝加朮附湯、防已黄耆湯など。

●痛風

大防風湯、疎経活血湯など。

●腹痛

桂枝加芍薬湯、人参湯（胃痛など）、黄芩湯、
芍薬甘草湯（急性腹痛、尿路結石および胆石の発作）など。

これらの痛み以外の疾患にも処方される漢方薬はあります。

第2章 痛みの神経ネットワーク

神経の概略

神経系は外的環境・体内環境からの情報を収集し、それらを統合・認識して身体を制御する器官で、機能的には感覚機能、統合機能、運動機能を有している。感覚には大きく分けて特殊感覚と体性感覚があり、痛みは体性感覚に属する。

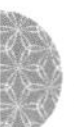感覚・運動・統合の機能を司るネットワーク

人間も含めた動物は、外界からの情報を感じ取ってそれを判断し、身体を構成しているさまざまな器官・組織を調節しながら、生命活動を行っています。こうした身体の内外の情報を伝達・処理して、各部分の活動を調節する器官を「神経系」といいます。

神経系の機能は大きく分けて「感覚機能」「統合機能」「運動機能」の３つがあります。「感覚機能」は受容器で感知した刺激、つまり情報を、脊髄を介して脳に伝えるもので、こうした身体の内側と外側の刺激を伝える神経のことを「感覚神経」といいます。

統合機能は、入ってきた感覚情報を分析・記憶などしてまとめ上げる機能で、感覚を意識したり認知したり、判断したりします。運動機能は、こうして得られた情報を基に、心拍数の増加といった内臓の活動や骨格筋の可動を行うもので、こうした運動機能を行う神経を「運動神経」といいます。

機能的には以上３つの区分けとなりますが、解剖学的に分類してみると、こうした機能を司る神経は「中枢神経系」と「末梢神経系」に分けられます。中枢神経系は脳と脊髄、末梢神経系は感覚神経と運動神経からなる「体性神経」と、「自律神経」に大別されます。

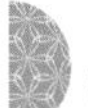感覚神経に属する「痛み」

痛みとは感覚であり、機能的に感覚神経によって伝達されます。感覚には、まず視覚・聴覚・嗅覚(きゅうかく)・味覚・**平衡覚**(へいこうかく)などがありますが、これらは特殊な感覚器官によって得られることから「特殊感覚」と呼ばれます。一方、「体性感覚」と呼ばれるものは以下のようなものがあります。

❶ 表在感覚:皮膚や粘膜の触覚・圧覚・温覚・痛覚

❷ 深部感覚:筋肉や腱、関節、骨膜からの痛みも含めた感覚

このように痛みは体性感覚です。感覚には、特殊感覚、体性感覚のほかに満腹感・空腹感や尿意などの内臓感覚があります。

✿神経系は中枢神経系と末梢神経系からなる

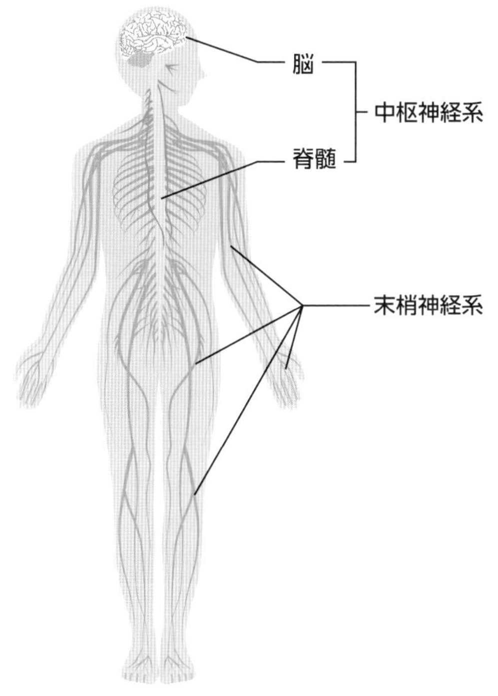

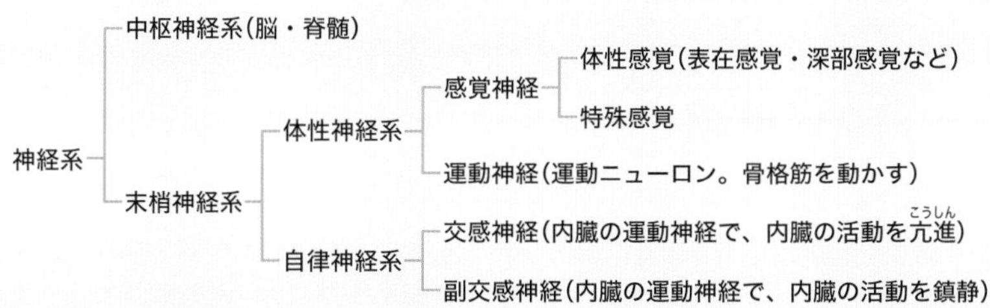

痛みを伝える人体の器官は神経系であり、それは脳と脊髄からなる中枢神経系と、末梢からの情報を中枢に伝えたり、中枢からの指令を末梢へ伝えたりする末梢神経系からなる。

用語解説

平衡覚（へいこうかく）
(Sense of Equilibrium)

いわゆる身体の平衡感覚のことで、耳にある半規管と呼ばれる器官が回転の刺激を受けて、その情報を橋・延髄の移行部分にある前庭神経核に伝え、視床を中継して大脳皮質で感じ取るとされる。ただし、視覚やその他の体性感覚とも統合されるので、複合的な感覚である。

情報や脳からの指令を伝えるニューロンの構造

神経系の全体を、まず最小単位である細胞からみていく。神経系の細胞にはニューロンとグリア細胞の２種類がある。ニューロンは主に細胞体、樹状突起、軸索、神経終末によって構成され、感覚ニューロンと運動ニューロンがある。

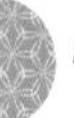

情報の伝達・指令を担当する細胞

人体はさまざまな細胞によって作られていますが、神経系も例外ではありません。神経系の基本について、まず初めにその最小の単位といえる細胞からみていきましょう。神経系を構成する細胞には２種類あって、ひとつはニューロン(神経細胞)、もうひとつがグリア細胞(神経膠細胞)です。

ニューロンは、脳や脊髄における情報の処理・統合や、身体各部をつないで情報のやり取りを行ったり、運動器や臓器をはじめとする身体各部の活動を制御するためのネットワークを形成したりします。一方、グリア細胞はニューロンを支持・補強・保護し、栄養を与えるなどの役割があり、中枢神経系にはニューロンよりも数十倍もの数が存在します。グリア細胞はこのほかにもいろいろな役割があり、とくに第１章でも触れたアロディニアおよび痛覚過敏といった痛みの調節にも影響しているとされますが、まずここでは痛みの基本的な伝達や、運動の制御を担うニューロンを中心にみていきます。

ニューロンの構造

１個のニューロンはおおまかに「細胞体」「樹状突起」「軸索」「神経終末」からなります。細胞体は、核と**細胞小器官**からなるニューロンの本体です。

この細胞体から出ているのが樹状突起と軸索で、樹状突起はニューロンへの情報の入力部位であり、いくつにも分かれています。一方、軸索は情報をほかの神経や臓器などに伝える出力部位で、通常、ところどころで「髄鞘(ミエリン鞘)」と呼ばれる**リン脂質**の膜に包まれています。この軸索の先はいくつもの細かい分枝に分かれた神経終末(軸索終末)となっています。

「神経線維」という場合、軸索と樹状突起を含めたものを意味します。どちらかというと、ニューロン全体を指す大まかな概念であり、情報伝達という視点からケーブルや電線という意味合いといえます。

ニューロンには痛みや音、触覚、温度などの感覚を伝える感覚ニューロンと、中枢神経系からの指令を末端の骨格筋に伝えて身体運動を制御する運動ニューロンの２つがあります。

✿一般的なニューロンの構造

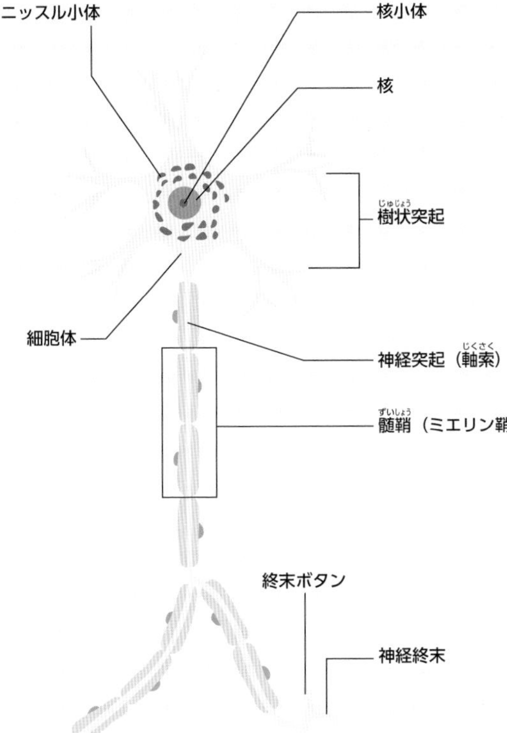

ニューロンの基本として、イラストは典型的なニューロンを表している。細胞体の中には核とゴルジ装置などの細胞小器官がある。終末ボタンは軸索の先端にある膨らんだ部分で、次のニューロンとつながって情報を伝達する。

用語解説

細胞小器官（さいぼうしょうきかん）

(Organelle)

細胞膜によって包まれた細胞内部に存在する、さまざまな機能を持った構造のこと。極論すれば細胞を「細小の生物」と考えると、人間における内臓に当たるのが細胞小器官といえる。細胞が機能するために必要なタンパク質の合成を行うリボソームや、細胞の形を支えている細胞骨格などがある。

リン脂質（ししつ）

(Phospholipid)

細胞膜の構造は、脂質の分子が背中合わせに二重の層を構成しているため「脂質の二重層」とよくいわれる。この脂質の成分はリン脂質、コレステロール、糖脂質の３種類からなり、リン脂質はそのうちの多くを占め、細胞膜の主要構成要素である。リン脂質である髄鞘は、絶縁体の役割を担っている。

感覚ニューロンと運動ニューロン

末梢神経系には感覚ニューロンと運動ニューロンがある。感覚ニューロンは中神経系に情報を伝える役割を持っており、運動ニューロンは骨格筋に中枢神経系からの指令を伝えて運動をもたらす役割を持つ。

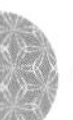

情報を収集して中枢に伝える感覚ニューロン

人間の社会は情報を集めるシステムと、実際に運営するための指示を伝えるシステムがないと、決定を下しても意味がありません。情報がないとどう運営してよいか目途が立ちませんし、情報をいくら集めても社会を動かすための指示伝達システムがないと何も生み出すことはできません。神経系において、その情報収集・伝達と、運動命令の伝達・実行を担っているのが「感覚神経」と「運動神経」で、感覚を伝える神経細胞のことを「感覚ニューロン」、骨格筋を動かす神経細胞を「運動ニューロン」といいます（このほかに中枢神経系を主に構成する**介在**（かいざい）**ニューロン**がある）。

感覚ニューロンは、身体の内外の情報を集め、中枢神経系に伝えます。そして身体の内外の情報をキャッチするためには、侵入者を発見するカメラ本体のような、刺激をとらえるしくみが必要で、そういう装置が「受容器」です。

痛覚をはじめとする多くの刺激をキャッチする入力部のひとつを「自由神経終末」といい、これが受容器の働きをします。体表を例にとれば、自由神経終末は皮膚の真皮にまで腕を伸ばしており、「高閾値機械受容器（こういきちきかいじゅようき）」と「ポリモーダル受容器」の２種類があって、機械的刺激、化学的刺激、温度的刺激をキャッチして電気信号に変換する変換器の役割を担っています。

脳からの指令を伝えて骨格筋を制御する運動ニューロン

一方、運動ニューロンは、中枢神経系からの指令を骨格筋に伝えて運動を制御する役割を持っており、「体性運動ニューロン」とも呼ばれます。

筋肉を動かす指令が運動ニューロンから筋肉に伝わったとき、筋肉を収縮させる装置を「効果器」といいます。感覚ニューロンの受容器は「刺激を受け取る装置、運動ニューロンの効果器は「運動効果をもたらす装置」ということです。

このほか、自律神経のように内臓の働きを制御する「内臓性運動神経」がありますが、末梢神経系においては、ひとまずこの２つのニューロンの役割を覚えておいてください。

感覚ニューロンと運動ニューロンの形の違い

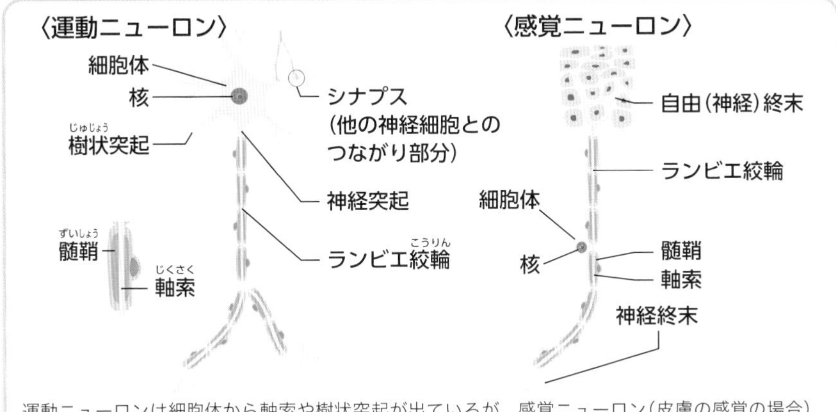

運動ニューロンは細胞体から軸索や樹状突起が出ているが、感覚ニューロン(皮膚の感覚の場合)は軸索の途中に細胞体がある。

皮膚の構造

皮膚にはさまざまな感覚ニューロンの受容器が存在する。痛みは主に自由神経終末によって伝達される。ファーター・パチニ小体やマイスネル小体も、圧覚や触覚を司る受容器である。

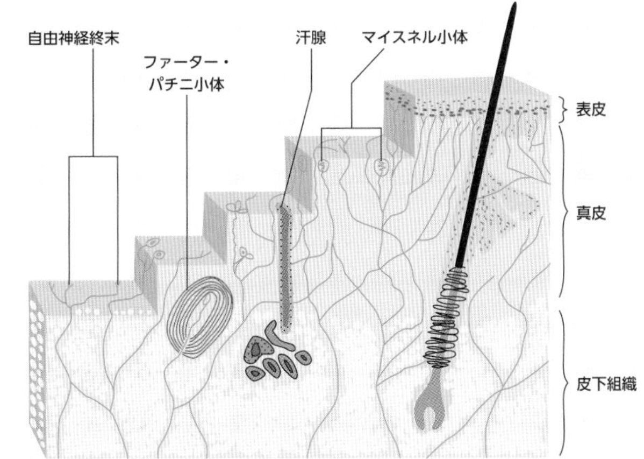

用語解説

介在ニューロン
(Interneuron)

ニューロンとニューロンの間に介在して情報の伝達などを行うニューロンで、機能的には情報の統合の役割を果たす。外観的には軸索が短いのが特徴で、脳や脊髄、神経節に最も多く存在し、近くのニューロンと結合(シナプス結合という)している。脊髄反射も介在ニューロンの働きによるもの。実際は、神経系を構成する細胞の大多数が介在ニューロンである。

ニューロン内部では何が起こるか

ニューロンが情報伝達に使うのは活動電位と呼ばれる一種の電気的インパルスである。活動電位は、細胞膜にあるNa^+チャンネルとK^+チャンネルを介して、Na^+とK^+の細胞内への流入・流出によって生じる電位差によって生じる。

細胞膜を境としたニューロン内部と外環境の電位差

細胞であるニューロンはどのようなしくみで活動するのでしょうか。

細胞膜を境として細胞の内と外の環境では**イオン**分布が異なり、このため**電位**（でんい）に差が生じています。こうした細胞膜を境とする細胞内外の電位の差を「膜電位」といい、興奮していない通常のニューロン内部は負の電位の「静止膜電位」と呼ばれる状態に置かれています。

細胞膜は完全に閉じているわけではなく、Na^+（ナトリウムイオン）やK^+（カリウムイオン）が流入するNa^+チャンネル、K^+チャンネルがあります。刺激など何らかの原因でプラスの方向に変化する（脱分極という）と、Na^+チャンネルが開いて細胞内にNa^+が入ってきます。これによって平衡状態が崩れて脱分極がさらに進み、外部に対して細胞内部が「正の電位」になります。

元の静止膜電位の状態に戻る

やがてNa^+チャンネルが閉じてNa^+の流入が止まり、さらにK^+チャンネルが開いて細胞内部のK^+は外に流出します。本来、静止膜電位の状態では細胞内のK^+の濃度が細胞の外よりもおよそ30〜40倍も高く維持されていますが、K^+チャンネルが開くことで内と外の濃度の差、つまり「濃度勾配」によってK^+は流出していくことになります。これらのことで、細胞内部は元の負の電位に落ち着き、やがて普段の静止膜電位よりもさらにマイナスの状態になります。

こうなると、今度は逆に内外の電位の差、つまり「電位勾配」によってK^+が細胞内部に移動しようとし、K^+の移動の要因となった濃度勾配と電位勾配が釣り合ったときに元の静止膜電位に戻ります。このようなサイクルによって「活動電位」という電気的なインパルスが生じます。

痛みを伝えるニューロンの受容器はいわば「刺激を電気信号に変える変換器」です。ニューロンは細胞内部のプラスとマイナスの電位の変化、つまり電位差によって生じる「活動電位」を使って情報のやり取りを行っており、それは濃度と電位という２つの化学・物理的要因に基づいています。

細胞膜の構造とイオンチャンネル

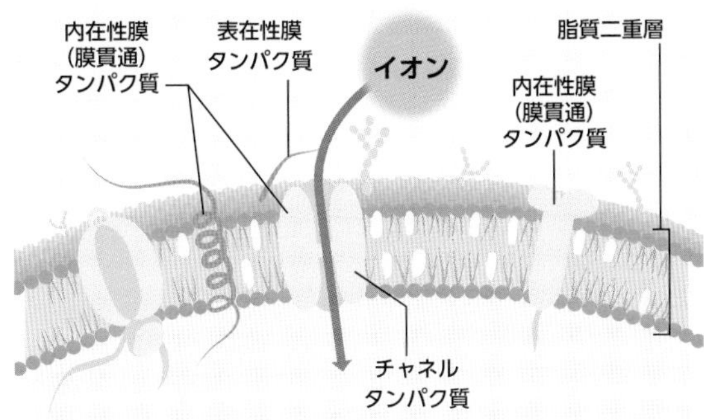

細胞膜はただの膜ではなく、さまざまなタンパク質などの構造物(受容体)が埋め込まれている。イオンチャンネルもそうした構造物であり、何らかの刺激が与えられるとチャンネルが開いてナトリウムイオンやカリウムイオン、カルシウムイオンなどが細胞内に入ったり出たりする。これによって神経細胞では、活動電位が発生する。

イオンの移動と膜電位の推移

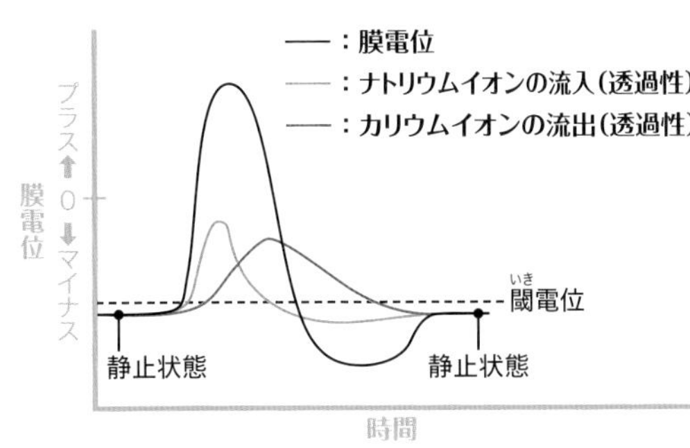

静止状態の膜電位は「負の電位(マイナス)」となっている。ナトリウムイオンの透過性が高まって細胞内に入ると、膜電位が急激にプラスの方向に上昇し、脱分極となる。この段階で活動電位が発生する。やがてナトリウムイオンの流入が止まり、濃度勾配によってカリウムイオンが流出。膜電位はマイナス方向に下がり、最終的に元の静止状態に戻る。

用語解説

イオン
(Ion)

原子はプラスの陽子と、マイナスの電子によって電気的に中性だが、電子を得る、または電子を失うことによってプラスやマイナスの電気を帯びることとなる。このように、通常は電気的に中性だったものが電気を帯びるようになった原子をイオンという。

電位(でんい)
(Electric Potential)

時間的に変化しない場(電場)のある一点から、一定の正の電荷(電荷＝電気の量)をほかのある一点に移動させる仕事(エネルギー)の単位を電位という。簡単にいってしまえば、ある場所から別のある場所に物を移動させるために使った仕事量といえる。２つの点の電位の差(電位差)が電圧である。

軸索を伝わる活動電位

活動電位は軸索（じくさく）を伝わっていくが、その速さは髄鞘（ずいしょう）がある有髄神経線維の伝導速度が高く、髄鞘がない無随神経線維の伝導速度は低い。こうした構造上の相違が末梢神経のAδ（デルタ）線維とC線維の伝導速度の違いをもたらしている。

軸索には髄鞘があるものとないものがある

ニューロンの細胞体で発生した活動電位は、出力方向の軸索（じくさく）を伝って神経終末に向かいます。P.57の図では感覚ニューロンと運動ニューロンの外観をお見せしましたが、２つとも**髄鞘**（ずいしょう）があります。リン脂質（ししつ）からなる髄鞘は、ところどころで軸索を包んでおり、包んでいない部分は「ランビエ絞輪（こうりん）」と呼ばれ、軸索がむき出しになっています。

このように、軸索に髄鞘がある神経線維を「有髄神経線維」といいますが、髄鞘がなく軸索がむき出しの神経線維もあり、これは「無髄神経線維」と呼ばれます。イメージとしては、電気を伝える銅線を絶縁体のゴムで包んでいる電線と、銅線がむき出しになっている電線の２つがあるということです。

痛みの伝導速度に影響を与える

実際、髄鞘はゴムの絶縁体に似た性質を持っています。軸索を伝う活動電位は、隣接する部位に活動電位を発生させることで移動していきます。活動電位が発生した部分の軸索内部はプラスとなり、その外側と軸索内部の隣接した部分はマイナスとなります。内側の活動電位は、細胞内部の隣接するマイナス部分に移動することになります。

髄鞘のない無髄神経線維では、これが繰り返されて活動電位が軸索の中を伝わっていくのですが、有髄神経線維は脂質という電気を通さない物質からできている髄鞘によってところどころ覆われているため、軸索が外にむき出しとなっているランビエ絞輪の部分で活動電位が外で飛び飛びに発生するので、無髄神経線維よりも速く伝わることになります。つまり、髄鞘という絶縁体で覆われた部分をショートカットするわけです。このような現象を「跳躍伝導（ちょうやくでんどう）」といい、有髄神経線維は無髄神経線維よりも伝導速度が高まります。

第１章で、包丁で切った時の激痛である一次痛は速く伝わるAδ（デルタ）線維が、そのあとに来るジンジンとした痛みの二次痛は遅い伝導速度のC線維が伝達すると述べましたが、Aδ線維は髄鞘のある有髄神経線維、C線維はそれがない無髄神経線維なので、伝達速度に差があるのです。

無髄神経線維と有髄神経線維の活動電位の伝わり方

無髄神経線維

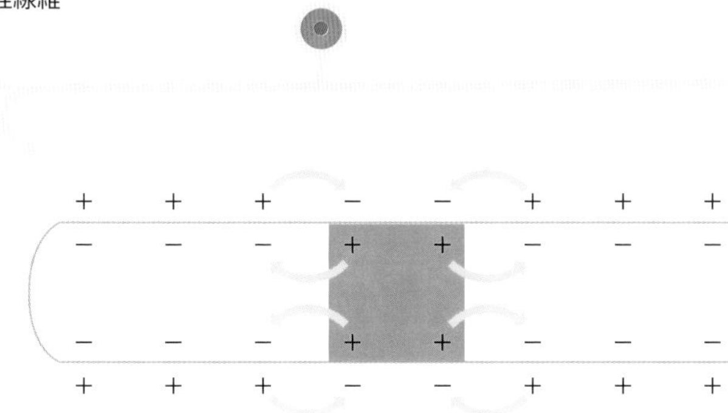

髄鞘(ミエリン鞘)がなく、軸索がむき出しの無髄神経線維では、プラスとなった軸索の局所が隣のマイナス部分に順次、移動していくことで、活動電位が軸索内部を移動していく。無髄神経線維には、遅い痛みを伝える(二次痛)C線維がある。

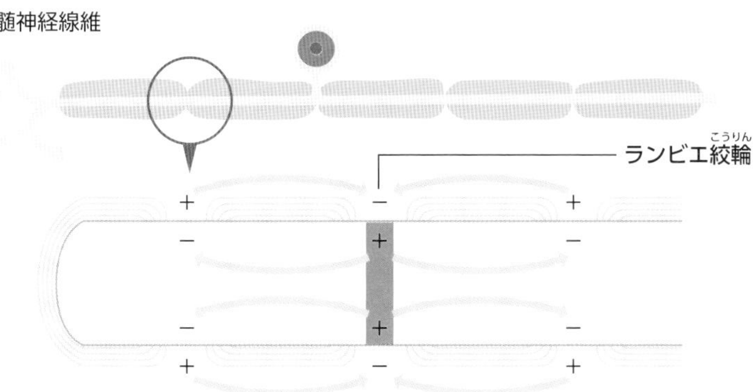

髄鞘がある有髄神経線維では、ところどころにあるランビエ絞輪のところで活動電位が跳ぶことによって軸索内の伝導が速く伝わる。こうした現象を「跳躍伝導」といい、無随神経線維よりも速く活動電位が伝わる。有髄神経線維には、速い痛みを伝える(一次痛)Aδ線維がある。

用語解説

髄鞘(ずいしょう)

(Myelin Sheath)

ニューロンの軸索を包んでいる髄鞘(ミエリン鞘)は、基本的にグリア細胞(神経膠細胞)の一つであるシュワン細胞や希突起膠(きとっきこう)細胞(オリゴデンドロサイト)が軸索に巻き付いて作っている。シュワン細胞は1つで1本の軸索に髄鞘を作るが、希突起膠細胞は1個で数本の軸索に髄鞘を作る。

シナプス間隙──ニューロン同士の伝達

活動電位が神経終末に達すると、Ca^{2+}が神経終末内部に流入し、その刺激によって神経伝達物質がシナプス間隙に放出され、次のニューロンに情報が伝達される。神経伝達物質は、痛みの内因性鎮痛や痛みの増強にも関与している。

情報伝達はニューロンとニューロンのわずかな隙間で行われる

人間同士で情報を伝え合うときは言葉、つまり音声を使います。ニューロンは人間が使う音声の代わりに、軸索からの電気信号をいったん「神経伝達物質」と呼ばれる化学物質に変えて、他のニューロンに情報をバトンタッチします。軸索の先にある神経終末は、他のニューロンの細胞体に接合していますが、この接合部位のことを「シナプス」といいます。一つのニューロンは複数のシナプス、つまり他のニューロンとの接合部を持っています。シナプスには「シナプス間隙」というわずかな隙間があり、その間に神経伝達物質を放出することで次のニューロンに刺激を伝えるしくみとなっています。

軸索を伝わった電気信号(活動電位)が神経終末に達するとCa^{2+}(カルシウムイオン)のチャンネルが開き、濃度勾配によって内部にCa^{2+}が流入します。その影響で神経終末にある「シナプス小胞」という神経伝達物質を内包した袋がシナプス前膜に融合してシナプス間隙に神経伝達物質を放出します。

放出された神経伝達物質は、シナプス後膜(受け取る側の細胞膜)にある**受容体**に結合してこれを活性化させます。すると受け取った側のニューロンで活動電位が発生し、前ページで述べたことが繰り返されていきます。受け取り側の受容体に結合して役割を終えた神経伝達物質は、すぐに分解されます。

痛みにも影響する神経伝達物質

神経伝達物質にはアセチルコリンやノルアドレナリン、セロトニンなどがありますが、痛みの内因性鎮痛機構ではノルアドレナリンやセロトニンといった神経伝達物質が関与していることは先にも述べました(第１章)。

このほかの神経伝達物質としてはグルタミン酸やサブスタンスＰ、カルシトニン遺伝子関連**ペプチド**(CGRP)などがあります。Aδ線維やC線維のニューロンは脊髄で他のニューロンとシナプスを形成し、これらの神経伝達物質を放出していますが、末梢の障害部位でも放出されます。その刺激によって障害部位の腫脹・発赤・圧痛が生じ、侵害受容器が必要以上に過敏になる「末梢性感作」が起きて痛みが増強されるようになります。

シナプスにおける伝達

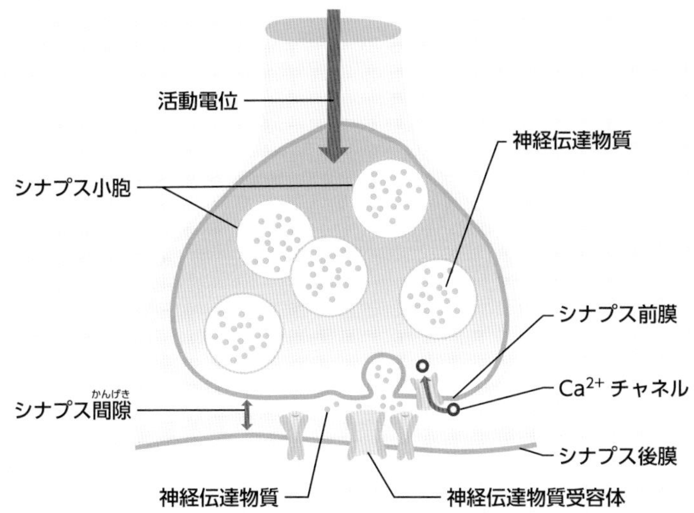

軸索を伝って神経終末のシナプスに到達した活動電位によってCa^{2+}チャンネルが開き、Ca^{2+}（カルシウムイオン）が内部に流入する。このCa^{2+}チャンネルを「電位依存性Ca^{2+}チャンネル」という。流入したCa^{2+}の刺激によってシナプス小胞がシナプス前膜に移動しこれと融合。内部の神経伝達物質をシナプス間隙に放出し、その神経伝達物質とシナプス後膜にある受容体が結合して情報が伝達される。

用語解説

受容体（じゅようたい）
(Receptor)

身体の内外から何らかの刺激を受け取って情報に変換するタンパク質などの構造体の総称。イオンの流入・流出に関与するイオンチャンネルも「イオンチャンネル型受容体」と呼ばれる、受容体の仲間である。本書では受容体と受容器を意味合いによる違いとしているが、耳や目、味を感知する舌の味蕾（みらい）のような器官を受容器とするなど、線引きがあいまいになっているところもある。英語では受容器・受容体ともに「recepter（レセプター）」という。

ペプチド
(Peptide)

アミノ酸が２つ以上結合したものをペプチドといい、10個以下が結合しているものをオリゴペプチド、それ以上結合しているものをポリペプチドという。そしてアミノ酸が50個以上のものをタンパク質という。利尿作用をもたらす「心房性ナトリウム利尿ペプチド」など、ペプチドは人体において生理活性物質としての機能を持つ。

神経系の構成—末梢神経系

末梢神経系は脳神経、脊髄神経、自律神経からなる。そのうち、脊髄神経は感覚ニューロンと運動ニューロンが束ねられた31対の神経の束であり、痛みという感覚を伝えるAδ（デルタ）線維やC線維は脊髄神経に属する一次求心性ニューロンである。

脳神経、脊髄神経、自律神経からなる末梢神経

神経系を形成する最小単位であるニューロンをみてきましたが、ここで神経系の全体像をみてみましょう。解剖学的に神経系は「末梢神経系」と「中枢神経系」の２つから構成されています。

末梢神経系は、脳から出ている脳神経、内臓感覚や運動を司る自律神経、脊髄から出ている神経線維の束である脊髄神経からなります。脳神経は頭蓋にある骨孔を通って脳に直接出入りする12対の神経で、嗅覚を担う嗅神経（第Ⅰ脳神経）や視神経（第Ⅱ脳神経）、顔面の知覚や咀嚼（そしゃく）運動を担う三叉（さんさ）神経（第Ⅴ脳神経）などがあります。迷走神経（第Ⅹ脳神経）は頸部や胸腹部の内臓に分布します。自律神経は交感神経と副交感神経からなり、内臓の活動を制御しています。人が自分の意志で腕を曲げたり伸ばしたりできる随意運動ではなく、自律神経の内臓への働きかけは人間が意図的に制御できない不随意運動なので、自律神経と呼ばれています。

痛みを伝える神経も含めて、感覚ニューロンは求心性である

脊髄神経は脊柱を通っている脊髄に出入りする31対の神経で、身体の各部位に広く枝を伸ばしています。これらは神経線維の束で、感覚を伝える感覚ニューロンと脳からの指令を各部位に伝えて運動を行わせる運動ニューロンの線維が束ねられています。

痛みを伝える感覚ニューロンであるAδ（デルタ）線維やC線維は末梢からの刺激情報を中枢神経に向かって伝えますが、このように、中心方向に情報を伝達することを「求心性」と呼び、末端でキャッチした刺激を脊髄まで伝える感覚ニューロンのことを「一次求心性ニューロン（一次求心性線維）」と呼びます。当然、痛みの情報を脊髄に伝えるAδ線維やC線維は一次求心性ニューロンです。一方、運動ニューロンのように中枢から末梢に向かうことを「遠心性」といい、運動神経のニューロンのことを「遠心性ニューロン」ともいいます。

このように末梢神経は、身体内外の情報を中枢神経系に伝えたり、脳からの指令を末梢に伝える、一種の電線やケーブルの役割を担っています。

✿主な脊髄神経

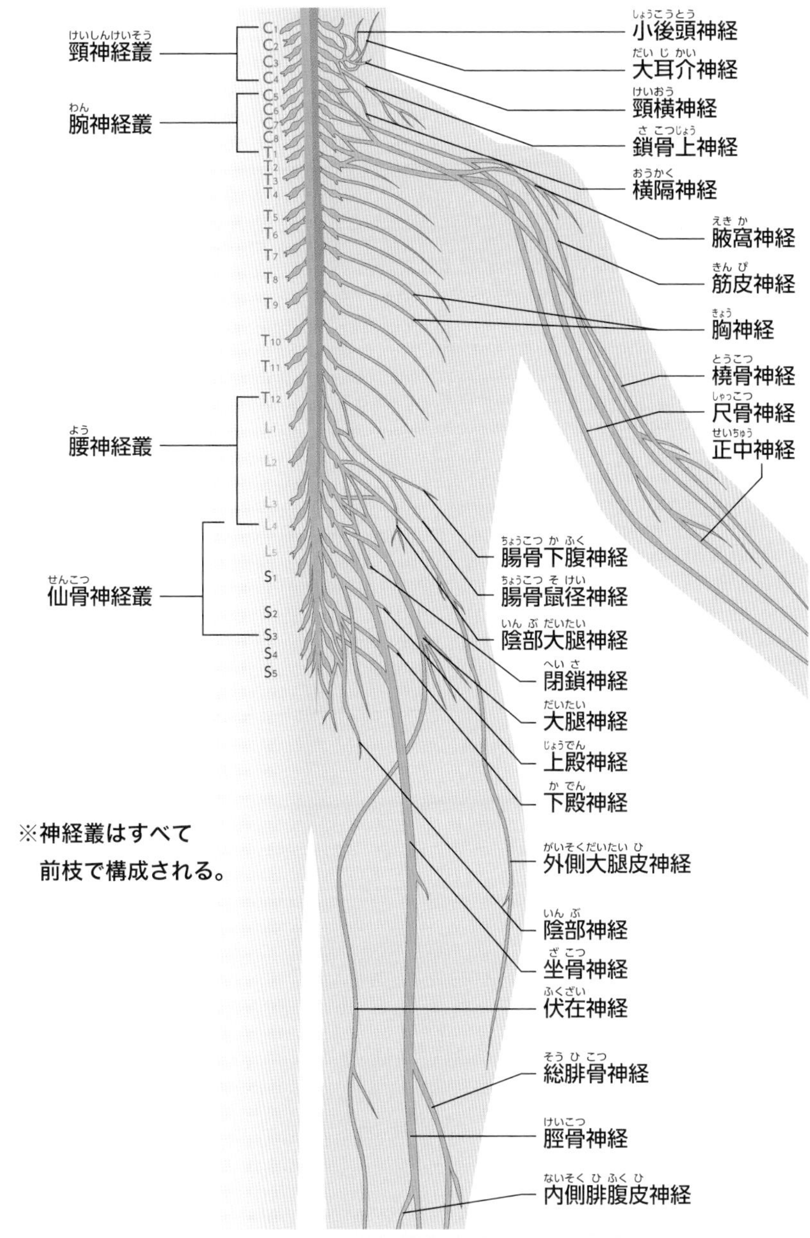

イラストはあくまで概略で、尾骨神経叢(Co)は省略。末梢神経は脊髄神経のほかに、脳神経と自律神経が存在している。31対ある脊髄神経の束は、感覚ニューロンや運動ニューロンの線維からなり、Aδ線維やC線維のような痛みを伝える神経線維も脊髄から出ている。

受容器と一次求心性線維

痛みの侵害受容器には、機械的刺激に反応する高閾値機械受容器と、機械的・温度的・化学的刺激に反応するポリモーダル受容器がある。前者は主にAδ線維に、後者は主にC線維に多く存在している。

高閾値機械受容器とポリモーダル受容器

有髄神経線維であるため速い痛み(一次痛)を伝えるAδ線維と、無随神経線維のため遅い痛み(二次痛)を伝えるC線維の双方には、痛みを探知する侵害受容器があります。ただし、この受容器には2種類あって、一つが「高閾値機械受容器」、もうひとつが「ポリモーダル受容器」です。

高閾値機械受容器は主にAδ線維の受容器で、その名が示す通り機械的刺激に反応します。これに対し、ポリモーダル受容器の多くはC線維に存在しています。「ポリモーダル(polymodal)」とは「多様性の・多様式の」という意味であり、その名の通り機械刺激だけでなく化学的刺激や温度刺激にも反応します。

受容器を形成する分子構造

侵害受容器が外部の刺激によって反応するしくみは、その受容器が特定の分子構造を持っている受容体だからです。ごく大雑把にいって「受容体」とは、身体の内外からの刺激を受け取って情報に変換する特定の「分子構造」であり、受容器とほぼ同じ意味といえますが、「受容器」という場合は受けた刺激を情報に変換する「機能を持った装置」という意味合いがあります。

痛みを伝える受容体にはいくつかあり、例えば「TRPV 1」という受容体はC線維に多く存在しており温度刺激に反応しますが、熱刺激だけでなく、カプサイシン(辛子成分)や酸(H^+:水素イオン)に対しても反応して痛みを起こします。また、「TRPA 1」という受容体も機械的刺激を含めたさまざまな刺激に反応する受容体です。これらの受容体は「TRPチャンネル」と呼ばれるファミリーを形成し、多様な身体への侵害刺激に反応します。

侵害受容器には**閾値**があります。例えばTRPV 1は43℃が閾値ですが、TRPV 2という受容体は50℃以上で反応します。刺激を感じ取ることで脱分極が起こり、活動電位が発生。刺激が電気信号に変換されて一次求心性線維(Aδ線維およびC線維)を介して伝達されて、脊髄の後角にある二次求心性ニューロンにバトンタッチされるしくみとなっています。

受容器はさまざまな刺激をキャッチする

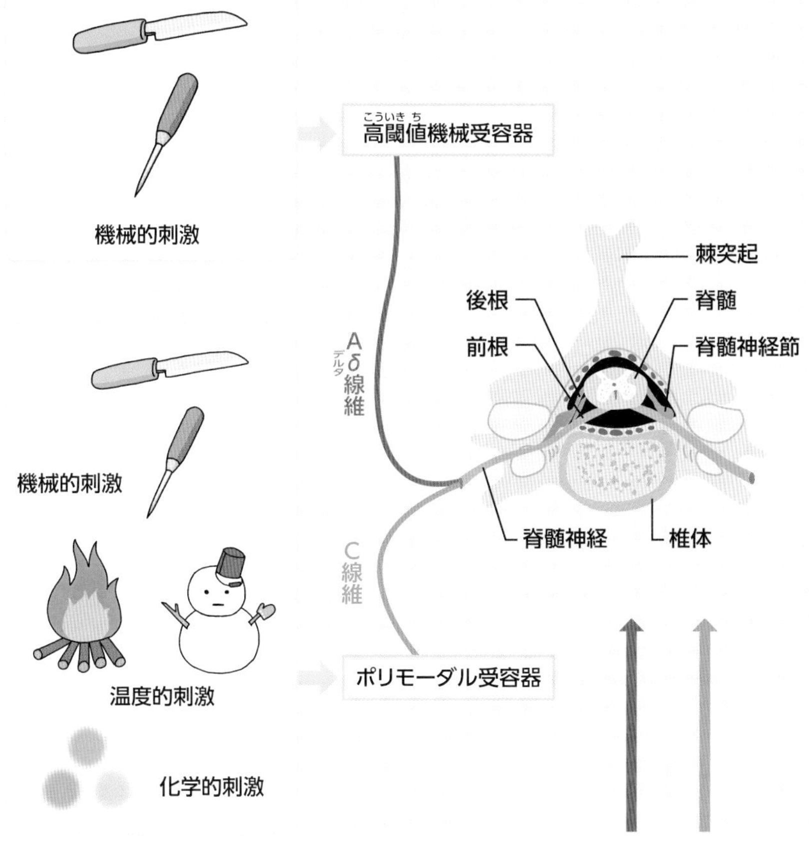

痛みの刺激（侵害刺激）をキャッチする受容器には、機械的刺激に反応する高閾値機械受容器と、機械的・温度的・化学的刺激に反応するポリモーダル受容器の２つがある。前者は主にAδ線維で、後者はＣ線維によって脊髄に伝えられる。

用語解説

閾値（いきち）

(Threshold)

意味としては境目になる値ということだが、ある現象が起こるために必要な刺激やエネルギーなどの大きさの値といえる。痛みの強さを問うとき、その痛みが生じる閾値に達していない刺激の場合は該当する痛みとはならないが、末梢性・中枢性感作（P.94参照）などによって閾値側が下がれば、結果的に増強されて痛みと感じられるようになる。

自律神経のしくみ

自律神経は内臓を支配する運動神経であり、交感神経と副交感神経の２つがあり、ともに節前・節後ニューロンの２ニューロンに分けられる。交感神経は身体を活性化させ、副交感神経は逆に鎮める働きを持っている。

内臓を支配する交感神経と副交感神経

自律神経は内臓を支配する末梢神経であり、「交感神経」と「副交感神経」に分けられます。ちなみに、内臓や骨格筋などの運動を制御する神経のことを総称して「運動神経」といいます(感覚を支配する神経の総称は「感覚神経」)。

内臓を支配する自律神経は、内臓に働きかける遠心性の「自律神経運動ニューロン」と、内臓からの情報を伝える求心性の「自律神経感覚ニューロン」の二系統があります。自律神経感覚ニューロンにも受容器があり、例えば血液中の二酸化炭素濃度を感知して中枢神経に伝える受容器などがあります。

自律神経の一つである交感神経は、脊髄の胸髄と腰髄から出ており、その働きは血管の拡張や心拍数および呼吸数の増加、発汗、口の渇き、肝臓からのグルコース(糖)の放出などを行うことによって代謝活性を高め、運動やストレスといった緊急事態のときに身体の臨戦態勢を整えます。

これに対し、脳幹と、脊髄の仙髄から出ている副交感神経は、各器官の休息をもたらし、沈静化とエネルギー補給および蓄積を目的として働きます。

内臓は、亢進(こうしん)と鎮静をおのおの担っている交感神経と副交感神経の２つによって制御されていることから、このしくみを交感神経と副交感神経による「二重支配」といいます。

前節と後節に分けられる

体性神経とともに末梢神経系を形成する自律神経ですが、体性神経とは形態が異なります。体性神経は感覚ニューロンにせよ運動ニューロンにせよ、中枢神経系と受容器・効果器がシナプスを介して直接結合しています。

これに対して自律神経は、中枢神経系から出て**神経節**(しんけいせつ)までを「節前(せつぜん)ニューロン」、神経節から標的臓器に向かうまでを「節後(せつご)ニューロン」と呼び、神経節で節前ニューロンは節後ニューロンの細胞体とシナプスを作ります。体性神経のような一直線ではなく、間に神経節があってそれを境に節前・節後の２つのニューロンに分かれており、節前ニューロンは神経伝達物質としてアセチルコリンを放出し、節後ニューロンはノルアドレナリンを放出します。

✲交感神経系と副交感神経系

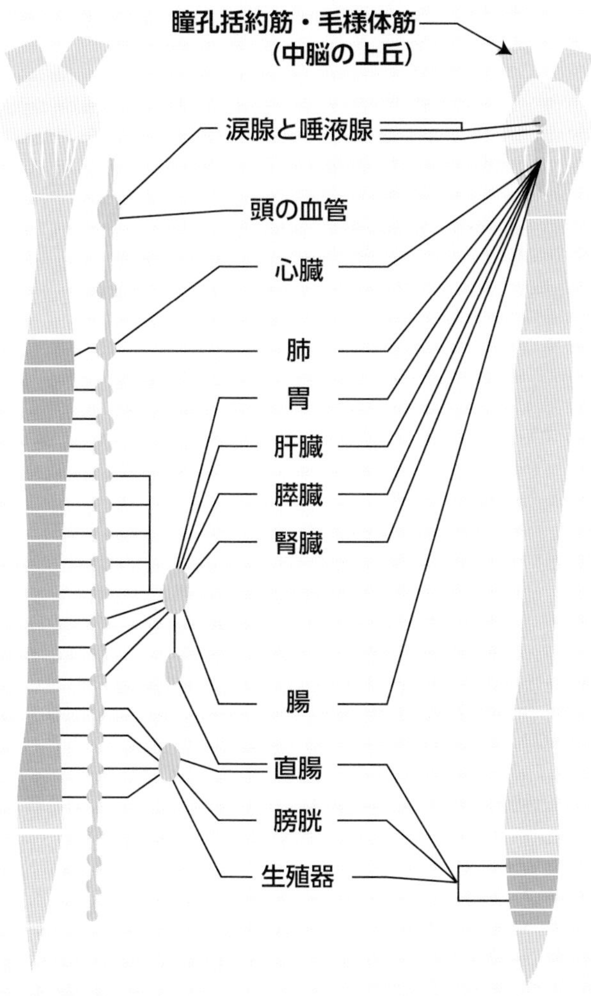

内臓を支配する自律神経は、交感神経と副交感神経の2つからなる。交感神経には幹神経節という神経節がある。交感神経は臓器を亢進させるので、ストレスを感じたり、局所に痛みが生じたりすると、血管の収縮など、交感神経が支配するところなどに影響し、痛覚過敏などが起こることがある。

用語解説

神経節(しんけいせつ)

(Ganglion)

主に末梢神経系においてニューロンの細胞体が集合していて、明確に判別できる構造をいう。本文に出てきた脊髄前根・後根や、交感神経の節前・節後ニューロンがつながる「交感神経幹神経節」などがある。

中枢神経系

脳と脊髄からなる中枢神経系は情報の統合・調節や思考・感情・記憶・学習などを行うとともに、身体活動の指令やそれを伝える役割も持つ。脊髄は伝導器官と固有器官としての性格を持ち、脳は複雑な機能を持つ人体の中枢である。

脳と脊髄からなる中枢神経系

末梢神経系からの情報を受け取り、また運動の指令などを末梢神経系に発する中枢神経系は、脳と脊髄によって構成されます。脳はおよそ1000億個、脊髄は約１億個のニューロンからなっています。中枢神経系は、末梢神経から入ってくるさまざまな感覚情報を処理し、これらの情報を統合・調節したり思考・感情・記憶・学習などの機能を行ったりします。そして骨格筋や内臓などを活動させる指令の中枢でもあります。

脊髄と脳の機能

末梢神経から送られてきた痛みの感覚情報は、末梢神経のＡδ（デルタ）・Ｃ両線維によって脊髄に伝えられます。また、脳からの指令は脊髄を下行して伝導されます。このように、脊髄は情報の「伝導器官」としての役割があります。

もう一つの機能は「固有器官」としての機能で、これは脊髄のみで外界からの刺激に反応するものです。よくいわれる脊髄反射がそれで、例えば熱いものを触った瞬間、意思とは関係なく手を引っ込めますが、これは末梢神経➡脊髄➡脳という伝導ルートのほかに、脊髄にある介在ニューロンが同時にその情報を受け取って脊髄で運動ニューロンに直接渡すために起こります。

部下から上がってきた現場の報告を課長が上層部に伝えると同時に、上層部の判断を待つ時間を惜しんで、課長補佐が横から現場へ対処方針を下しているようなもので､介在ニューロンはこうした役割を果たしているわけです。

脳の分類方法はいくつかありますが、大きく分けて脳幹、小脳、間脳、大脳からなります。脳幹は脊髄から続く部分で、延髄、橋（きょう）、中脳からなります。脳幹の上には、視床、視床下部、視床上部からなる間脳が乗っており、脊髄を上行した痛み情報は、間脳の視床に伝達されます。脳の一つのニューロンは、平均して他のニューロンと約1000個のシナプス（接合部位）を作ります。このため脳は濃密な“相互情報ネットワーク“を形成し、記憶や判断、情報の処理や感情・学習といった複雑な機能を果たすことができるようになっています。

✻中枢神経系の全体像

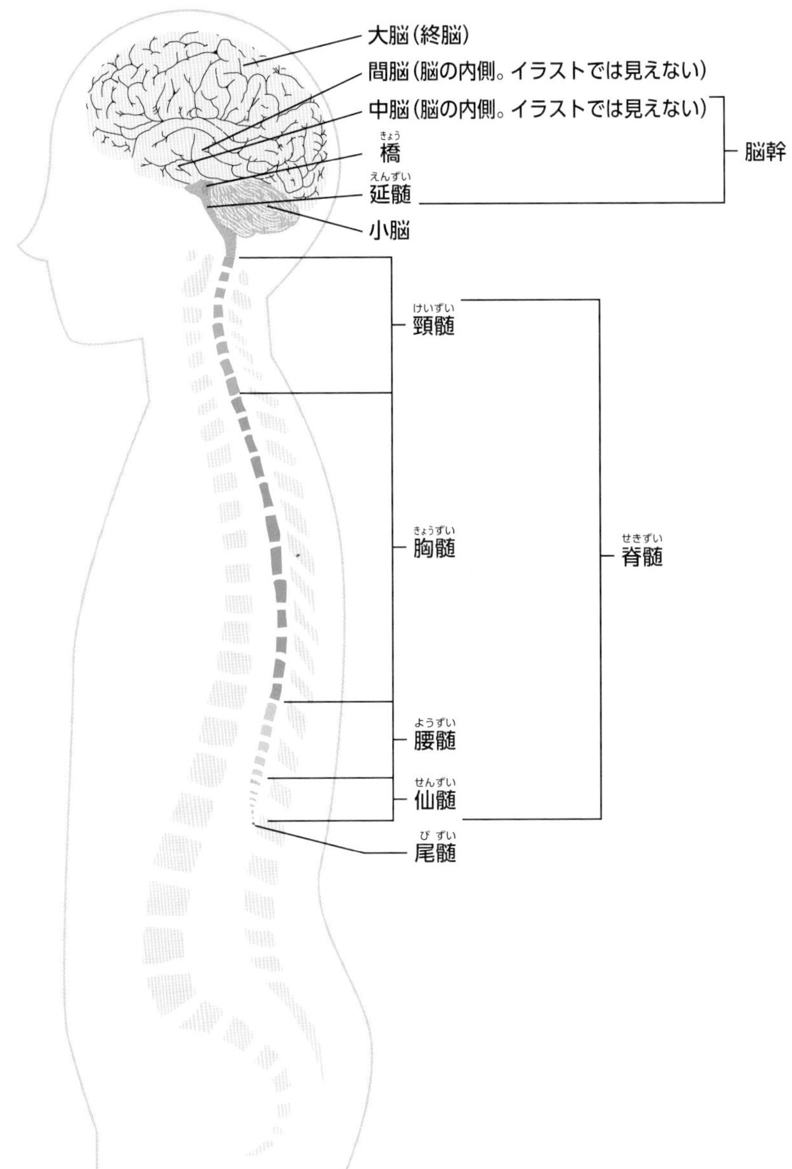

中枢神経は頭蓋に収められた脳と、脊柱に保護されて身体を縦に貫く脊髄からなる。脊髄は頸髄、胸髄、腰髄、仙髄の４つに分けられ、それぞれから末梢神経(脊髄神経)が出入りしている。最終部は１対の脊髄神経を出している尾髄があるが、これは退化した部分と位置付けられていることもあって、仙髄に含まれることが多い。

脊髄の外観

脊髄は頸髄(けいずい)、胸髄(きょうずい)、腰髄(ようずい)、仙髄(せんずい)の４つに分けられ、各部位から脊髄神経束が伸びていて、その数は31対に上る。感覚ニューロンは後根に束ねられて脊髄後方に入り、運動ニューロンは前根に束ねられて脊髄の前側から出る。

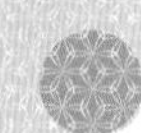

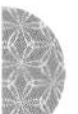

脊髄は４つの部分に分けられる

脊髄は脊柱(せきちゅう)という堅牢な骨格に収められた長さ40～45㎝、左右の太さ約１㎝の楕円柱形状をしています。外側から硬膜、くも膜、軟膜という３つの膜(髄膜(ずいまく))に覆われていて、脊髄本体を保護しています。

脊髄は出ている脊髄神経を基準として「頸髄(けいずい)」「胸髄(きょうずい)」「腰髄(ようずい)」「仙髄(せんずい)」の４つに分けられます(P.71の図参照)。頸髄からは８対の頸神経、胸髄からは12対の胸神経、腰髄からは５対の腰神経、仙髄からは５対の仙骨神経と１対の尾骨神経がそれぞれ左右に出ていて、合計31対の脊髄神経を形成しています。

脊髄の太さはところどころ違っており、２か所のふくらみがあります。上方にある膨らみは「頸膨大」といい、下方にある膨らみは「腰膨大」と呼ばれ、おのおの上肢と下肢を支配する神経が出ています。

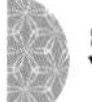

脊髄から出ている神経根

脊髄の前の方(胸腹部側)からは遠心性の「運動神経線維」が、脊髄の後ろ側(背中側)には求心性の「感覚神経線維」がおのおの出入りしています。いわば、運動神経と感覚神経の出入りは脊髄の前側と後ろ側に振り分けられており、痛みの感覚は脊髄の後方に入ります。

これらの神経線維のうち、脊髄の前から出ている運動神経線維は「前根」、脊髄の後ろに入る感覚神経線維は「後根」とそれぞれ呼ばれる部位でいったん束ねられます。そして前根と後根にそれぞれまとめられた運動・感覚神経は合流してから再び「前枝」と「後枝」に分かれて全身に分布していきます。ちなみに、感覚神経線維の後根部分には神経細胞が集合している脊髄神経節(または後根神経節)があります。

このように脊髄神経は感覚ニューロンと運動ニューロンが束ねられたり合流したり、さらに末梢では近くを並走したりしているわけですが、こうした**神経叢(しんけいそう)・神経根(しんけいこん)**の走行が、さまざまな要因によって混線して痛みの原因になることがあります。

✻脊髄の構造：外観

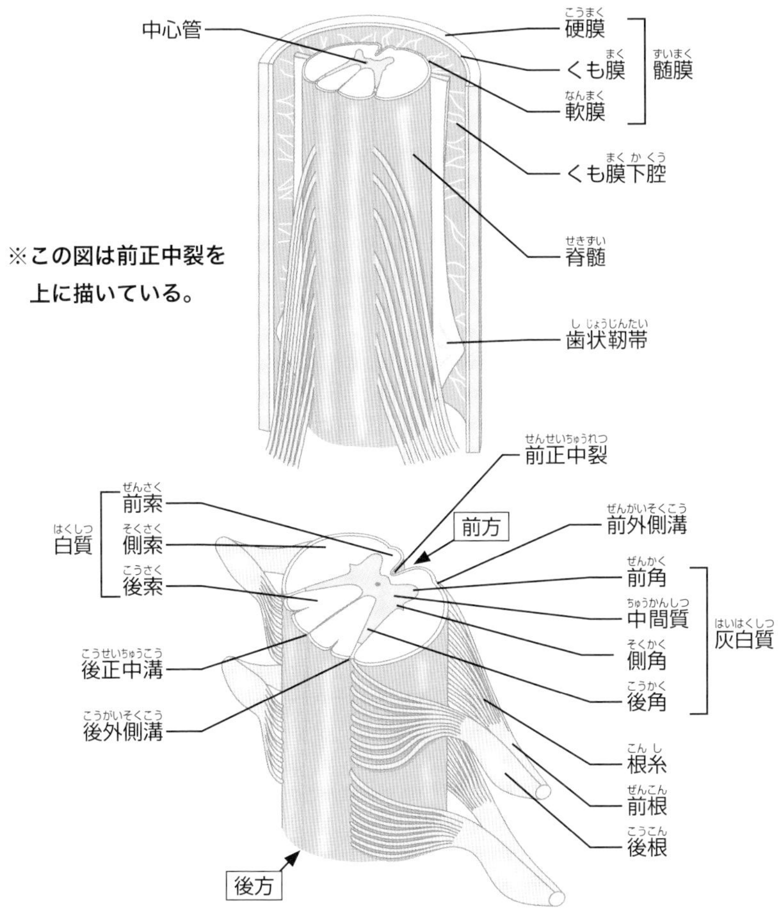

脊椎によって保護されている脊髄は、外側から硬膜、くも膜、軟膜によって包まれている。脊髄の後方（背中側）と前方（胸腹部側）に神経線維が出入りしている。

用語解説

神経叢・神経根
(Plexus /Nerve Root)

「叢」とは草むらの意味で、神経が枝分かれしたり融合したりして絡み合い、網目のような状態になったのを草むらにたとえて神経叢という。神経叢はすべて前枝から構成される。神経根は、神経線維が神経周膜という膜に包まれてまとめられているものをいう。

脊髄の内部構造

脊髄の内部はH型の形状をしている灰白質と、その周りの白質からなっている。一次求心性ニューロンや運動ニューロン、自律神経は灰白質から出入りしており、一方の白質部分には多くの神経線維があって上下の伝導路の役割を持つ。

脊髄の内部は灰白質と白質からなる

前ページでは脊髄の外観をみてきましたが、ここではその内部をみてみましょう。脊髄を輪切りにしてみると、蝶が羽を広げたようなH型の灰色がかった中心部分と、その周りの色の薄い白みがかった部分があることがわかります。中心の灰色部分を「灰白質」、外側の白い部分を「白質」といい、灰白質には神経細胞の本体である細胞体や樹状突起が多数存在しているので、灰色に見えます。白質には細胞体がなく、神経線維しか存在しないので色が薄く、白色に見えます。脊髄の後方（背中側）の白質に刻まれたいくつかの溝のうち２つは「後外側溝」と呼ばれ、感覚神経線維がここに入ります。また、前方（胸腹部側）にある「前外側溝」という２つの溝から運動神経線維が出ています。

灰白質の形状は脊髄のどこを切るかで微妙に異なっていますが、基本的にはH型をしていることに変わりはありません。感覚の入力や運動の指令のバトンタッチをする部分が灰白質だといえます。

ニューロンが出入りする灰白質と、上下の伝導路がある白質

脊髄の後外側溝から入った、痛みをはじめとする一次求心線維からの感覚情報は、灰白質の「後角」という部分（蝶の大きな羽の先端）に伝達されます。一方、運動の指令情報は前側にある「前角」（蝶の小さな羽の先端）に送られ、さらに前外側溝から出ている神経線維によって末梢に伝達されます。また、後角と前角の間には「側角」がありますが、ここには交感神経の節前ニューロンの細胞体が集まっています。つまり、内臓を支配する交感神経は側角から出ているわけで、このため側角は交感神経節前ニューロンが出ている胸髄と腰髄上部にしかありません。

灰白質に入力された情報が脳に送られたり、脳から送られてきた指令を末梢の運動神経に送ったりする上下の伝導路は白質にあります。例えば末梢神経によって右の後角から入った感覚情報は、反対側の脊髄前方左側の白質にある神経線維によって上に伝えられます。このように、情報は脊髄でクロスして反対側の白質から脊髄内を伝導するしくみとなっています。

脊髄の横断面

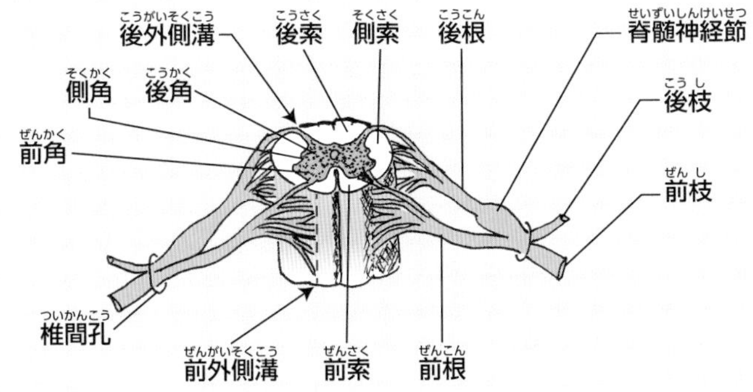

中心にあるH型の部分が灰白質で、その周りが白質。白質は背部側の部分を「後索」、両横の部分は「側索」、胸腹部側の前の部分を「前索」という。運動神経線維は前根として左右の前外側溝から出て、感覚神経線維は後根として左右の後外側溝に入る。痛みの伝導路としての脊髄視床路のほかにも、白質各部には運動・感覚のための上行・下行の伝導路が存在している。

脊髄への感覚・運動線維の出入

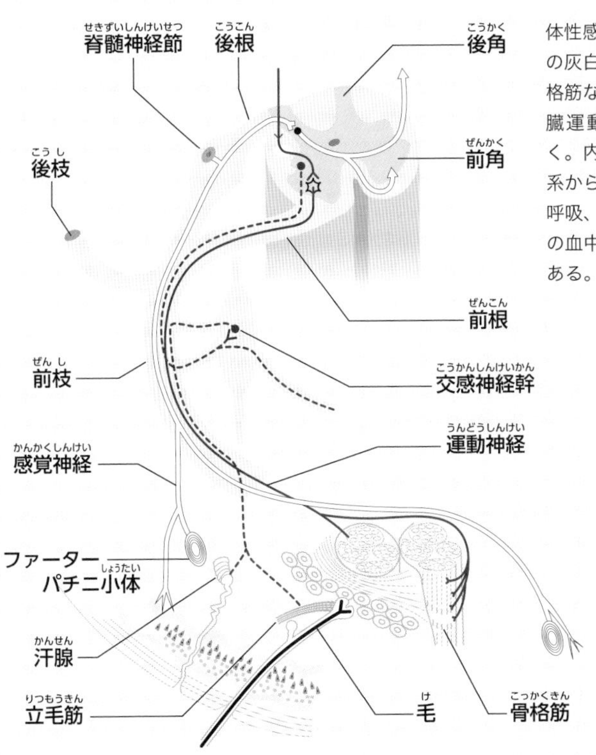

体性感覚と内臓感覚は脊髄の灰白質の後角に入り、骨格筋などの体性運動や、内臓運動は前角から出ていく。内臓感覚は、自律神経系からもたらされた血圧や呼吸、糖や塩分などの物質の血中濃度といった情報である。

脳の構造①

大脳の外観

大脳、間脳、小脳、脳幹の４つに分けられる脳のうち、前からみると、大脳は左右の大脳半球、側面からは前頭葉、頭頂葉、後頭葉、側頭葉に分けられる。その表面は、機能によって感覚野、運動野、連合野があり、痛み感覚は最終的に体性感覚野に伝えられる。

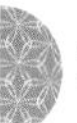

複雑な機能を有する脳

脳は人間の身体にある神経組織の約98%を占めていることからもわかるように、複雑で多様な機能を有している臓器です。成人の脳の平均重量は約1.4kgで、灰白色をしています。大脳の表面を被う厚さ1.5～４㎜ほどの層は「大脳皮質」と呼ばれ、思考や言語といった、高次機能を担当しています。

脳は大脳、間脳、小脳、脳幹に分けられ、それぞれ役割があります。小脳は運動の調節を行いますが、痛みの感覚という視点から、大脳と脳幹、間脳に焦点を絞り、まず最も容積の大きな大脳の外観からみていきましょう。

大脳はいくつかの領域に分けられる

大脳の表面には多くの溝が刻まれていますが、頭頂部分を縦に走っている「大脳縦裂」によって左右の「大脳半球」に分けられます。この大脳縦裂から側面に走っている「中心溝」という裂け目の前を「前頭葉」、後を「頭頂葉」といい、頭頂葉の後ろには「頭頂後頭溝」という裂け目を隔てて「後頭葉」があります。前頭葉と頭頂葉の下には「外側溝」と呼ばれる溝によって隔てられた「側頭葉」があります。

大脳の表面(大脳皮質)は、機能別にいくつかの領域に分けられています。「感覚野」は感覚情報を受け取って意識的に認識するエリアで、「運動野」は運動を司る領域です。さらに「連合野」は感覚野と運動野以外の領域で、機能としては、思考や意欲、判断、情動などといった高度な精神活動に関与します。連合野は感覚野と運動野のニューロンと連絡しており、このため、高度な判断によって人間は運動や行動を行うことが可能となります。

末梢神経から送られてきた痛みの情報は大脳の体性感覚野(一次体性感覚野ともいう)に伝達されて「痛み」として認識されます。また、痛みの感覚は不快感や不安感といった情動にも関連しており、後で述べるような中心あたりにある扁桃体や島皮質などが、痛みに対する情動に関与しています。体性感覚野で探知された痛みという物理的な「感覚」は、情動的な反応を脳で引き起こすことになるのです。

✤大脳表面における機能の主な分布

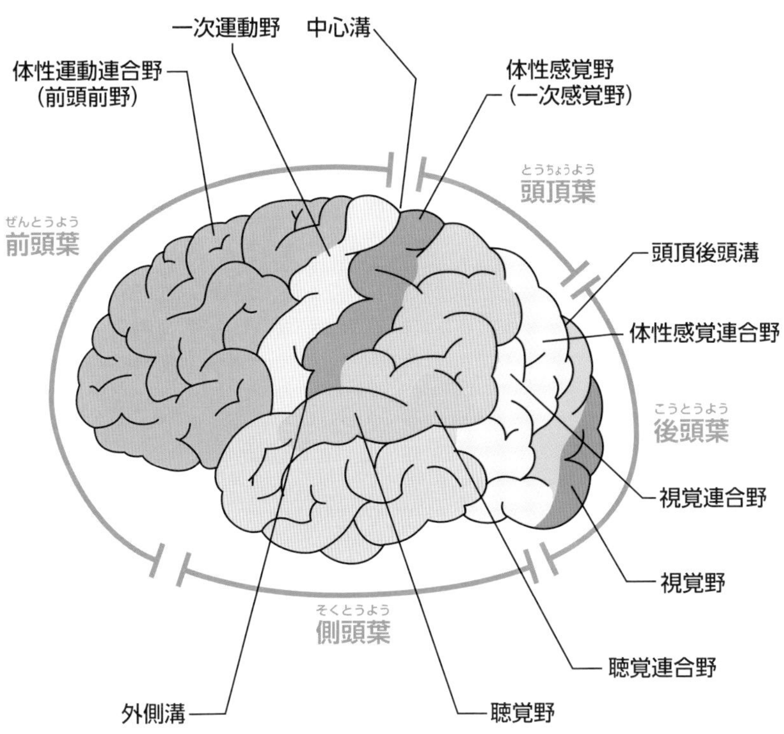

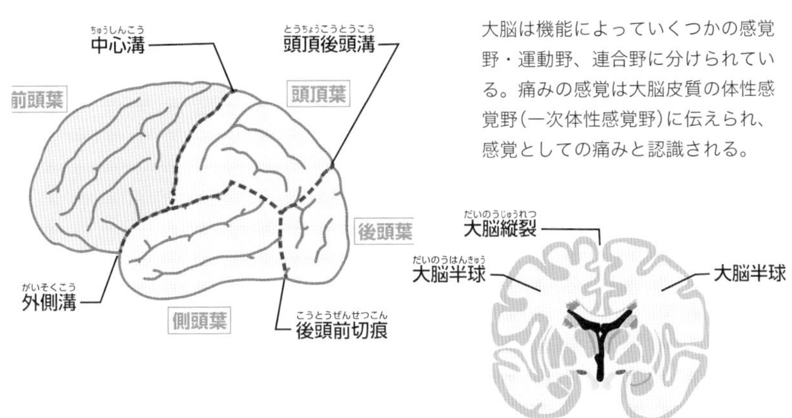

大脳は機能によっていくつかの感覚野・運動野、連合野に分けられている。痛みの感覚は大脳皮質の体性感覚野（一次体性感覚野）に伝えられ、感覚としての痛みと認識される。

脳の構造②

脳の内部

脊髄とともに中枢神経系を構成する脳は、感覚情報を統合・記憶し、身体の各部に指令を送る人体の中枢である。痛みの感覚の視点から、各部の役割をまとめる。

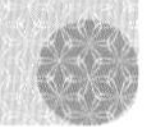

脳幹と間脳の役割

痛み伝達の視点から脳幹と間脳を説明すると、以下のようになります。

- **延髄**　脊髄から送られてきた感覚情報を視床や脳幹の中枢に中継する。
- **橋**　体性と内臓性の運動の調節を行う神経核がある。橋にある「青斑核」はストレスや痛みの内因性抑制に関与する。
- **中脳**　視覚と聴覚情報の処理を行い、関係する体性不随意運動を司る。
- **視床下部**　自律神経の中枢があり、内臓機能を調節する。
- **視床**　感覚情報が集まり、その中継と処理を行う。例えば、脊髄から伝達された痛み感覚は視床に到達する(嗅覚の中継は行わない)。
- **縫線核**　脳幹にあり、呼吸や睡眠覚醒リズム、ストレス反応などに関与。

縫線核や青斑核、基底核など、核が付いているのは「神経核」といい、中枢神経系において局所的にニューロンが集まっている部分で、末梢神経からの感覚情報を中枢神経系内で伝えるための分岐点や中継点の役割を担います。

痛みからみた大脳内部

大脳は思考や記憶の処理と保存、知的な活動、骨格筋の意識的な調節や、内臓などの無意識な調整を司ります。情動の表出や意欲、記憶のほか、自律神経活動にも関与するのは大脳辺縁系と呼ばれる部分です。痛み感覚の視点から、主な部分を説明すると次のようになります。これらは大脳に伝達された痛みの情報によって、不安感や不快感といった情動反応に影響を与えます。

- **扁桃体**　情動反応の処理や記憶に関しての主要な働きを担う。
- **前帯状回**　報酬の予測や意思決定、共感や情動といった認知機能。血圧や心拍数などの調整にも関わる。
- **大脳基底核**　知覚や随意運動、思考などの高次機能を司る大脳皮質と、視床や脳幹を結び付ける神経核。感情や運動調節、動機付け、学習などさまざまな機能を担う。
- **島皮質**　情動に関係する。扁桃体との間で入力や投射を行う。痛みの体験、不快感、恐怖などにも関係する。

脳幹や間脳の構造

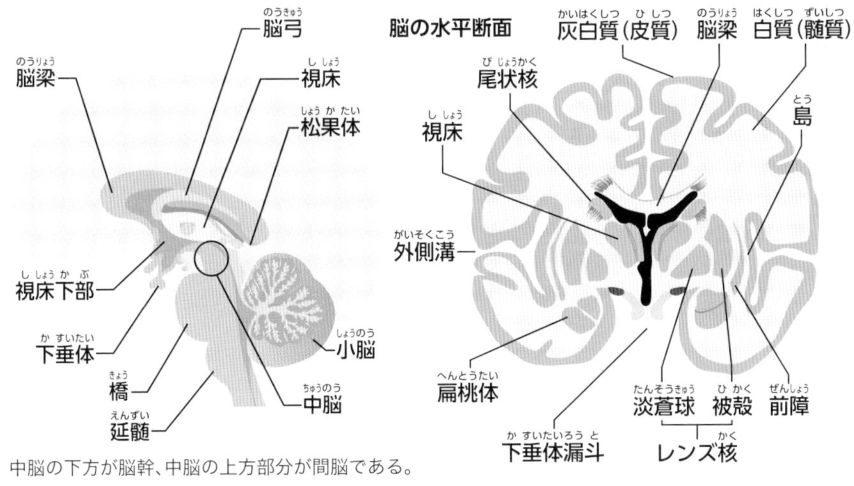

中脳の下方が脳幹、中脳の上方部分が間脳である。

情動や意欲などを司る大脳辺縁系の構造

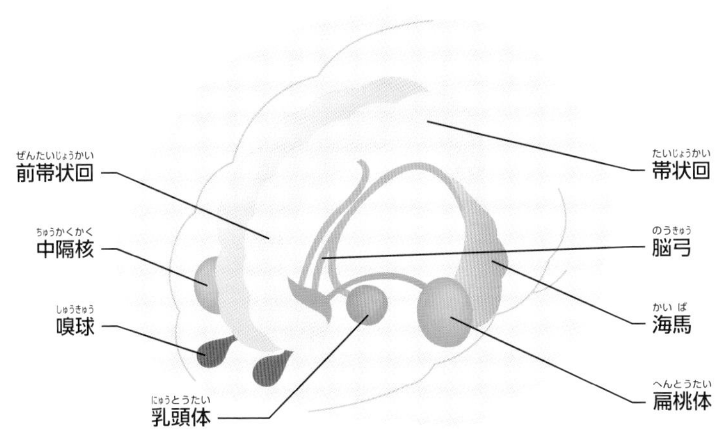

用語解説

視床後部
(Metathalamus)

視床の後ろ側を占める位置にあるが、分類上、視床に含まれることもある。大脳辺縁系からの入力線維がある手綱核や、概日リズムの調節や性機能の発達の調節を行うホルモンのメラトニンを分泌する松果体などがある。

痛みの伝わり方―上行性伝導路

侵害受容性疼痛のような痛みの感覚情報は、刺激をAδ・C両線維のニューロンの自由神経終末にある受容器が探知して脊髄に伝え、そこから上行性伝導路によって脳に伝えられるのが大まかな流れである。

痛みなどの体性感覚は上行性伝導路で送られる

痛みとは感覚情報です。その情報がいくつかの中継点やルートを辿りながら伝達される「プロセス」と、最終的な中枢部に到達した際に痛みとしてとらえられる「認識」のシステムということもでき、そのシステムを構成しているのが神経系です。痛みには体性感覚の神経系の病変や疾患によって引き起こされる神経障害性疼痛や、主に心理社会的な要因によって生じる疼痛もありますが、人体にとって「正常な痛み」といえる侵害受容性疼痛の場合、基本的には身体の痛みを感知するしくみが正常に働くことにより引き起こされます。

こうした、触覚や温感、痛みなどの電気信号としての情報を、体性感覚として脳が認識するために送る伝導路は「上行性伝導路(求心性伝導路)」と呼ばれます。これに対し、運動などの指令を脳から末梢に伝えるものは「下行性伝導路(遠心性伝導路)」といわれます。

テレビ中継と神経系

上行性伝導路は、一次求心性線維(痛覚はAδ・C両線維)や脊髄の二次ニューロン、脳の三次ニューロンが担っていますが、その流れは、ごく大雑把にいってテレビの中継に似ているといえるかもしれません。ニュース番組ではカメラマンやレポーターが現地に赴き、その映像や音声をいったん中継車に送ります。カメラマンやレポーターが撮影した現場の情報は、侵害受容器が刺激をとらえて電気信号に変換することに相当します。

現場で収められた取材の映像・音声は、近くのテレビ中継車に送られるように、一次求心性線維によって伝えられた受容器からの情報は脊髄に送られます。中継車は映像などを調整したりしてテレビ局に伝送します。そしてテレビ局はその情報を基に、報道番組として形作ります。脊髄も、一次求心性線維から二次求心性線維に感覚情報を渡したりしてテレビ局である脳に伝達し、脳は体性感覚として痛みを処理・認識するわけです。現代のテレビは必ずしも有線で映像を送っているわけではありませんが、人体ではその伝達ルートを神経線維が担っているわけです。

神経系による痛みの伝達はテレビ中継に似ている

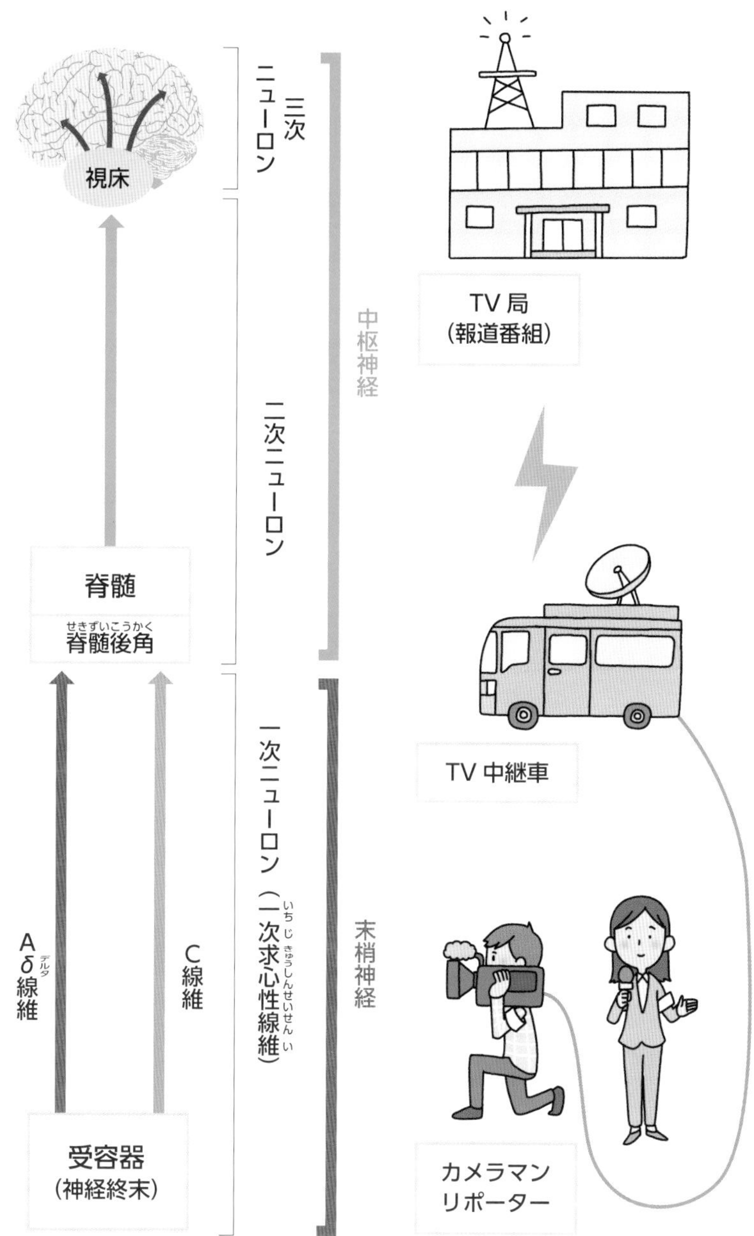

主に2つある痛みの上行性伝導路

最終的に視床に到達する上行性伝導路は脊髄視床路と呼ばれ、それには新脊髄視床路と旧脊髄視床路がある。前者は痛みの感覚を認識させる伝導路であり、後者は痛みの情動的側面を司る伝導路である。ほかに脊髄網様体路などがある。

脊髄視床路を構成する2つのルート

末梢神経の一次求心性線維で脊髄の後角に伝えられた痛みの情報は、脊髄の中心線(**正中線**)を横切って後角の対角線方向の白質部分(前外側索)というところから二次求心線維(二次ニューロン)による上行性伝導路で上に向かいます。この上行性伝導路は、最終的に感覚情報の中継・処理を行う「視床」に達するため「脊髄視床路」と呼ばれます。感覚の伝導路のほとんどすべては、視床を通過することになっています。

この脊髄視床路には、「新脊髄視床路」と「旧脊髄視床路」の２つがあります。新脊髄視床路は、視床にある腹側基底核群の「後外側腹側核」を終点とし、そこから三次ニューロンによって「体性感覚野」に情報が伝達されます。体性感覚野は「痛い」という感覚情報を認識する領域なので、新脊髄視床路は痛みの「感覚的な側面の伝導路」と位置付けられます。

これに対し、新脊髄視床路よりも白質の少し内側を上行するのが旧脊髄視床路で、最終的に視床にある髄板内核群の「外側中心核」に達します。そこから三次ニューロンによって、情動に関係する前帯状回や島皮質、扁桃体などに情報が送られます。痛みを感じたときに不快感や不安感、恐怖などの感情が湧き上がってくるのはこのためで、こうしたことから旧脊髄視床路は痛みの「情動的な側面の伝導路」といえるでしょう。

脊髄視床路から分枝する情動の伝導路―脊髄網様体路

２つの脊髄視床路は、延髄から中脳の領域にある「網様体または脳幹網様体」にも枝を伸ばしています(脊髄―下部脳幹投射)。網様体とは、まばらに存在しているニューロンの隙間を神経線維が網目状に結んでいる構造をしており、呼吸や血圧、心拍数を調節したり、大脳皮質を覚醒させる重要な機能を持っています。

脊髄網様体路も、旧脊髄視床路と同様に不安や恐怖、不快感、マイナスの感情などに影響を与えるとともに、内因性の鎮痛機構にも関与しています。

✲痛みの伝導路である脊髄視床路

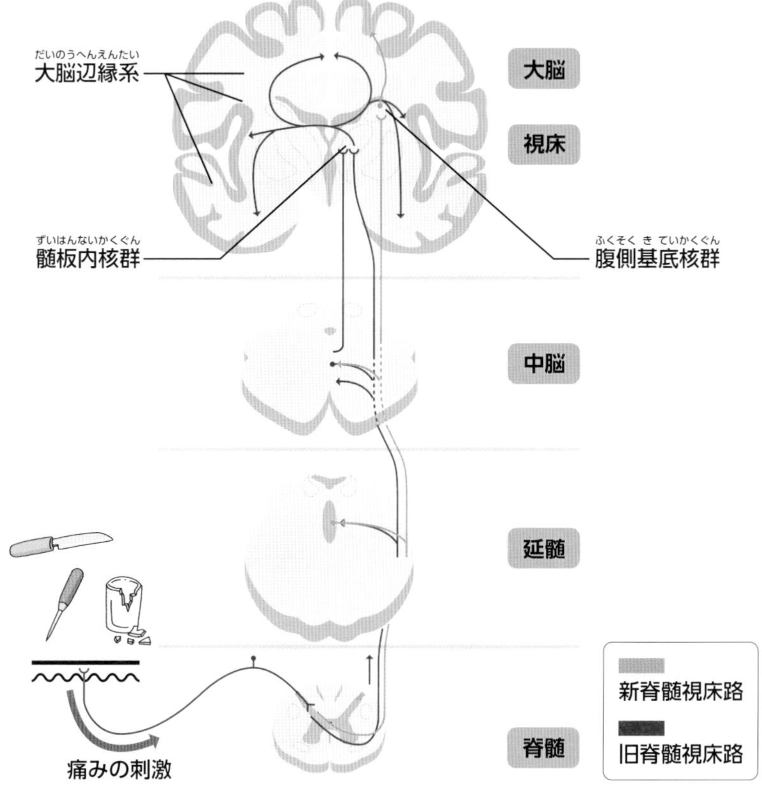

脊髄視床路は脊髄から脳幹などを経て、視床に達してから脳の各部に伝達される。新脊髄視床路は脊髄視床路の比較的外側を通って視床の腹側基底核群に達し、その後情報は体性感覚野に達して「感覚としての痛み」として認識される。一方、旧脊髄視床路は内側を上行して視床の髄板内核群に達し、そこから前帯状回や扁桃体などの情動を司る部位に情報を送る。

〈参考文献〉

1）横田敏勝：感覚の生理学.田崎京二,小川哲朗編,新生理科学大系（第９巻）,第１版,医学書院,東京,1989；320-332.

2）熊澤孝朗：Ｉニューロン.久野宗,三品昌美編,脳・神経の科学.岩波書店,東京,1998；139-161.

3）小山なつ：痛みと鎮痛の基礎知識（上　基礎編）.初版,技術評論社,東京,2010；79-126.

用語解説

正中線（せいちゅうせん）

(Median Line)

人間も含めた生物の頭から縦にまっすぐ通る中心線で、身体を左右に分ける。身体を縦に切ってできる面のことを矢状面（しじょうめん）というが、正中線によってスライスされた面は正中矢状面という。

痛みを発生・増強する主な体内物質

神経伝達物質のサブスタンスPやグルタミン酸、CGRPは情報の伝達だけでなく、損傷部位においても受容体を活性化させる。また、さまざまな炎症メディエーターが炎症に関与し、痛みを増幅させる。

神経伝達物質

先に、人間がコミュニケーションを行うときは音声を使うのに対し、ニューロンは神経伝達物質という化学物質で情報のやり取りを行うと述べました。神経系では神経伝達物質も含めたさまざまな物質が痛みに関与します。痛みを発生させたり､増強したりする物質で主なものを以下に挙げてみます。

神経伝達物質はニューロン同士の情報伝達に不可欠で、サブスタンスＰやグルタミン酸、CGRP(カルシトニン遺伝子関連ペプチド)などがあります。これらの神経伝達物質は、**軸索反射**や**後根反射**によって痛みの情報が逆行することで障害部位でも放出されます。このとき、障害部位の受容器、とくに化学的刺激にも反応するポリモーダル受容器をさらに活性化させて痛みを強めます。また、CGRPには血管拡張作用が、サブスタンスＰには血管透過作用などもあり､炎症にも影響するので､炎症メディエーターとしても働きます。

炎症メディエーター

組織が侵害を受けるとそこで炎症が起こります。こうした炎症を引き起こす物質を総称して｢炎症メディエーター｣と呼び、血管の拡張や血管透過性の亢進、白血球の遊走・血管外への浸潤、そして組織の破壊を起こし、痛みを継続・増強させます。炎症メディエーターにはいろいろありますが、主なものとしてはブラジキニン、ヒスタミン、セロトニン、プロスタグランジン、さまざまなサイトカイン(インターロイキン、TNF-αなど)があります。

その他の物質

K^+(カリウムイオン)は、ニューロンから放出されることで脱分極を起こし、活動電位を発生させます。また炎症が激しくなったり、血液の急激な消耗によって細胞の外の体液が酸性になることで、炎症に伴う痛みが起こることがあるため、H^+(水素イオン。酸)も発痛物質と考えられています。

このように、痛みを起こしたり増強したりする物質にはさまざまなものがあり、複雑に絡み合っています。

痛みに関連する主な体内物質

物質名	分類	発生源	主な作用
サブスタンスP	神経伝達物質	神経細胞および末梢の非神経細胞にも発現。	痛みの伝達、炎症の発生、発痛など。
CGRP（カルシトニン遺伝子関連ペプチド）		中枢神経や心臓、血管等の感覚神経の神経終末。	血管の拡張、炎症の発生、血管透過性の亢進。
グルタミン酸		神経終末	シナプスの活性化、細胞毒性など。
ブラジキニン	発痛物質	血管障害による血液凝固や、血管内皮細胞の破壊などによってタンパク質のキニノーゲンから作られる。	発痛、血管拡張・透過作用、発赤・腫脹などの炎症作用。
ヒスタミン		主に肥満細胞や、好塩基球（白血球）などが分泌。	発痛、血管拡張・透過作用。
ロイコトリエン	炎症性の生理活性物質	アラキドン酸より合成。	血管拡張・透過作用、炎症、白血球などの遊走、喘息。
プロスタグランジン（PG）	疼痛増強物質	アラキドン酸より合成。	ブラジキニンの作用の増強、発痛、炎症。
TNF-α	炎症性サイトカイン	マクロファージ（貪食細胞）、T細胞、NK細胞など	白血球の活性化、標的細胞の破壊、炎症、血管の新生。
TNF-β		リンパ球	標的細胞の障害、炎症、血管の新生。
IL-1β		マクロファージ、血管内皮細胞。	リンパ球やマクロファージの活性化、プロスタグランジンの合成促進、発熱。
IL-6		B細胞、T細胞、血管内皮細胞など。	B細胞の抗体産生の促進、ほかの炎症物質の産生亢進。
ケモカイン			白血球の遊走など。
PAF（血小板活性因子）	脂質メディエーター（生理活性物質の一種）	肥満細胞、好酸球、好中球、好塩基球、血小板、マクロファージ、血管内皮細胞など。	血小板凝集、血管透過作用、好酸球等の遊走など。
ATP（アデノシン三リン酸）	ヌクレオチド	細胞内のミトコンドリア	組織の障害によって漏れ出し、受容器のイオンチャンネルを介して神経細胞を脱分極させて末梢において発痛作用をもたらす。

※分類のしかたには諸説あり。
※T細胞＝免疫系の細胞でリンパ球の一種。
※NK細胞＝ナチュラルキラー細胞。自然免疫において、細胞障害を行う。
※B細胞＝免疫系の細胞で、リンパ球の一種。抗体を作り出す。
※本来、ATPは、細胞のエネルギーとして重要な働きをしている。

用語解説

軸索反射（じくさくはんしゃ）・後根反射（こうこんはんしゃ）
(Axon Reflex / Dorsal Root Reflex)

末梢神経においては、末梢方向に何本もの枝に分枝しているが、特定の刺激（例えば痛みなど）によって求心性線維（きゅうしんせいせんい）が興奮して情報を伝達するとき、その興奮が分枝したところで他の枝を逆行して末梢に反応が出ることがある。こうした現象を軸索反射という。後根反射は、別の末梢神経が後根を介して逆行した興奮を受け取る場合である。

主な炎症メディエーター各論

サイトカインでは、TNFやインターロイキンなどがあり、ほかには、ブラジキニンやヒスタミン、ロイコトリエン、プロスタグランジンなどの発痛物質や炎症物質がある。ブラジキニンは、受容器を活性化させる強力な発痛物質である。

サイトカイン

サイトカインとは、白血球やマクロファージなどのいろいろな細胞から作られる小さなタンパク質で、局所的に機能を発揮する生理活性物質として働きます。その役割は、造血や生体の成長・発生、免疫・炎症の調節などですが、炎症にかかわるサイトカインを「炎症性サイトカイン」といいます。

炎症性サイトカインとしては「TNF」があり、マクロファージから作られるTNF−αが代表的な炎症性サイトカインの一つです。マクロファージとは貪食細胞(どんしょくさいぼう)ともいわれ、身体に異物が入ってきたときそれを捕捉・分解し、抗原を免疫細胞に提示する役割があります。TNF−α以外にも、発熱を起こすインターロイキンのIL−1βなど、炎症に関係するサイトカインを放出しますが、マクロファージが放出するこれらのサイトカインによって受容器が刺激されたり、炎症が激しくなったりします。

ブラジキニンとプロスタグランジン、ヒスタミン、ロイコトリエン

ブラジキニンは血管の内側の細胞が破壊されることによる血液の凝固が引き金となって作られる物質で、ポリモーダル受容器を興奮させます。ブラジキニンの発痛作用は、さまざまな痛みを起こす物質の中でも最強とされます。また血管拡張・透過作用もあるので、障害部位の発熱や腫脹を促進させて炎症症状を起こします。

プロスタグランジン(PG)は細胞膜にあるアラキドン酸から生み出される物質で、いくつか種類がありますが、例えば**肥満細胞**(ひまんさいぼう)などが産生するPGE_2(プロスタグランジンE_2)は、末梢血管拡張作用や発熱作用のほかに、ブラジキニンの発痛作用を高める機能も有しています。ロイコトリエンもアラキドン酸から生まれますが、主に産生するのは肥満細胞や白血球で、白血球の遊走(ゆうそう)や血管拡張作用によって炎症を起こします。このほか、肥満細胞からは血管透過作用がある「血小板活性因子」も作られます。ヒスタミンは肥満細胞が多く持っており、血管透過作用によって炎症を起こるとともに、受容器を刺激して発痛させます。

主な炎症メディエーターの産生

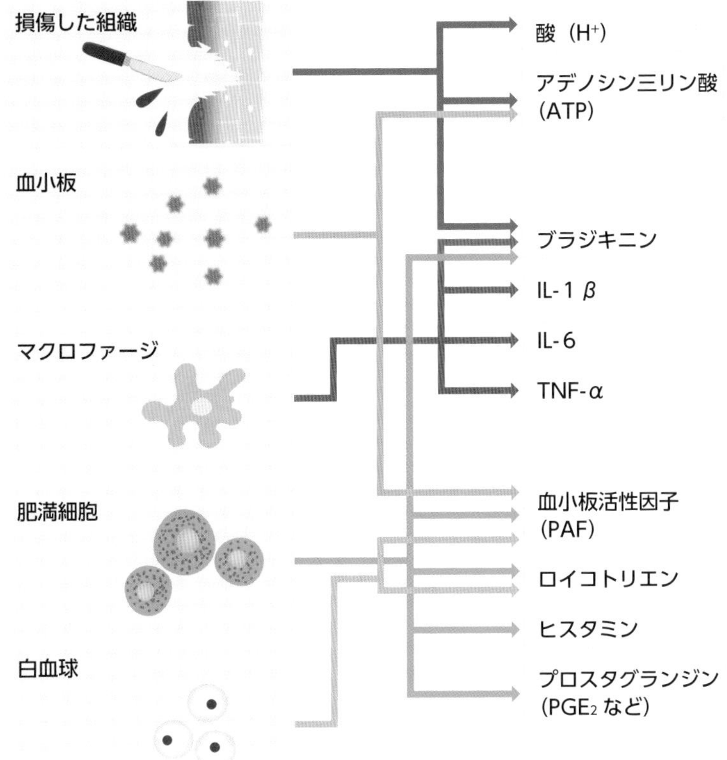

図は主なものを表しており、このほかにも多くの炎症メディエーターが存在する。また、産生元も概略を表す。プロスタグランジンがブラジキニンの働きを促進するように、これら炎症メディエーターは互いに影響し合うこともあり、炎症を増強させる。図中の酸(H^+)は、組織の損傷による虚血や炎症によって損傷周囲の体液のpHが酸に傾くことでアシドーシス(酸性血症)となり、これが痛みを引き起こすと考えられている。

用語解説

肥満細胞（ひまんさいぼう）

(Mast Cell(Mastocyte))

「マスト細胞」ともいわれる。肥満細胞という名称は、顕微鏡で見ると膨れ上がったように見えるためにつけられた。炎症や免疫反応に関係する細胞であり、人体の結合組織に栄養を運ぶ血管に沿って多く存在する。血管拡張作用があるヒスタミンを内部に豊富に持っている。

炎症のしくみ

受容器の刺激が大脳の体性感覚野に伝わり、痛みとして認識された後、神経伝達物質によるポリモーダル受容器の活性化、ブラジキニンをはじめとする炎症メディエーターの分泌、白血球やマクロファージの遊走(ゆうそう)などによる段階を経て炎症は起こる。

各段階を経て発生する痛みと炎症

痛みの代表的な形態は、侵害受容性疼痛(しんがいじゅようせいとうつう)による急性痛だといえるでしょう。端的にいって、組織の損傷によって侵害受容器が刺激を受けて痛みが起こり、障害部位の治癒によって急性痛が治まるというサイクルです。その過程で起こるのが炎症で、以下に炎症の発生プロセスを段階的にみてみます。

● 第一段階：侵害受容器による痛み

切り傷などによって侵害受容器が刺激を受け、Aδ(デルタ)線維によって一次痛が生じ、脊髄を経由して大脳の体性感覚野が痛みを認識します。少し遅れて、ポリモーダル受容器からの機械的刺激がC線維によって体性感覚野に伝わります。

● 第二段階：神経伝達物質が引き金となる

軸索反射(じくさくはんしゃ)や後根反射(こうこんはんしゃ)によって末梢神経が興奮し、分泌されたサブスタンスPやCGRPなどの神経伝達物質がポリモーダル受容器を刺激して障害部位の痛みが拡大・増強されます。さらに、これらの神経伝達物質によって血管の透過・拡大作用が起こるとともに、肥満細胞も活発化してヒスタミンを分泌するため、障害部位の腫れや発赤(ほっせき)が激しくなります。

● 第三段階：炎症メディエーター

損傷を受けた組織の細胞からK^+やH^+、**ATP(アデノシン三リン酸)**などが、肥満細胞からはヒスタミンが、そして障害部位の血液が凝固することでブラジキニンが分泌されます。これらの効果によって、傷を負ってからから1分以内にこれら炎症メディエーターによる痛みが生じます。

● 第四段階：白血球やマクロファージなどの遊走

受傷から1時間以内に、今度は遊走(ゆうそう)してきた白血球やマクロファージが、血管の透過性が高まったことで患部の組織に漏れ出し、TNFやインターロイキンなどの炎症性サイトカインを出して炎症が激しくなります。このように急性痛は起こりますが、患部が治癒することで、痛みは引いていきます。しかし、神経障害性疼痛(しんけいしょうがいせいとうつう)などいろいろな原因によって痛みが長引く慢性痛に移行したり、痛覚過敏やアロディニアなどが生じたりする場合もあります。

✲炎症のプロセスの概略

［❶組織損傷と侵害刺激］

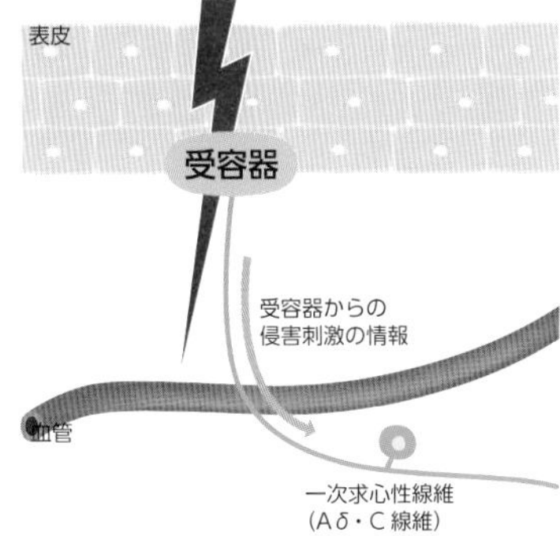

［❸発赤や腫脹が激しくなる］

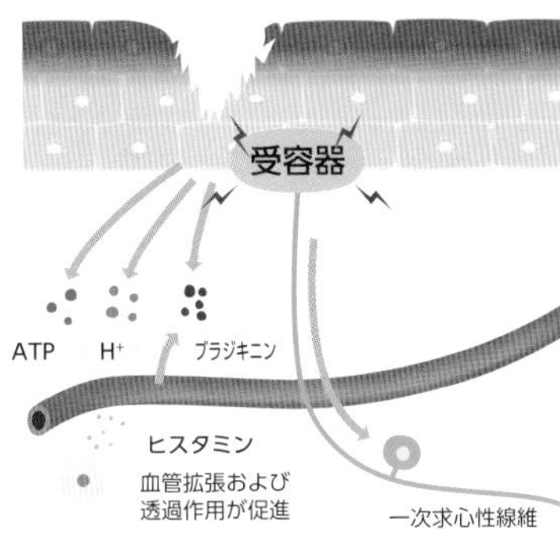

［❷損傷部位の発赤や腫脹］

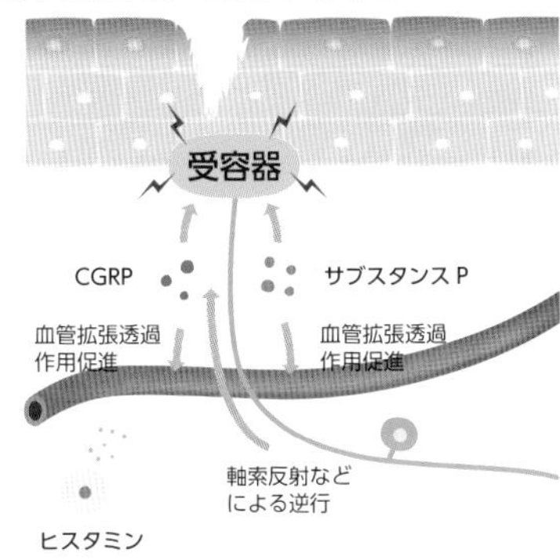

［❹発赤や腫脹がさらに激しくなる］

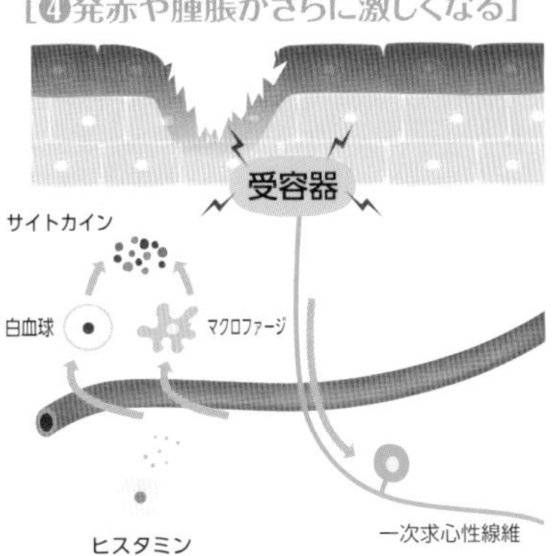

図は簡略化している。❶実際の侵害刺激による受容器からの痛み。❷軸索反射や後根反射による痛み情報の逆行と、ヒスタミンによる血管拡張などによる炎症の発生。❸障害された細胞からのATP流出や周辺の酸性化、ブラジキニン生成による痛み増強。❹血管から遊離したマクロファージや白血球などによるサイトカイン分泌。これらの事象は、この図のように、必ずしもきっちりとした段階を経て行われるものではない。

用語解説

ATP（アデノシン三リン酸）
（Adenosine Triphosphate）

人体の細胞が活動するためにはエネルギーが必要であり、そのエネルギーは糖質や脂肪、タンパク質といった栄養素から得られる。その栄養素を化学エネルギーに変換し、使用するときにこれを分解して細胞は利用している。ATPはこの化学エネルギーの変換（代謝・合成）の際に必要な物質であり、その重要性から「生体におけるエネルギー通貨」とも呼ばれる。

神経障害性疼痛①

末梢神経系における神経障害

末梢神経で起こるしくみとしては、切断による他の神経線維との混線(クロストーク)や、切断部位による異常放電、交感神経系からのノルアドレナリンによる刺激などが痛みを発生・増幅させる。

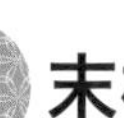

末梢性と中枢性の2つがある

神経障害性疼痛は、体性神経における病変やその他のさまざまな疾患によって起こる痛みです。侵害受容性疼痛が人体の生理的な痛みであることからすると、神経障害性疼痛は体性神経の異常・機能的な変化によって起こる痛みといえます。これによって、異所性の痛みや過剰な痛み、異常な持続期間、興奮伝達の促進による痛みが起こります。神経障害性疼痛は起こる場所によって「末梢性神経障害性疼痛」と「中枢性神経障害性疼痛」に分類されます。

エファプスとワーラー変性

末梢性神経障害性疼痛の原因として主なものに、ほかの神経線維との混線があり、こうした混線を「クロストーク」といいます。物理的な要因や、腫瘍などによる圧迫などでニューロンの軸索が切断されると、そこから新しく側枝が複数生まれて、近くの神経線維とつながり、痛みの情報伝達が別の神経の軸索に流れて、障害部位ではないところに痛みが生じる異所痛(関連痛)などが起こります。こうした、正常なシナプスではないところで神経線維がつながって情報交換をしてしまう部位を「エファプス」といいます。

また、切断部分の中枢神経側には「神経腫」という塊ができ異常放電が起こります。前にニューロン内における活動電位の発生でのNa^+(ナトリウムイオン)の役割を述べましたが、神経腫ではNa^+チャンネルが多く生まれるため、自発的に活動電位が発生して異常放電を起こすので、痛みが増幅されたりします。こうした、末梢神経線維が切断されることによって起こるさまざまな変化のことを「ワーラー変性」といいます。

ワーラー変性は体性神経同士だけでなく、近くの交感神経ともクロストークしてしまうと考えられており、交感神経の電気的インパルスを感覚ニューロンが拾って痛みとして伝えてしまうと考えられますが、これには異説もあります。交感神経系との関係では、切断部分に「ノルアドレナリン受容体」も発現するため、交感神経から分泌されたノルアドレナリンをこの受容体が受け取って興奮し、痛みを生み出すとも考えられています。

エファプスによる神経障害性疼痛の一例（脱髄の場合）

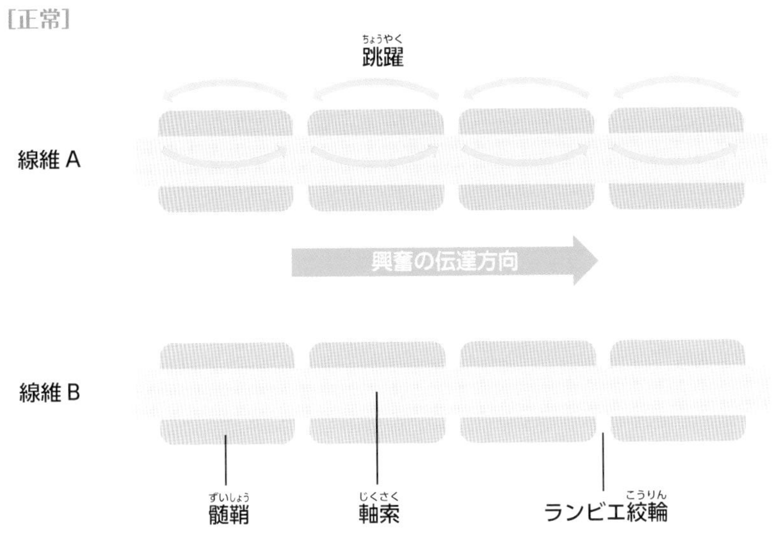

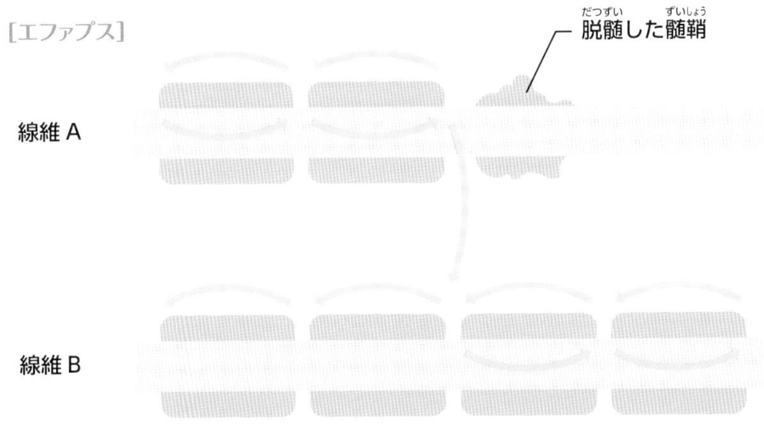

正常な状態では、線維Aの活動電位は正常に伝達される。しかし、髄鞘が破壊されて脱髄したり、神経線維が切断されたりするなど、神経線維の障害が生じると、その部位で活動電位が隣接する線維Bに流れ、正常なシナプスではないところで神経線維がつながって情報の交換をしてしまうことになる。

神経障害性疼痛②

中枢神経系における神経障害

中枢神経系における神経障害性疼痛でも、脊髄で神経のクロストークが起こる。このほか、C線維が連続して刺激を受けることで脊髄の二次ニューロンが過剰興奮するワインドアップ現象やミクログリアによる作用などがある。

クロストークとワインドアップ

末梢神経系で起こるクロストーク(他の神経繊維との混線)は、中枢神経系においても起こります。感覚ニューロンが入る脊髄後角においては、一次求心性線維から伝わってきた痛み情報を脊髄の二次ニューロンが受け取りますが、他の感覚ニューロンが障害によってワーラー変性を起こし、脊髄でクロストークすることで、関係のない感覚ニューロンからの情報が痛みとして伝達されてしまいます。ただし、これに関しても異論があり、解明されていない点があります。

このほか、「ワインドアップ」と呼ばれる現象があります。C線維が繰り返し刺激を受け続けると、脊髄のニューロンの興奮頻度がどんどん増加していき、痛みが増強される現象で、そのしくみは、C線維から繰り返し放出されるグルタミン酸やサブスタンスPといった神経伝達物質の影響で、二次ニューロンのグルタミン酸受容体などが絶え間ない加重を受けた結果、Ca^{+}(カルシウムイオン)や、その他の陽イオンが大量に二次ニューロン内に流れ込み、脱分極が起こることによります。

ミクログリアの影響

神経系の細胞には、情報の伝達や統合・記憶などを行うニューロン(神経細胞)のほかに、ニューロンを保護・支持して補助を行う**グリア細胞**(神経膠細胞)があります。グリア細胞にはいくつかありますが、ミクログリア(小膠細胞)は赤色骨髄で発生した後、中枢神経系に移動し、細胞の残骸を食べて処理したりする、免疫細胞のマクロファージのような働きをします。

活性化されたミクログリアは、さまざまなTNFやインターロイキンなどのサイトカインを分泌し、これらの炎症メディエーターによって脊髄の二次ニューロンが興奮し、痛覚過敏やアロディニアを引き起こすと考えられています。

このほか、中枢性の神経障害性疼痛としては、脳梗塞や脳腫瘍などが原因として起こる脳由来のものがあります。

✲脊髄におけるミクログリアの作用

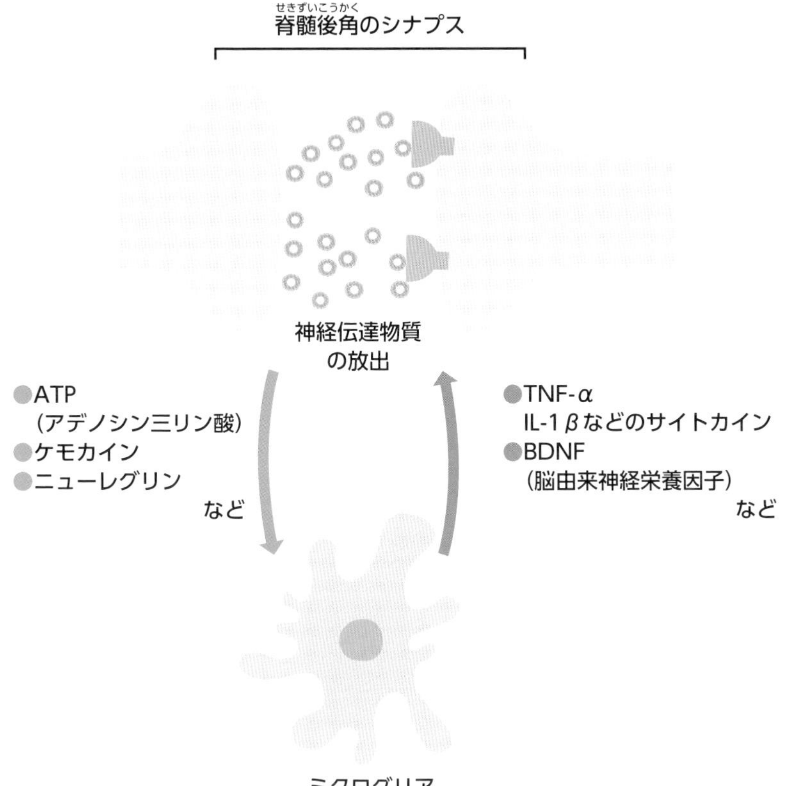

中枢神経系における神経障害による疼痛の一つに、ミクログリアによる中枢での感作がある。脊髄後角において、グルタミン酸などの神経伝達物質が二次ニューロンに伝達する過程でATPやケモカインなどの影響によってミクログリアが活性化し、TNF-αやIL-1βなどのサイトカインや、BDNFなどの物質を分泌し、これらの影響で脊髄における刺激が増強される。

用語解説

グリア細胞
(Glial Cell(Gliacyte))

ニューロンとともに神経系を構成する細胞の種類。膠のことを英語で「glue」というが、「グリア(-glia)」はその語源からきている。初期において、ノリや膠といった接着剤のように神経組織を保持して見えたことに由来している。グリア細胞にはミクログリアのほかに、髄鞘を作るシュワン細胞や、ニューロンを支持する星状膠細胞(アストロサイト)、脳脊髄液を作る上衣細胞などがある。

末梢性感作と中枢性感作

受容器やニューロンの刺激に対する閾値が下がり、通常の侵害刺激に対する反応よりも強く応答してしまう現象を感作という。感作には末梢性感作と中枢性感作があり、感作が治まらないことで痛みが慢性化することがある。

感作とは？

通常、痛みは一定の刺激による質や強さがあります。しかし、例えば繰り返して与えられる刺激など、何らかの要因によって受容器やニューロンが過剰に反応して、痛みが増強されたり頻繁に発生したりします。このように、刺激に対する応答が強化される現象を「感作」といいます。

末梢性感作と中枢性感作

痛みという感覚における感作は、起こる場所で「末梢性感作」と「中枢性感作」に分けられます。末梢性感作は侵害受容性疼痛による障害部位でのサイトカインなどの炎症メディエーターによって、ポリモーダル受容器など受容器の閾値が低下して反応亢進が起こることが挙げられます。

中枢性感作は末梢の損傷部位による一次ニューロンからの侵害刺激が脊髄の二次ニューロンに送られ、それによって感作されることが多く、先にも挙げたワインドアップ現象も、C線維からの繰り返される刺激によって脊髄のニューロンが必要以上に興奮することで起こる中枢性感作といえます。また、ミクログリアが分泌する炎症メディエーターによる興奮も同様に、脊髄後角における中枢性感作の例といえます。

感作によって起こる痛覚過敏やアロディニア

このように、通常よりも痛みの強さが増強される感作では、痛みが増強する痛覚過敏が起こりやすくなります。また、中枢性感作では痛覚過敏のほかに、痛みとは感じられない刺激を二次ニューロンが痛みとして伝えてしまうので、アロディニアが起こったりします。

ただし、感作自体は必ずしも異常というわけではありません。損傷部位が炎症を起こし、末梢感作によって痛みが大きくなっても、やがて傷が治癒すれば急性痛は治まります。感作自体は生体の正常な現象と位置付けることもできますが、問題なのは、神経障害が起こるなどの何らかの要因によって感作が治まらず、慢性痛に移行して患者を苦しめることにあります。

✲末梢性感作と中枢性感作

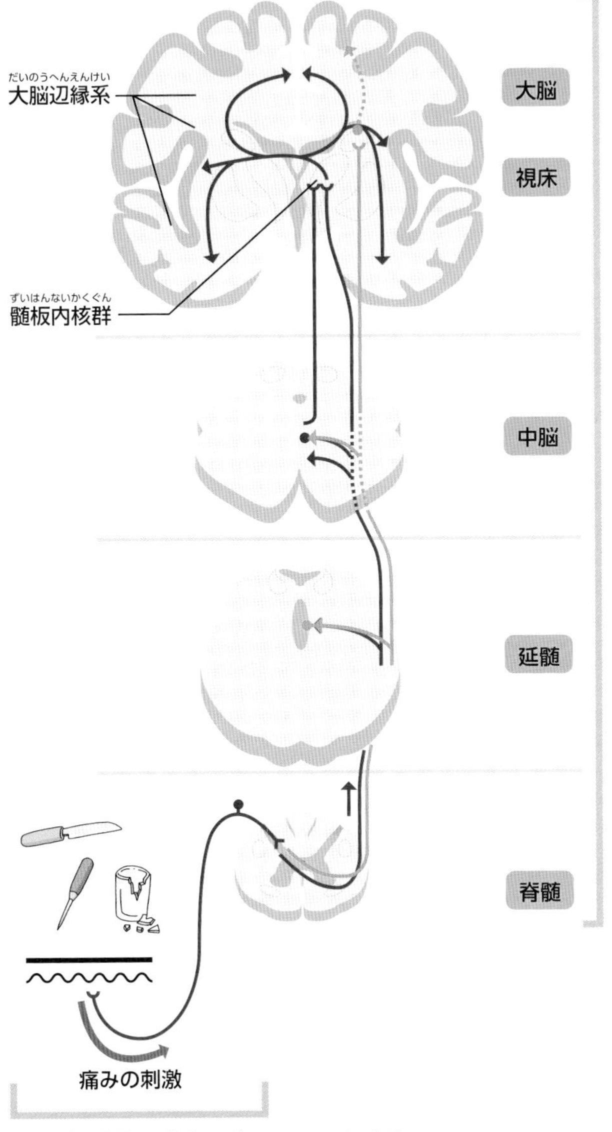

中枢性感作

- 脊髄のミクログリアの活性化
- 侵害刺激の繰り返される伝達による痛みの増強（ワインドアップ現象）

末梢性感作　炎症メディエーターによる受容器の感受性の上昇など

新脊髄視床路

旧脊髄視床路

慢性痛①

慢性痛の機能的な要因

神経の障害による変性や機能変化によって起こる神経障害性疼痛(しんけいしょうがいせいとうつう)は慢性痛になりやすく、その機能的なしくみの一つに、交感神経や発痛物質が関与する「痛みの悪循環」がある。

慢性痛になりやすい神経障害性疼痛

損傷部位が治癒すれば消失する急性痛と異なり、慢性痛は消失すべき痛みが持続して起こる状態をいいます。先にも述べた神経障害性疼痛(しんけいしょうがいせいとうつう)は、神経系のさまざまな障害によって起こるものであり、末梢性感作(まっしょうせいかんさ)や中枢性感作(ちゅうすうせいかんさ)などが継続することで痛みが持続したり、さらには痛覚過敏やアロディニアを起こし、慢性疼痛になりやすいと考えられます。

例えば、外傷も含めた疾患によって骨や関節が変形し、正常とは異なった可動をすることで外部から持続的な刺激が加わり、末梢・中枢神経系が痛みに過剰に反応して慢性痛が起こることが指摘されています。

痛みが持続するようになる「痛みの悪循環」

慢性痛に至る一つの考えとして、「痛みの悪循環」があります。障害などによって痛みが起こると、非常事態に対応して身体の臨戦態勢を作る交感神経が活発になり、**副腎**(ふくじん)からアドレナリンが分泌されます。

このアドレナリンの作用によって血管の収縮が起こり、局所の乏血(ぼうけつ)(血液の量が足りなくなること)が起こります。さらに運動神経が興奮し、筋肉の攣縮(れんしゅく)による筋緊張が発生してますます乏血が進み、酸素不足に陥った組織から、ブラジキニンやセロトニン、カリウムなどの多くの発痛物質が分泌されるようになります。こうなると、障害部位が治癒しても発痛物質が受容器を刺激して痛みが続くようになり、それによって交感神経が活発になる……、というサイクルが繰り返されることになります。

神経性の痛みというのは固定的なものではなく、さまざまな要因で変化をきたします。こうした痛みの悪循環や末梢性感作、中枢性感作が複合的に起こることで、アロディニアや痛覚過敏、異所痛などの症状が生じることにもなります。

✲痛みの悪循環の概念

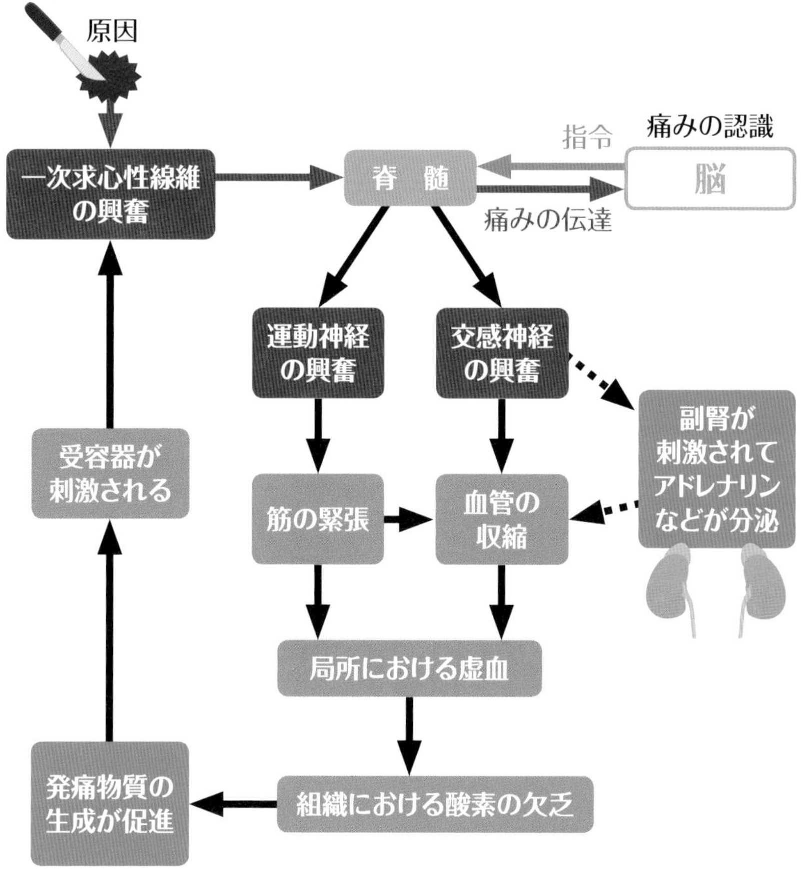

侵害刺激を受けることによって、交感神経と運動神経が活発に活動し、それによって血管の収縮や、局所における筋肉の緊張が高まる。これによって血液が行きわたらなくなり、組織の酸素量が足りなくなって、例えばブラジキニンや、筋肉痛を起こす乳酸などの発痛物質が生み出され、それが痛みを持続・増強させることになる。

用語解説

副腎（ふくじん）
(Adrenal Gland)

左右おのおのの腎臓の上に位置する２つの臓器で、副腎皮質からはステロイドホルモン(副腎皮質ホルモン)が、髄質からはカテコールアミンと総称される物質を分泌する。カテコールアミンにはアドレナリンやノルアドレナリンがあり、交感神経などによるストレスへの対応に関与している。

慢性痛の心理社会的な要因

心理的・社会的な要因によって起こる疼痛は慢性痛になりやすい。痛みの悪循環においても、心理社会的な要因が痛みを増幅させる要因となるので、慢性痛は、精神医学的な側面からのアプローチが必要となる場合がある。

心理社会的要因と慢性痛

検査をしても、損傷部位や神経の障害がこれといって見当たらず、長期間にわたって頭痛や腰痛などの慢性痛に悩まされるケースがあります。そういった慢性痛のケースでは、心理社会的な要因によって痛みが起こっていることがあります。

痛みの上行性伝導路(じょうこうせいでんどうろ)である脊髄視床路(せきずいししょうろ)においても、体性感覚としての痛みを大脳の体性感覚野に伝える新脊髄視床路のほかに、扁桃体(へんとうたい)などの情動(じょうどう)をつかさどる部位に痛みの電気的インパルスを投射して不安感などを生じさせる旧脊髄視床路があります。痛みは「組織の実質的あるいは潜在的な障害に結び付くか、このような障害を表す言葉を使って述べられる不快な感覚、情動体験である」と定義されることから、心理社会的側面もその原因となりうるといえます。

心理社会的要因が交感神経にも作用する

慢性痛に関わる「痛みの悪循環」では、障害を受けたことで、交感神経が身体をストレスに対応させるため、副腎(ふくじん)からノルアドレナリンを分泌させます。そして痛みが続くことでさらに交感神経が作用し、慢性痛の負の連鎖が続くことになるわけですが、交感神経の作用は、慢性的な痛みによって感じる不快感や不安感などの精神的・心理的なストレスによっても引き起こされます。

また、その治療の過程においても、仕事を続けられるのかという不安感や、治療費などの経済的な悩み、さらには家族関係や人間関係の悩みといった心理社会的要因がストレスを加速させ、交感神経を刺激することになります。なかには「こんなに痛みが続くのは、自分の間違った生き方への天罰なのではないか」などと考える人も出て来るかもしれません。

このように、痛みの悪循環をはじめとするさまざまな器質的要因で痛みが慢性化し、さらに心理社会的要因も加わって慢性痛がさらにひどくなることもあります。慢性痛は器質的な分野だけでなく、精神医学的な側面からも検査・問診と治療を行う必要があるといえるでしょう。

✲痛みの悪循環に影響を与える心理社会的要因

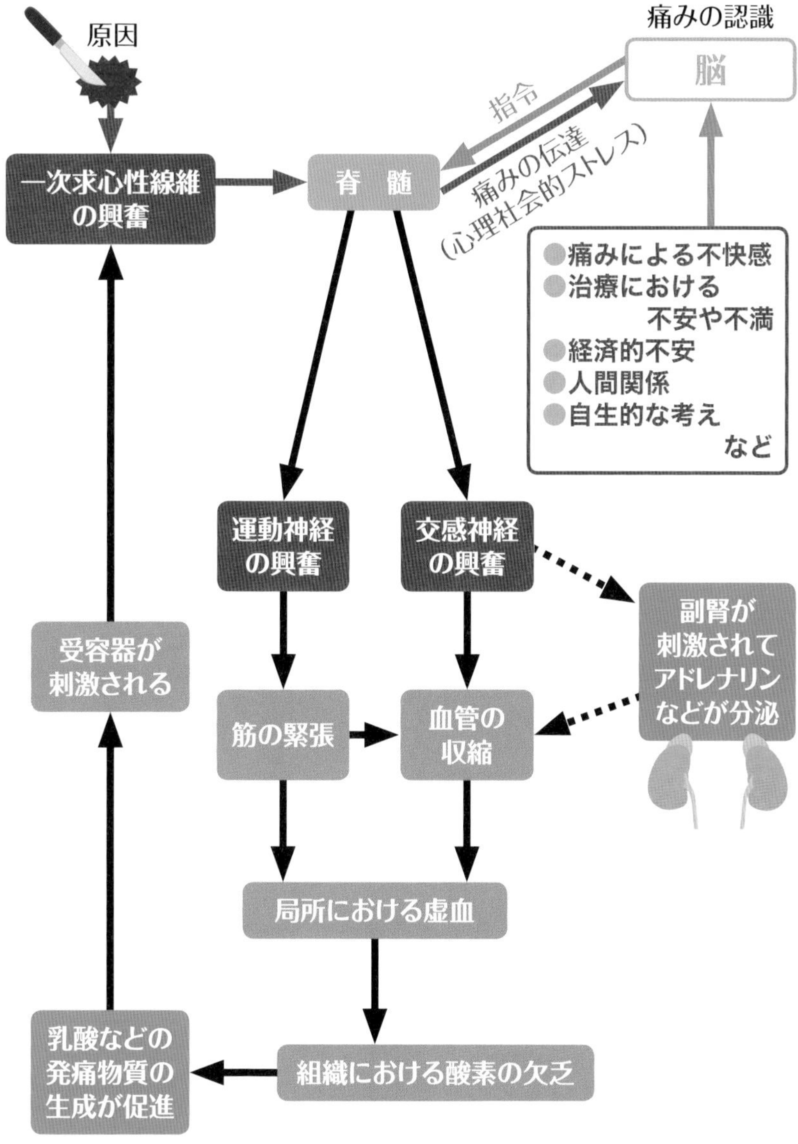

「痛みの悪循環」による疼痛の慢性化は器質的な側面のみで語られるものではなく、痛みが続くことによる不快感や、家族問題、経済的問題、さらには患者が自分の人格や生き方なども自省しすぎることといった、心理社会的要因によってストレスを感じ、これが交感神経に影響を与えたり、筋緊張をもたらしたりすることも無視できない要因となる。

関連痛とトリガーポイント

関連痛の原因には不明な点が多いが、有力視されている説の一つは、脳が内臓からの痛みを皮膚の痛みと認識する収束投射説がある。筋肉におけるトリガーポイントは内臓性の関連痛とは異なるメカニズムである。

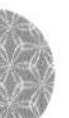

不明な点が多い関連痛の原因

痛みの原因部位の近くや、離れたところに感じる痛みを関連痛といいます。例としてよく挙げられるのは、心筋梗塞による左腕や左肩の痛みがありますが、なぜ関連痛が起こるのか、そのメカニズムには不明な点が多いのが現状です。

関連痛の原因として考えられているのが「収束投射説」です。内臓からの痛みを伝える神経線維は、感覚を伝える求心性なので脊髄の後角に入りますが、脊髄後角には皮膚などその他の体性感覚を伝えるニューロンも多数入っています。通常は内臓よりも皮膚からの刺激を受け取っているので、内臓からの刺激を脳が勘違いして皮膚からの痛みと認識してしまい、これが関連痛を生み出すとされています。

このほか、内臓器官からの情報が脊髄に向かうと同時に、軸索反射(P.85参照)によって末梢にも向かうことで末梢から神経伝達物質が放出され、これが神経を興奮させて離れたところに局在的な痛みを生じさせるという説も考えられています。

筋肉痛とトリガーポイント

皮膚上のある一点を指で押したり、加熱・冷却すると離れたところに痛みを感じたりすることがあります。このように、皮膚の刺激によって筋肉に関連痛が生じるポイントのことを「トリガーポイント」といいます(“トリガー”とは引き金のこと)。

原因としては、慢性的な疲れなどによって筋肉に「筋硬結」という硬い部分ができることによります。これからもわかるように、内臓による関連痛と筋肉のトリガーポイントによって起こる関連痛は性質が違います。

東洋医学では、経穴に鍼や灸を施すことで筋緊張をほぐして痛みを緩和させますが、概念としてはトリガーポイントを利用しているといえます。実際、東洋医学の経穴とトリガーポイントは高い確率で重なっていることが多いという研究結果もあります。

関連痛が起こるしくみ

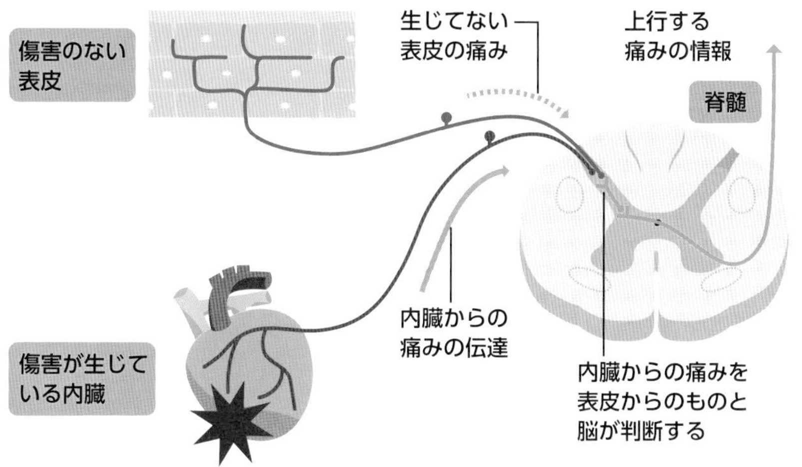

図は「収束投射説」を簡略化している。ただし、関連痛が発生するしくみには不明な点があり、このほかにも諸説、挙げられている。

トリガーポイントの例

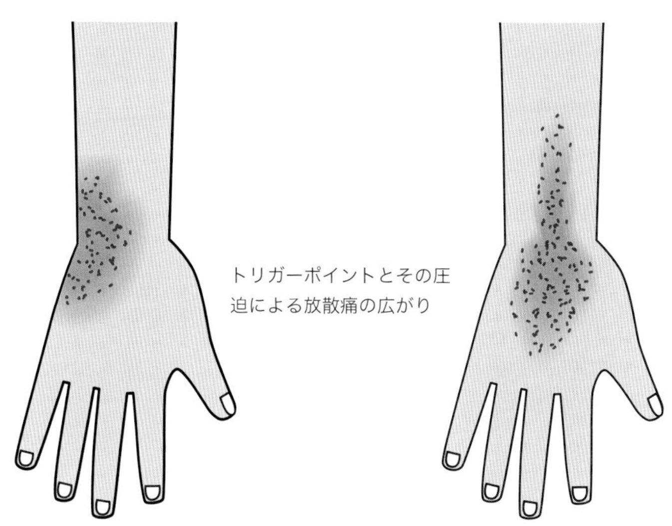

図は、右手の尺側手根伸筋のトリガーポイントの一例。左側の図は、短橈側手根伸筋のもので、おのおのトリガーポイントを押すことで離れたところに痛み（放散痛）を感じる。ただし、こうした筋肉痛のトリガーポイントは、内臓系の関連痛と似てはいるが、発生メカニズムが異なる。

アロディニアのしくみ

痛みとは感じられない刺激を痛みとして感じるアロディニアのしくみにはわからないことがある。脊髄後角におけるC線維とＡβ線維のクロストークと、脊髄におけるミクログリアによる中枢性感作などが原因として挙げられる。

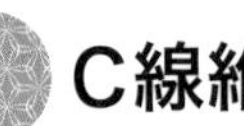

C線維とAβ線維によるクロストーク

アロディニアは「異痛症」とも呼ばれ、通常は痛みを感じないような刺激に対しても痛いと感じる症状です。アロディニアには指などで軽くこすったときに一定の範囲で起こる「動的アロディニア」と、指などでやさしく押すだけで局在的な痛みを感じる「静的アロディニア」があります。

アロディニアが起こる原因は不明な点が多いですが、原因のひとつとして、脊髄におけるクロストーク（混線）が挙げられます。脊髄の後角には一次求心性感覚ニューロンが入りますが、このニューロンには痛みを伝達するＣ線維のほかに、触覚を伝えるＡβ線維という感覚ニューロンも入ってきます。

何らかの要因によって、脊髄後角のＣ線維が障害・破壊に見舞われたりすると、近くのＡβ線維が側枝を伸ばしてＣ線維とクロストークします。このため、Ａβ線維によって伝えられた指で軽く触れるなど触覚刺激が、途中でＣ線維からの痛みとして伝達されてしまうわけです。

ミクログリアによる中枢性感作

前に説明した脊髄のミクログリアもアロディニアに関係しています。神経組織の障害によってＡＴＰ（アデノシン三リン酸）が漏れ出すと、ミクログリアは活性化し、その表面にＰ２Ｘ４という受容体が過剰に作られます。この受容体とATPが結合すると、ミクログリアからBDNF（脳由来神経栄養因子）が分泌され、このBDNFが二次ニューロンを興奮させます。

ゲートコントロール理論の説明で、さすったりすると痛みが和らぐと述べました。通常はＡβ線維が伝達してくるこうした触覚は、二次ニューロンを抑制する方向に働くため痛みを和らげますが、BDNFの影響で興奮した二次ニューロンによってその刺激が痛みとして感じられるようになります。

ミクログリアはそのほかにもＴＮＦ−αやインターロイキンなどのサイトカインなど、炎症性メディエーターを放出します。これらのしくみによって、ミクログリアは脊髄にある興奮性のシナプスの伝達を増強したり、抑制性のシナプスの伝達を押さえたりして中枢性感作を生じさせます。

脊髄後角(せきずいこうかく)のクロストークによるアロディニア発症

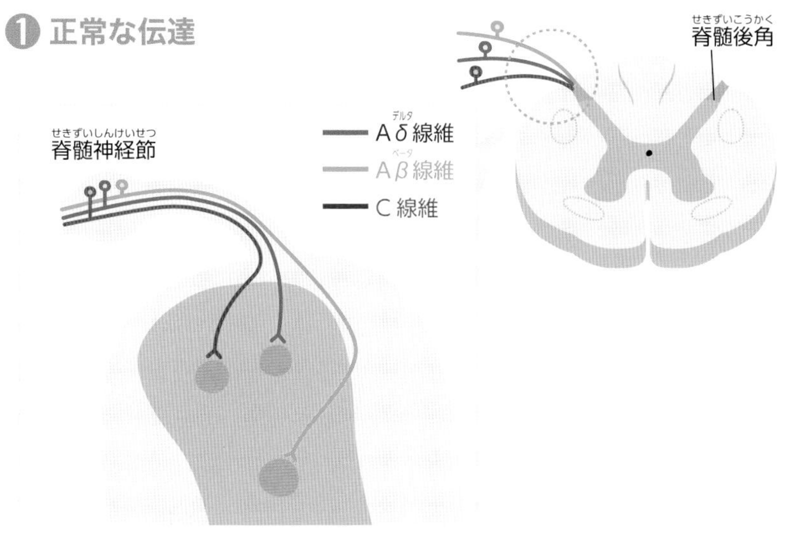

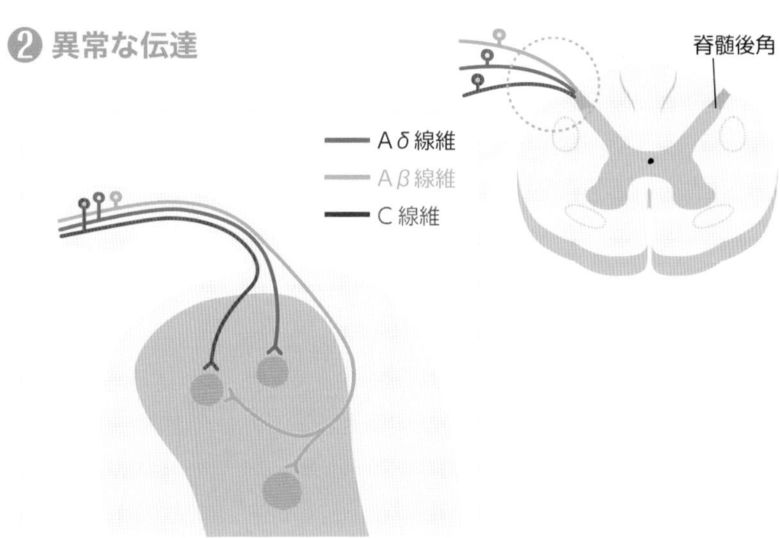

❶正常な状態ならば、痛みを伝えるAδ・C線維、触覚を伝えるAβ線維は、おのおのの該当する二次ニューロンのシナプス(図中の●)と結合し、痛みや触覚を上位中枢に伝えている。❷異常な伝達では、近くのAβ線維が側枝を伸ばし、痛みを伝えるC線維からの情報を受け取る二次ニューロンとシナプス結合する。このため、Aβ線維で伝わってきた触覚が、痛みとして上位中枢に伝達される。

幻肢痛のしくみ

幻肢痛は失った四肢がまるでまだ存在しているかのように痛む症状。原因としては、末梢神経系や脊髄レベルにおける神経切断による異常放電や、上位中枢神経における体性感覚野の体部位再現における機能異常などが考えられる。

失った四肢が痛む

事故や手術によって失われた四肢が痛む現象を「幻肢痛」といいます。存在しなくなった部分に痛みを感じるという不思議な症状ですが、神経系の後遺症と考えられています。とはいえ、そのしくみは完全に解き明かされているわけではなく、なぜ起こるのか不明な点があります。失った四肢に痛みを感じる幻肢痛のほかに、失った四肢が存在するかのように感じる「幻肢感覚」という感覚症状も生じることがあります。

末梢神経系レベルと脊髄レベル

幻肢痛は起こる原因箇所によって、末梢神経系レベル、脊髄レベル、脊髄よりも上の上位中枢神経系レベルに分けられます。

末梢神経系レベルでは、切断された神経で神経腫ができ、それによってNa^+チャンネルが増加して過剰放電による興奮が起こります。この神経腫の興奮が神経終末の侵害受容器の役割を果たしてしまうために起こると考えられています。脊髄レベルにおいても、末端からの刺激を受けて脊髄後角や後根におけるNa^+チャンネルの増加による興奮の増加のほかに、下行性疼痛抑制系(P.108参照)が機能低下を起こすとされます。

上位中枢神経系レベル

上位中枢神経系レベル、つまり脳においては、身体の部位をイメージする機構の不具合によって起こるとされます。痛みの体性感覚を認知する大脳皮質の体性感覚野には、身体の各部位に対応して情報を受ける領域が定められており、これを「体部位再現」といいます。そして四肢が失われると、その失われた手や足の脳の領域が小さくなることが明らかになっています。

つまり、脳における身体部位の領域の再構築が行われるわけですが、その段階でひずみが生じ、残り続ける本来の四肢のイメージと身体の欠損という現実がうまくかみ合わなくなって、幻肢痛を感じるのではないかと考えられています。

✻体部位再現と体性感覚野 ― ペンフィールドのホムンクルス

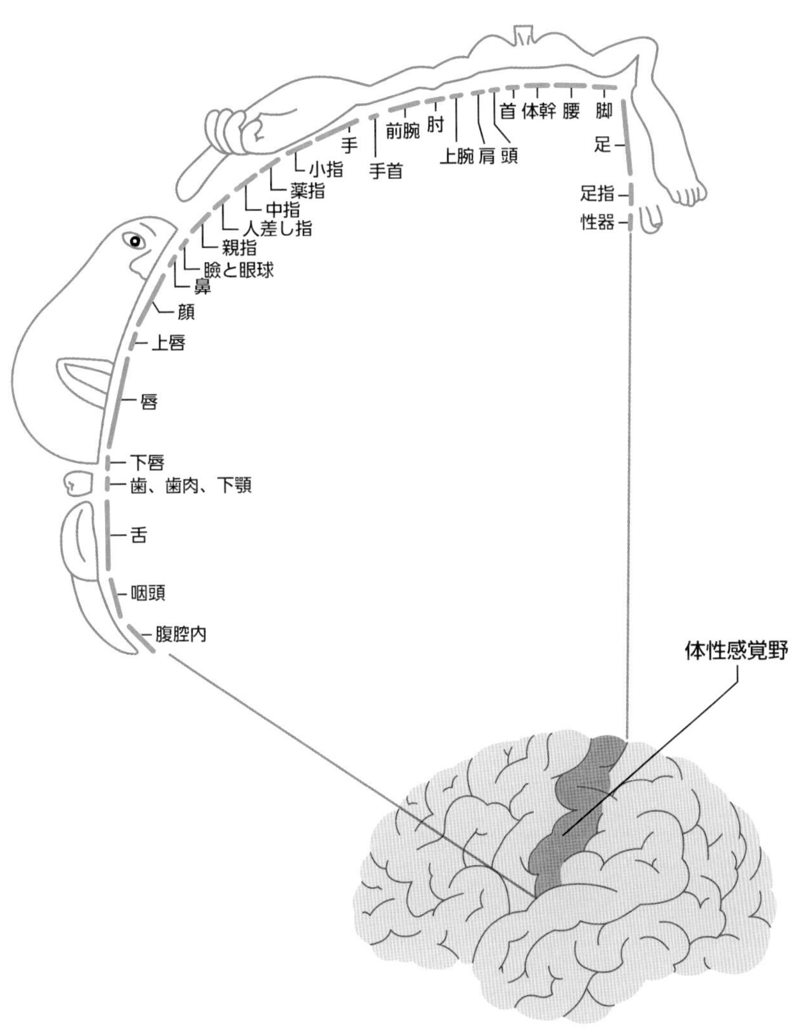

痛みなどの体性感覚は大脳皮質の体性感覚野で認知されるが、カナダの脳神経外科医ワイルダー・ペンフィールドは、脳における身体の各部の担当領域を地図として表した。図の脳は体性感覚野の領域での脳の断面を表しており、身体各部の大きさの違いは、領域の広さを表している。幻肢痛は、失った部位の領域を脳が再構築する際にひずみが生じて起こると考えられている。

痛みを抑える物質オピオイド

神経系に存在するオピオイド受容体に特異的に結合し、鎮痛・陶酔作用をもたらす物質の総称をオピオイドという。アルカロイドやそこから作られる外因性の化合物だけでなく、人体が作り出す内因性オピオイドペプチドがある。

オピオイドとオピオイド受容体による鎮痛作用

人体に作用して鎮痛作用を発揮する化学物質の主なものに「オピオイド」があります。脳や脊髄の中枢神経や、末梢神経からなる神経系の細胞には「オピオイド受容体」が広く存在します。このオピオイド受容体に、特異的に結合する物質全体を「オピオイド」といい、オピオイドと結合したオピオイド受容体の作用によって**モルヒネ**に類似した鎮痛・陶酔作用が現れます。

オピオイド受容体と結合するオピオイドには、ケシから抽出されるアルカロイドやそれから生まれた多くの化合物などがあり、医療用医薬品としての「オピオイド鎮痛薬」は、その強力な鎮痛作用によって、がん性疼痛を抑制する薬として使われています。

オピオイド受容体は脊髄の後角(こうかく)の浅層部に多く存在しているため、痛みを伝えるAδ(デルタ)線維やC線維によって後角に伝達された痛みを有効に抑えると考えられています。その作用のしくみは、例えば痛みを伝えるAδ・C両線維の神経終末のオピオイド受容体が刺激されることでCa^{2+}の流入が抑制されて、Aδ・C線維からの神経伝達物質の放出が抑えられることと、脊髄を上行(じょうこう)する二次ニューロンの活動電位の発生を抑制することが挙げられます。オピオイド受容体は神経系に広範囲に存在するので、視床や「中脳(ちゅうのう)の中心灰白質(ちゅうしんかいはくしつ)」、大脳皮質などにも作用し、多幸感を感じさせたり、後述するように下行性疼痛抑制系(かこうせいとうつうよくせいけい)にも関与しています。

内因性オピオイド

オピオイドには外因性の化合物だけでなく、人体が作り出す内因性のオピオイドがあり、これを「内因性オピオイドペプチド」といいます。内因性オピオイドペプチドにはエンドルフィンやエンドモルフィン、エンケファリンなどがあり、例えばエンドルフィンに分類されるβ(ベータ)-エンドルフィンはモルヒネのおよそ6.5倍の鎮痛作用を有していて、不安感といった社会的情動(じょうどう)も抑制します。また、運動によっても放出される性質があり、アスリートによく見られる試合中の高揚感(ランナーズハイ)もβ-エンドルフィンの作用です。

✻内因性オピオイドペプチドは、身体が本来持っている鎮痛・鎮静物質

[主な内因性オピオイドペプチド]

	主な作用受容体	主な作用	備考
β(ベータ)エンドルフィン	μ(ミュー)受容体	脳内における報酬関連に関与、モルヒネ様作用により鎮痛・鎮静をもたらす、多幸感、社会的安心感。	運動によっても分泌される。運動中や戦闘中などにおけるストレス鎮痛に作用する。
ダイノルフィン	k(カッパ)受容体	鎮痛作用。	効力はモルヒネよりも強い。
エンケファリン	δ(デルタ)受容体	鎮痛・鎮静作用。	運動中や戦闘中などのストレスの鎮静にはあまり関与していない。

※μ受容体:脊髄および脊髄より上位のオピオイド受容体で、鎮痛や多幸感に関与。

※k受容体:オピオイド受容体で、鎮痛・鎮静に関与。

※δ受容体:中枢神経系に広く存在。

内因性オピオイドペプチドは、人体が産生する鎮痛・鎮静物質。例えば多幸感をもたらしたり、脳の機能の中で報酬に関する領域に影響を与えたりするβエンドルフィンは運動中でも分泌され、戦闘中の兵士や競技中のアスリートなどが怪我を負っても、競技中や戦闘中に痛みを感じなくさせる効力がある。

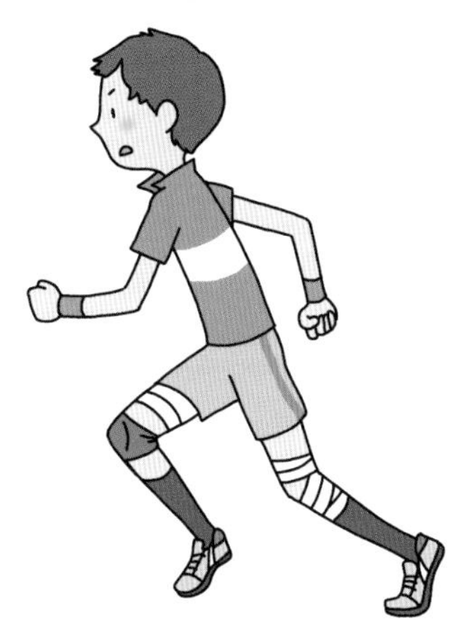

用語解説

モルヒネ
(Morphine)

モルヒネもオピオイドの一種で、強力な鎮痛作用があるためにがん性疼痛をはじめとする疾患に使用される。他のオピオイドと同様に、オピオイド受容体を介して直接鎮痛作用を発揮したり、下行性疼痛抑制系(かこうせいとうつうよくせいけい)を活性化させたりすることで鎮痛をもたらす。

内因性鎮痛のしくみ②

下行性疼痛抑制系

痛みの下行性疼痛抑制系にはノルアドレナリン作動系とセロトニン作動系の２つがあり、橋にある青斑核と延髄にある縫線核がおのおの脊髄にノルアドレナリンとセロトニンを放出することで痛みを抑制する。

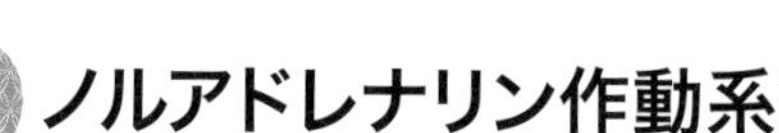

ノルアドレナリン作動系制御

下行性疼痛抑制系は大脳皮質や前帯状回、大脳辺縁系などが働き、中脳の中心灰白質を介して、ストレス反応などの情動に関係する「縫線核」と、橋にあってストレスや痛みの抑制に関与する「青斑核」が、脊髄後角に働きかけるしくみです。

下行性疼痛抑制系には主に２系統あって、その一つが「ノルアドレナリン作動系」です。橋にある青斑核はノルアドレナリンを含むニューロンが濃密に集まっています。青斑核は中枢神経に投射しており、皮質の活動を調整して睡眠・覚醒に関与などを行っていますが、その一部は下行して脊髄の後角へも投射します。この青斑核からの刺激によって、脊髄後角においてノルアドレナリンが放出されます。

ノルアドレナリンは、一次求心性線維であるAδ線維やＣ線維のアドレナリン受容体と結合することで、これらの神経線維からのグルタミン酸(神経伝達物質)放出を押さえ、脊髄の二次ニューロンへの痛み情報のバトンタッチを抑制します。同時に二次ニューロンのＫ$^+$チャンネルに働きかけることによって、二次ニューロン自体の活動を抑制します。

セロトニン作動系制御

もう一つの系統が「セロトニン作動系」です。縫線核はセロトニンを含むニューロンが集まっていて脳幹に複数存在し、上行して呼吸や睡眠・覚醒のリズム、不安やうつといった情動などに関与していますが、延髄にある縫線核は下行して脊髄の後角に投射し、ノルアドレナリンと同じ機序で一次求心性線維からの神経伝達物質放出の抑制や、二次ニューロンの活動抑制などによって痛みの伝達を抑えます。

これら２系統の下行性疼痛抑制系には、中脳の中心灰白質が仲介として関与していますが、中脳の中心灰白質にはオピオイド受容体(μ受容体)があり、オピオイドと結合することで鎮痛効果が現れることがわかっています。このように、下行性疼痛抑制系にはオピオイドも関係していると考えられます。

✲痛みの下行性疼痛抑制系の概略

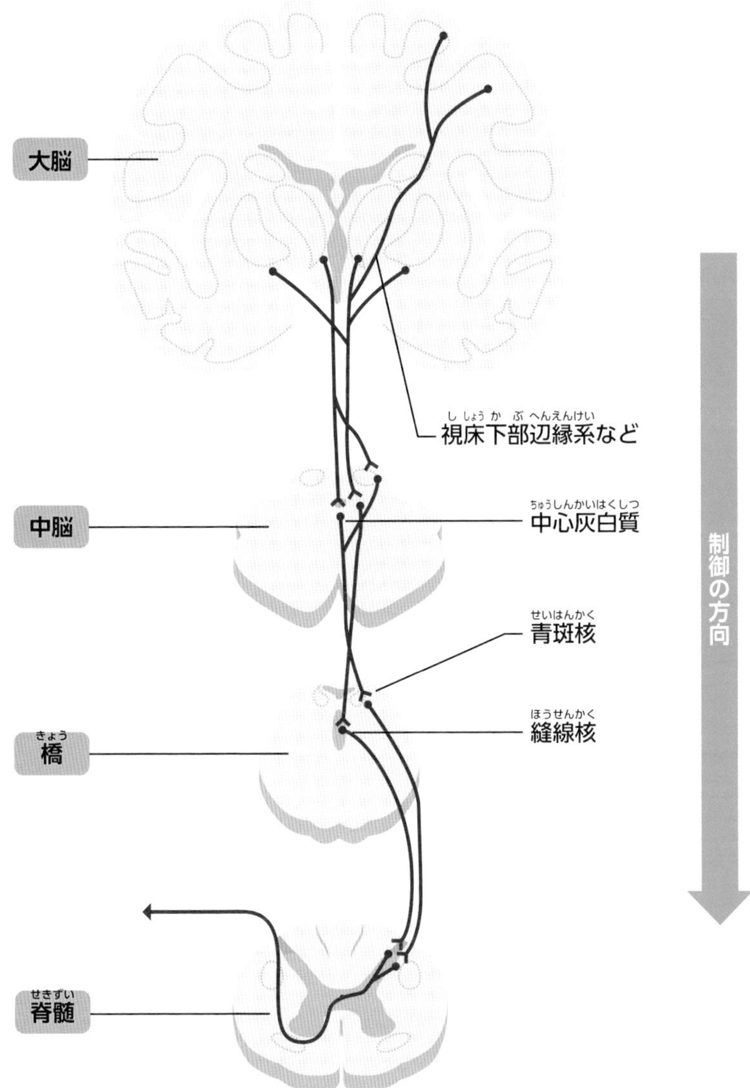

上位の中枢系から下行して痛みを緩和したり制御したりするしくみが人体には存在する。ノルアドレナリンを伝達物質とする経路は橋にある青斑核を、セロトニンを伝達物質とする経路は縫線核をおのおの経由して伝達される。下行性疼痛抑制系に関与している中心灰白質にはオピオイド受容体があるので、こうした内因性制御機構だけでなく、中心灰白質などにモルヒネ投与を行うと効果が認められる。

COLUMN

毒ガスから生まれた抗がん剤

がん性疼痛は非常に激しいもので、その鎮痛にはオピオイド鎮痛薬がよく用いられます。ですが、がんそのものを治療することが、痛みの完全な除去になることは当然のことです。化学療法(薬物療法)は、がん治療の主軸となっており、作用機序によっていくつもの種類がありますが、その中の「アルキル化薬」は、化学兵器とも関係しています。

第一次世界大戦(1914〜1918)では、塩素ガスをはじめとしたさまざまな化学兵器(毒ガス)が投入されましたが、1917年7月、ドイツ軍は連合軍に対して新たな化学兵器を使用しました。辛子(からし)の臭いがするため「マスタード」と呼ばれたこの化学兵器は皮膚をただれさせるため「びらん剤」という種類に分類され、後には連合軍側もマスタードを大量に投入しました。

もともとこの化学剤は、1859年にドイツの科学者アルベルト・ニーマンによって合成されたもので、細胞の中の遺伝子に障害を与えることで皮膚や粘膜を傷つける作用を発揮しました。

第二次世界大戦(1939〜1945)中、アメリカは悪性リンパ腫に対する抗がん剤としてマスタードを研究しましたが、化学兵器であったため最高機密となり、その研究成果は戦後の1946年にならないと公表されませんでした。こうして毒ガスのマスタードは、副作用が多いとはいえ、がんに苦しむ人たちの命を救う薬として生まれ変わったのです。

第3章 部位別でみる痛みの疾患

頭部の痛み

顔面も含めた頭部は、大きな可動を行う関節がないことから関節由来の痛みは少ない。頭部における痛みの主なものは頭痛であり、これは原因によっていくつかに分けられる。このほか、顔面の痛みでは三叉神経痛、顎関節症などによる痛みがある。

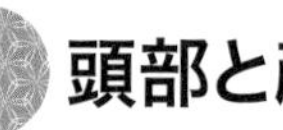

頭部と顔

頭部という呼称について、ここでは「頭」だけでなく顔や顎も含めた、身体の一つの部位として扱います。

頭部の特徴としては、大きく動く関節があまりなく、目立つような可動部分がほとんどないことが挙げられます。関節というと、腕や肘、膝など自由に動くものを連想しますが、解剖学的にはこれらの関節を「可動性関節」といいます。そもそも関節とは、骨と骨を結合する構造を指すものであり、ほとんど動くことがない「不動性関節」も関節に含まれます。

頭部において多くを占める頭蓋骨は不動性関節で、不規則な噛み合わせによって強固な結合をもたらす「縫合」という関節構造で作られた頑丈なボックスを形成して大切な脳を保護しています。頭部で大きな動きをみせる関節は顎関節ぐらいです。

一方で、顔面における筋肉は発達しており、人間同士のコミュニケーションを取るうえで重要な「表情筋」が多数、存在します。これらの筋群は手足の筋肉のように関節を動かすためのものではなく、皮膚に付着することで表皮を動かしています。ただし、下顎骨（下顎の骨）を動かす４つの「咀嚼筋」は、食事などの際に大きな咀嚼力を生み出す力を持っています。

おおまかに、頭部の痛みは血管などの循環器系や顔面の神経由来の神経障害、筋肉の炎症、脳自体の何らかの障害などによるものが多いといえます。

頭部の痛みにはどんなものがあるか？

頭部の痛みで主要なものは「頭痛」です。この頭痛には片頭痛、緊張型頭痛、群発頭痛などがあるほか、脳梗塞や脳腫瘍などの重篤な疾患由来のものなどがあります。

このほか、12対ある脳神経の一つである三叉神経の障害によって起こる「三叉神経痛」があります。また、帯状疱疹によって生じる「帯状疱疹関連痛」があり顔面での症状がよくいわれますが、基本的に全身に症状が及ぶので、「皮膚の痛み」のところで説明します。

✻主な頭痛

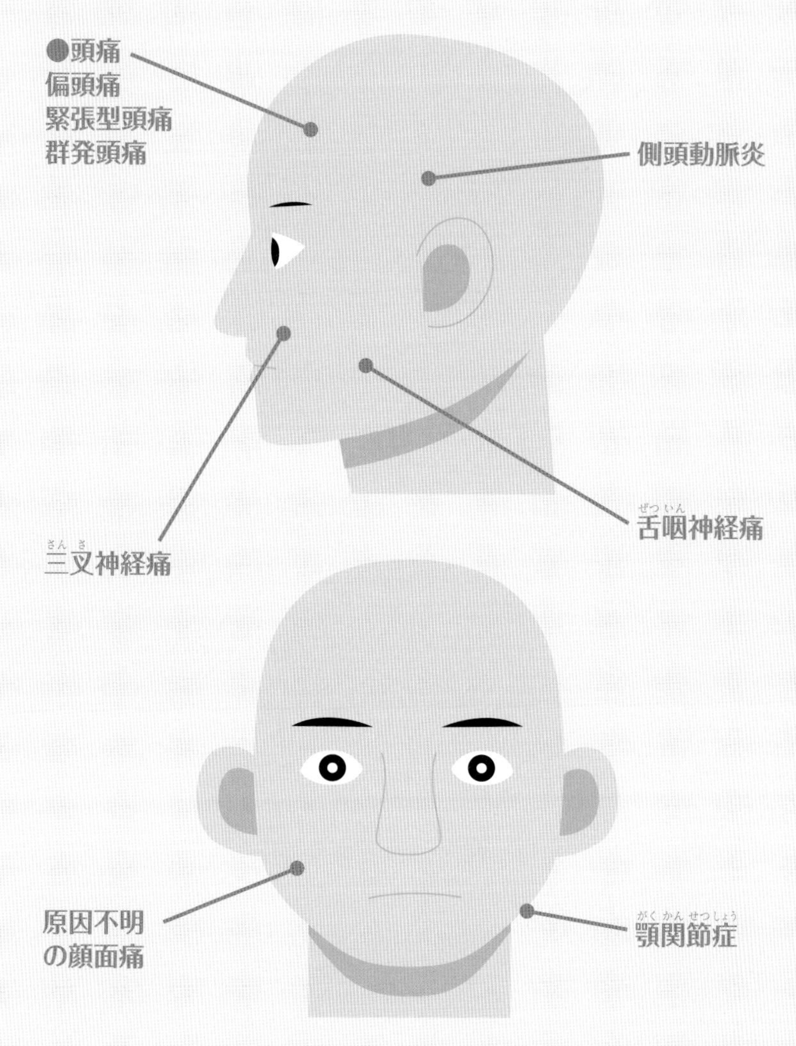

図では主なものを挙げており、位置もこのようなピンポイントで生じるのではなく、実際には広い範囲に及ぶことが多い。側頭動脈炎は頭部にまで走行している外頸動脈の領域に生じる血管炎で、側頭部から眼窩にかけての圧痛が生じる。舌咽神経痛は舌の根元や咽頭に痛みを感じるもので、似たものとしては上喉頭神経痛がある。頭部に限らないが、痛みにはさまざまな原因が考えられ、頭痛といっても副鼻腔炎などが原因だったり、側頭部の痛みも先に上げた側頭動脈炎が原因だったりする。また、急な頭痛は脳梗塞などが原因のこともあるので、診断には注意が必要となる。

頭痛

頭痛は原因が明らかではない一次性頭痛と、脳卒中など脳や頭部における明確な病気によって起こる二次性頭痛がある。一次性頭痛には「片頭痛」、締め付けられる痛みの「緊張型頭痛」、激しい痛みを伴う「群発頭痛」がある。

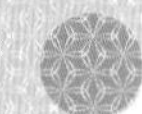

頭痛の種類

明確な疾患(原因)がなく、慢性的・持続的に起こる頭痛を「一次性頭痛」といい、脳腫瘍や脳卒中、髄膜炎といった、脳や頭部の病気によって引き起こされる頭痛を「二次性頭痛」といいます。一次性頭痛は、さらに「片頭痛」、「緊張型頭痛」、「群発頭痛」に分けられます。二次性頭痛は命に係わる重篤な疾患が原因となるので緊急性が高く、その判別は重要となります。

● 片頭痛

一次性頭痛の代表的なもので、私たちが日常的に経験する頭痛であり、男性よりも女性に多い傾向があります。稲妻のような光を感じる「閃輝暗点(せんきあんてん)」や、頭部の片側性、拍動などの自覚症状がありますが、頭部の両側に生じたり、非拍動性の場合もあります。ズキズキする痛みが4～72時間ほど続き、嘔吐を伴うこともあります。原因として、何らかの要因で血管周囲に分布する三叉(さんさ)神経が刺激され、それにより血管を拡張させる物質が漏出して起きる「三叉神経血管説」が挙げられていますが、ほかにも説があります。

● 緊張型頭痛

頭部に軽度ないしは中程度の締め付けられるような、圧迫されるような痛みが生じるもので、拍動性ではありません。これも比較的女性に多い頭痛です。頭部や頸部の筋肉の緊張や虚血によって起こるとされていますが、頭蓋周辺の**筋膜(きんまく)**の感受性が増大することで筋膜の侵害受容器における末梢性感作が起こり、痛みが増強されて頭痛が反復、さらにこれが中枢性感作となると痛みが慢性化するとも考えられています。このほか、ストレスなどの心因性の要因も影響しているとみられます。

● 群発頭痛

男性に多く、とくに20～40歳によく起こります。激しい痛みが眼窩(がんか)やその周辺、側頭部に一側性で起こり、涙や鼻汁が出ることが多くあります。短い期間における持続性(およそ15～180分)、一定期間に連日生じる群発性、頭痛がまったくなくなる寛解期があるのが特徴です。三叉神経―副交感神経の活性による頭部の交感神経機能の異常が原因と考えられています。

✤頭痛が主に起こりやすい場所

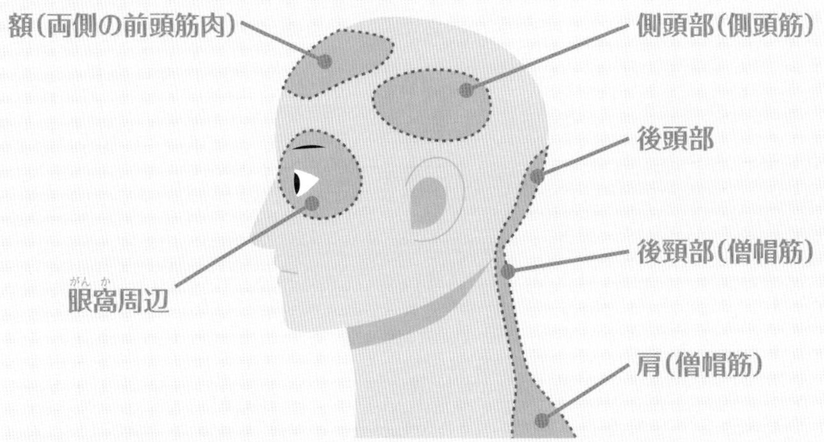

片頭痛、緊張型頭痛、群発頭痛が主に起こりやすいところは側頭部が多い。図の（　）で表した筋肉は、主に緊張型頭痛の原因となりうる筋肉を表している。前頭筋は前頭部（額）にある筋肉で、眉を上げたり額に横じわを作ったりする筋肉である。

	主な部位	特徴
片頭痛	側頭部 （両側性の場合もあり）	● 拍動性（非拍動もあり）のズキズキする痛み ● 一側性（両側性もあり） ● 閃輝暗点 ● 吐き気・嘔吐も起こることあり ● 女性に多い
緊張型頭痛	額、側頭部、後頭部、 頸部から肩や上背部	● 非拍動性 ● 両側性 ● 女性に多い
群発頭痛	眼窩やその周辺、側頭部	● 一側性 ● 激しい痛み ● 持続性、群発性、寛解期あり ● 男性に多い ● 流涙・鼻汁を伴う

用語解説

筋膜
(Fascia)

筋膜は1つひとつの筋や筋群を包む強靭な結合組織で、筋を保護・補強している。そのほかにも、隣り合う筋同士の摩擦を軽減して動きを円滑にする、ほかの筋に付着する際の部位になるなどの役割がある。身体部位によってもさまざまな役割があり、例えば手首では厚くなった筋膜が靭帯のようになって「支帯」を形成し、支帯の下にある、指を動かす腱が浮き上がることを抑えている。

三叉神経痛

三叉神経が障害を受けることで起こる神経障害性疼痛であり、トリガーポイントに刺激を与えることで突き刺すような激しい電撃痛が起こる。血管による圧迫が原因だが、その他の器質的要因による症候性三叉神経痛がある。

顔面の感覚と運動を支配する三叉神経

三叉神経は12対ある脳神経の一つで、「第Ⅴ脳神経」とも呼ばれます。橋から出て、三叉神経節から枝分かれする「眼神経」「上顎神経」「下顎神経」の３本の枝からなります（下顎神経が途中でさらに２つに分枝する）。三叉神経には感覚ニューロンと運動ニューロンがあり、感覚の神経軸索は触覚と温痛覚と深部感覚（歯根膜・筋膜など）を伝達します。

三叉神経痛の痛みとその原因

三叉神経痛の痛みが起こる部位は三叉神経の支配領域で、特定の部分に触れると激痛が走るトリガーポイントがあります。このため、食事や歯磨き、顔を掻くといった、何気ない日常動作でトリガーポイントに触れると痛みが走ります。主なトリガーポイントは唇の周り、眉毛、小鼻、歯肉などです。三叉神経痛の痛みは、発作的に起こる鋭い電撃痛で、突き刺すような痛みと表現する患者もいます。こうした痛みが頻繁に起こったりするので、突然起こる電撃的な激痛を恐れて不安感が増幅し、食事や着替え、歯磨きなどの日常活動が制限されます。

三叉神経痛は、三叉神経が入る頭蓋内の小脳橋角部と呼ばれる部分で、三叉神経が血管によって圧迫されることで起こります。この部位は脱髄が起こりやすく、圧迫によってエファプスが生じ、活動電位が漏れて痛みの発作が起こるわけです。このような理由から、三叉神経痛は神経障害性疼痛に分類されます。

症候性三叉神経痛とは

三叉神経痛には２種類あり、一つは今まで述べてきたような原因によって起こる「典型的三叉神経痛」、そしてもうひとつは「症候性三叉神経痛」と呼ばれるものです。これは血管による圧迫以外の器質的な要因、例えば動脈瘤や三叉神経周囲に生じた腫瘍、動脈や静脈の奇形などによる脱髄が原因となって起こるものですが、後で述べる帯状疱疹関連痛による場合もあります。

✿三叉神経の分布とその支配領域

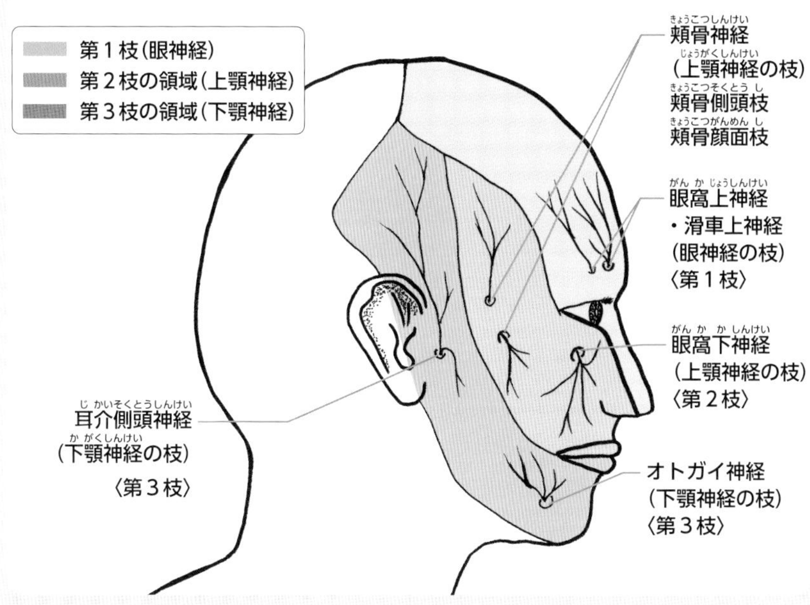

脳神経の一つである三叉神経は、三叉神経節から眼神経、上顎神経、下顎神経の３つの枝に分かれ、顔面の特定領域の感覚と運動を司っている。三叉神経痛は、これらおのおのの支配領域に影響が出る部位に神経的な障害が起こる場合には、その支配領域の部位に痛みが生じる。傾向として、三枝の領域全体や、一枝ないしは二枝の領域が痛むが、第１枝領域と第３枝領域というように領域が離れて痛むことはほとんどない。

典型的三叉神経痛と同じ電撃痛が特徴で、その判別は難しいですが、三叉神経の支配領域における感覚の低下や感覚異常、電撃痛だけでなく脈打つような痛みが混在することがあります。診断が困難なときは、ＭＲＩなどの画像診断によって異常の有無を診断します。

用語解説

三叉神経痛・顔面神経痛
(Trigeminal Neuralgia / Facial Neuralgia)

「顔面神経痛」という呼称があるが、これは単なる俗称であり正式名称ではない。運動神経系の障害で顔面の筋肉がぴくぴく動く「顔面痙攣」や逆に動かなくなる「顔面神経麻痺」、感覚神経の障害であり痛みが生じる「三叉神経痛」がおのおの正しい名称である。このほか、はっきりとした原因が特定できず、主に心理社会的な要因で起こると考えられている「非定型顔面痛」がある。

顎関節症

顎関節症は歯科の領域で、「顎部位における顔面痛」「顎の運動障害」「顎関節雑音」を三大症状とする。環境因子や患者側の因子など、多くの因子によって発症・持続する。筋・筋膜、顎関節などを中心に４つの病態に分けられる。

顎関節による痛み

顎関節症は、整形外科が扱う疾患のようにみえますが、歯科・口腔外科領域の疾患です。このため患者からすると、どの科に行けばよいかわからず、初期治療の段階で時間を無駄にしてしまうこともあります。「顎の部位における顔面痛」「顎の運動障害」「動かしたときの顎関節雑音」が三大症状といわれ、痛みは咀嚼やあくびをしたときなどの顎運動の際に、主に生じます。また、人によっては肩こりや腕のしびれ、片頭痛などが起こることもあります。

顎関節症の原因

日本顎関節症学会がまとめた『顎関節症治療の指針2018』によれば、環境因子として、緊張する仕事、多忙な生活、対人関係における緊張などが挙げられており、行動因子としては硬固物の咀嚼、長時間の咀嚼、楽器の演奏や長時間のパソコンの操作、重量物の運搬、編み物や絵画、ある種のスポーツといった趣味の活動が挙げられています。重量物の運搬やスポーツは強く歯を食いしばったりすることが影響するとみられますし、編み物や絵画も集中することで顎関節に緊張を強いていると思われます。一方で患者側の因子としては、咬合や関節の形態、咀嚼筋の構成組織の問題などが挙げられていますが、食事における偏った咀嚼などの習慣によって起こることもあります。

病態によっていくつか分けられる

日本顎関節症学会では、顎関節症の病態を４つに分けており、Ⅰ型は「咀嚼筋痛障害」とされます。咀嚼筋の痛みとそれに伴う顎の運動障害が生じるもので、筋および筋膜の痛みです。Ⅱ型は「顎関節痛障害」で、顎の運動による関節の痛みと運動機能障害の病態です。部位は滑膜や**関節円板**後部組織、関節靭帯、関節包で、これらにおける炎症および損傷で発生します。

Ⅲ型は「顎関節円板障害」と呼ばれ、顎関節円板の位置や形状の異常によって生じるもの、Ⅳ型は「変形性顎関節症」で、顎関節の軟骨や関節円板、滑膜、下顎骨が変性することで起こります。

顎関節の構造（関節包を取り除いた状態）

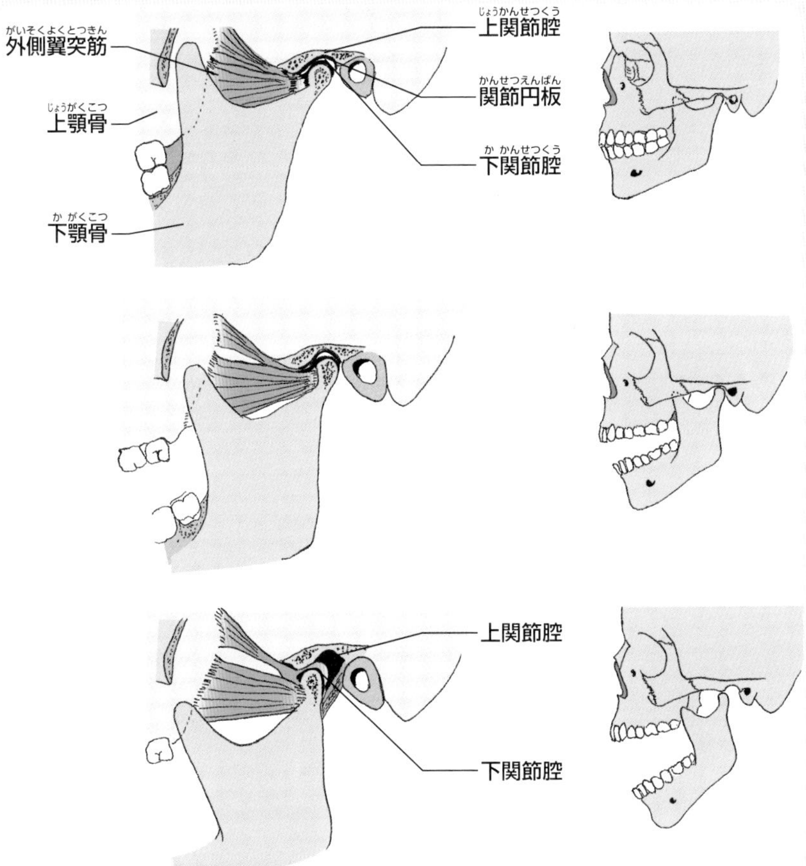

顎関節は、側頭骨の下顎窩という凹みと、下顎骨の下顎頭との間の関節で、関節包に包まれている。関節包の内部（関節腔）は線維軟骨でできている関節円板によって上下に分けられており、顎の運動がスムーズに行えるようになっている。日本顎関節学会では、関節包および靭帯などの炎症や、関節円板の異常などによって顎関節症をⅠ～Ⅳ型の病態に分けている。

用語解説

関節円板

(Articular Disc)

滑膜の中の空間（滑膜腔）を個別のコンパートメントに二分する線維性結合組織の小板で、端は関節包に付着している。上顎と下顎を形成する顎関節の関節円板のように、個別の動きを可能にしている。半分ずつで関節を分割している膝関節の関節半月（半月板）と同じ役割を持つ。

首・肩・上肢の痛み

頸部にある頸椎は7個の椎体が連なっており、首を曲げたり回転したりできる構造となっている。この頸椎からは8対の頸神経が出入りしており、頸部や肩・上肢を支配している。

複雑な動きを可能とする首・肩・上肢の構造

首(頸部)と肩、上肢は脊髄神経の走行状態や筋肉の付着状態などから、痛みの原因となっている場所と痛みを感じる部位が関連していることもあり、「頸・肩・上肢の痛み」としてまとめられることが多くなります。また、肩の痛みとしては「肩関節周囲炎(四十肩・五十肩)」がありますが、本書では「四肢関節・肩関節の痛み」に分類しているので、そちらをお読みください。

頸部(首)には上から7個の頸椎(**C1〜C7**)があります。C2〜C7の頸椎の椎体は間に椎間板を挟んで連なっており、頸部の可動を可能にしています。

ただし、一番上の第1頸椎(C1)は「環椎」と呼ばれ、その名の通り円環型をしており椎体がありません。一方その下の第2頸椎(C2)は「軸椎」と呼ばれ、「歯突起」という突起があり、軸椎の歯突起に環椎の円環がはまる構造によって、歯突起を軸とする頭部の回転運動を可能としています。

この頸椎には脊髄の頸髄が収まっており、8対の「頸神経(C1〜C8)」が出ていますが、頸部を支配するのはC1〜C4の前枝が枝分かれしたものからなる「頸神経叢」、主に上肢を支配するのはC5〜C8および胸髄のT1の前枝から枝分かれしたものからなる「腕神経叢」と呼ばれています(イラスト参照)。

複雑な動きをする首・肩・上肢

首・肩・上肢は回転や屈伸・伸展など、複雑な動きを行います。上肢は重い物を持ち上げたり、手の指を使った繊細な作業を行ったりしますし、肩はその上肢を**上腕**のところで体幹にしっかりとつなぎとめたうえに自由な可動が求められます。このため頸や肩、上肢を動かす筋肉は非常に多く、肩こりに関係する筋肉としては、僧帽筋や広背筋、肩甲骨を上に上げる肩甲挙筋などがあり、首ー肩ー腕はこれら多くの筋肉によって支えられています。

頸部の痛みや肩の痛み、腕や手の痛みは、腰部の痛みと並んで非常に多く、繰り返し発症したり慢性化したりすることも少なくありません。また、頸椎の変性や外傷によって離れたところの腕に起こる神経障害性疼痛や、筋肉における炎症性疾患などさまざまな要因を考慮する必要があります。

✤頸椎の形状

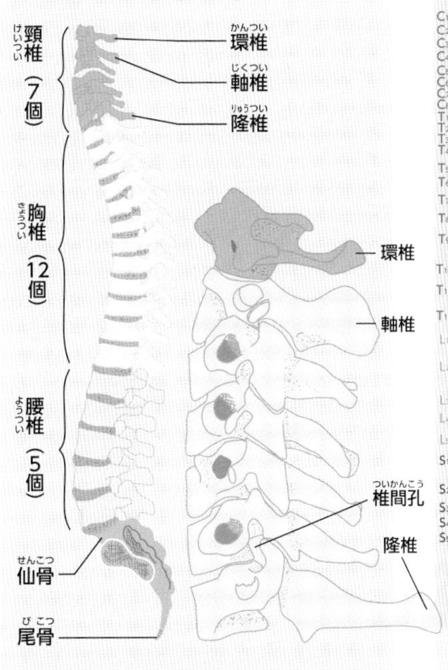

頸椎は第１～第７頸椎の７個の椎骨からなっている。環状の第１頸椎（C１）は、第２頸椎（C２）の突起にはまるような構造となっており、これによって頭部が左右に滑らかに回るようになっている。

✤頸髄の神経叢

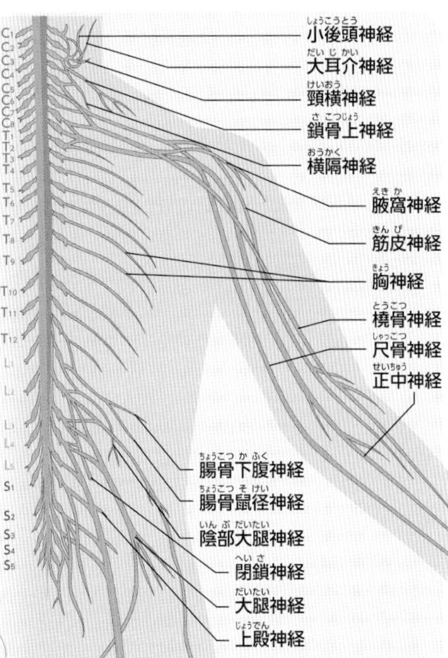

頸部にある脊髄―頸髄からは頸神経叢と腕神経叢が出入りしている。頸神経叢からは頭部や頸部、肩や胸部の上部の皮膚や筋に分布する神経が出る。腕神経叢は肩や上肢の皮膚および筋に分布するが、頸神経叢と相互に連絡したり、かなり複雑なので、上図では単純化している。

用語解説

C1～C7
(Cervical1～7)

脊椎（または脊髄）における区分けの記号で、７個ある頸椎は「cervical」の頭文字を取って、C１～C７と表す。ちなみに12個の胸椎は「thoracic」でＴ１～Ｔ12（Th１～Th12と表記されることもある）、５個の腰椎は「lumbar」でＬ１～Ｌ５、５個の仙椎は「sacral」でＳ１～Ｓ５と表される。

上腕
(Upper Arm)

上腕は肩から肘までの部分。肘から手首までの部分は前腕という。ちなみに上肢の運動についての解剖学的用語で、回内は肘を支点として前腕を内側（体幹側）に回すもの、回外は肘を支点として前腕を外側に回す運動をいう。前者は手の甲が上を、後者は掌が上を向くようになる。

頸肩腕症候群

頸部から肩、腕にかけて広範囲に起こる痛みのうち、明確な原因が認められないものを頸肩腕症候群（けいけんわんしょうこうぐん）という。原因としては長時間のデスクワークやパソコン作業、反復作業などによる筋の緊張・虚血および炎症による。

頸肩腕症候群（けいけんわんしょうこうぐん）の症状

頸肩腕症候群（けいけんわんしょうこうぐん）は「頸肩腕障害」とも呼ばれ、**僧帽筋**（そうぼうきん）や**胸鎖乳突筋**（きょうさにゅうとつきん）のある首筋から、肩、腕にかけて痛みや不快感、こりといった不定愁訴（ふていしゅうそ）が生じます。このほかの部位としては背中の上部分にもこうした症状が出るうえに、痛みだけでなく痺れや感覚・運動機能の障害も出ることがあります。痛みの質も、激痛や電撃的というような痛みではなく、重い感じや圧痛が多いですが、動かすことによって痛む誘発痛も起こります。

こうした首筋から肩、上背部、腕にかけての痛みやこりの症状はよく起こるものであり、その原因はいくつも考えられますが、頸椎症（けいついしょう）や頸椎椎間板（けいついついかんばん）ヘルニアなどの整形外科領域の病因や神経系の異常、その他画像診断のうえでも何らかの異常が認められずに原因を特定できない場合を、とくに頸肩腕症候群と呼びます。

なぜ起こるか？

頸肩腕症候群の原因は、長時間のパソコンを用いた作業やデスクワーク、長時間にわたる同じ作業などによって筋肉が緊張したり疲労したりすることで起こります。このため、俗にいう「ＯＡ病」などの症状も頸肩腕症候群に含まれるといえます。同じ姿勢を維持し続けることによる筋の緊張のほかに、同じような動作を反復することによって炎症が起こることでも生じます。痛みの主な場所は肩甲骨の周りや上腕部で、痛みの質は鈍痛ですが、腕を後ろに回したりするとズキッとする痛みが走ります。

このように、頸肩腕症候群は神経障害ではなく、筋肉の緊張や虚血などによって起こる骨格筋の広範囲の痛みといえます。ただし、先にも述べたように頸部から肩、腕にわたる痛みは、頸椎の変性や外傷で引き起こされた神経障害による関連痛や慢性痛の場合もあるので、頸肩腕症候群なのか、それともほかの原因があるのかを正しく診断するために、年齢や仕事、最近の行動などの患者への問診は重要となります。治療は対症療法で、運動を制限し、薬物療法や肩などのストレッチといった理学療法や、鍼灸が行われます。

✿頸部および肩に関する筋肉(浅層部)

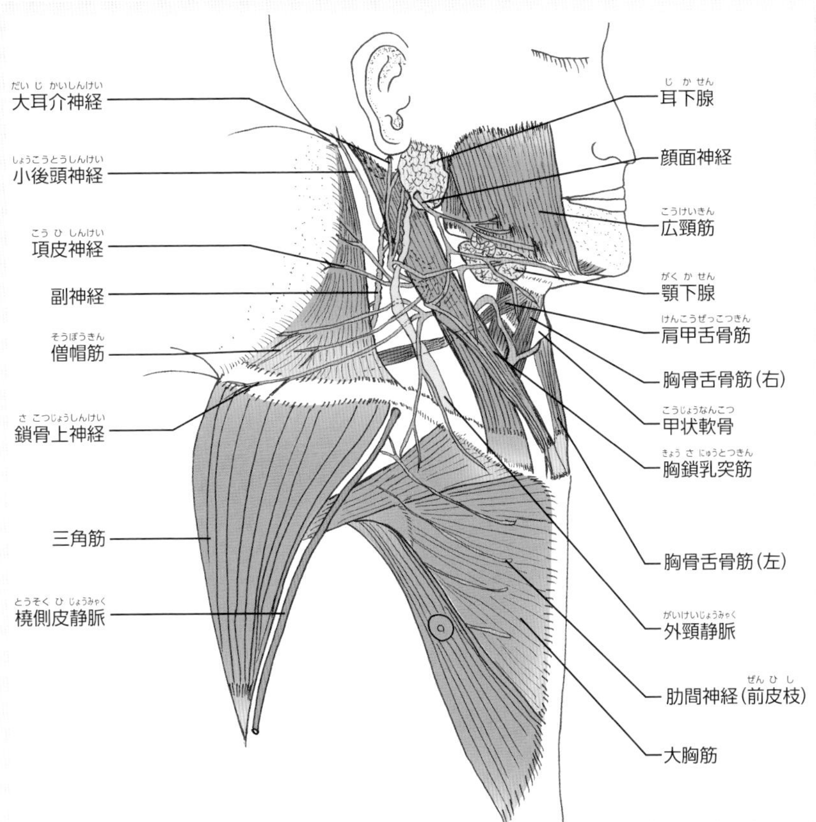

筋肉は浅い部分と深い部分があるが、イラストでは浅層部を表している。頸肩腕症候群は神経系や整形外科的な異常が見られないときに、首筋から肩、背中の上側、上腕部に痛みが起こるもので、多くが筋肉の緊張や疲労が原因とされる。とくに後頸部および背部、肩部の僧帽筋や、首筋から肩にかけての胸鎖乳突筋に痛みが起こることが多い。

用語解説

僧帽筋(そうぼうきん)・胸鎖乳突筋(きょうさにゅうとつきん)
(Trapezius Muscle / Sternocleidomastoid Muscle)

僧帽筋は後頭骨および脊柱から上肢帯(肩甲骨と鎖骨)にまで及ぶ三角形の大きな筋肉で、首の後ろから体幹の上部までを覆っている。後ろからみると僧侶が被る帽子のようにみえることからこう呼ばれている。肩甲骨を上げたり下げたり、回したりする働きがある。一方、首の筋肉である胸鎖乳突筋は、頸椎を前屈させたり、首を側方に曲げたり回旋させたりする。ともに首・肩・腕の動きに関与し、筋の緊張による痛みの原因となる。

頸椎椎間板ヘルニア

椎間板ヘルニアは、はみ出した椎間板が脊髄本体や脊髄神経を圧迫することによって炎症が生じ、痛みや痺れ、筋力低下が生じる。頸部椎間板ヘルニアでは、頸神経と腕神経の支配領域によって、痛みや痺れは主として頸部と上肢に起こる。

椎間板ヘルニアとは?

脊柱は７個の頸椎、12個の胸椎、５個の腰椎、１個の仙骨(５個の仙椎が癒合)、１個の尾骨(３～５個の尾椎が癒合)からなっています。脊椎は前方(のど側)に石臼のような円形の「椎体」があります。後方(背中側)には椎体につながって椎孔を形成する「椎弓」があり、中枢神経系の脊髄はこの椎孔の中を通っています。

椎体と椎体の間には、「椎間板」が挟まっています。椎間板の中心にはゼラチン状の「髄核」があり、その周囲にはコラーゲンを多く含んだ「線維輪」が木の年輪のように取り巻いています。そして、椎体同士が接する面には「軟骨終板」と呼ばれる部分が緩衝材のように存在します。

椎間板は衝撃を受け止めるクッションであり、脊柱が前後左右に曲がるための遊び部分の役割も果たしています。しかし、髄核や線維輪が後方に飛び出して脊髄や神経根を圧迫すると炎症が生じ、痛みを含めたさまざまな神経症状を引き起こすことがあり、この疾患を「椎間板ヘルニア」といいます。

頸部椎間板ヘルニア

頸椎椎間板ヘルニアは、これが頸部で起こるものです。頸椎から出ている脊髄神経は頸神経と、上腕に向かう腕神経なので(P.121のイラスト参照)、頸椎椎間板ヘルニアによる主症状は、頸部や上肢の痛みおよび痺れ、筋力の低下が挙げられます。椎間板がはみ出したのがどこなのかによって、障害を受けた脊髄神経の支配領域に影響が出ます。ただし、椎間板ヘルニアが脊髄自体を圧迫するなどしたりした場合には、頸髄の灰白質の壊死・軟化や、白質における伝導路での神経線維の脱髄といった「頸髄症」も引き起こすこともあります。このように感覚情報や運動の指令を伝達する部位の白質が障害を受けると、痛みや運動機能障害が下肢にも現れることがあります。

頸部椎間板ヘルニアでは、頸部を動かすとき、とくに首を後ろに曲げるときに痛みが増幅しますが、基本的に持続的な痛みが続きます。また咳き込んだりくしゃみをすると、その衝撃によって放散痛が起こったりします。

頸椎の各部の名称

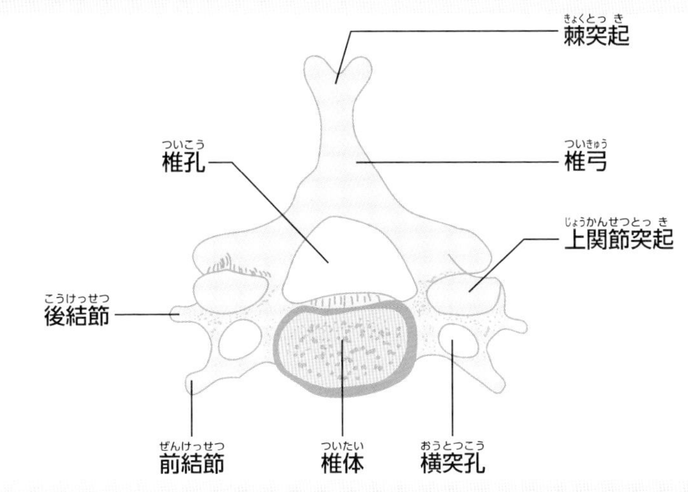

椎間板ヘルニアの原因

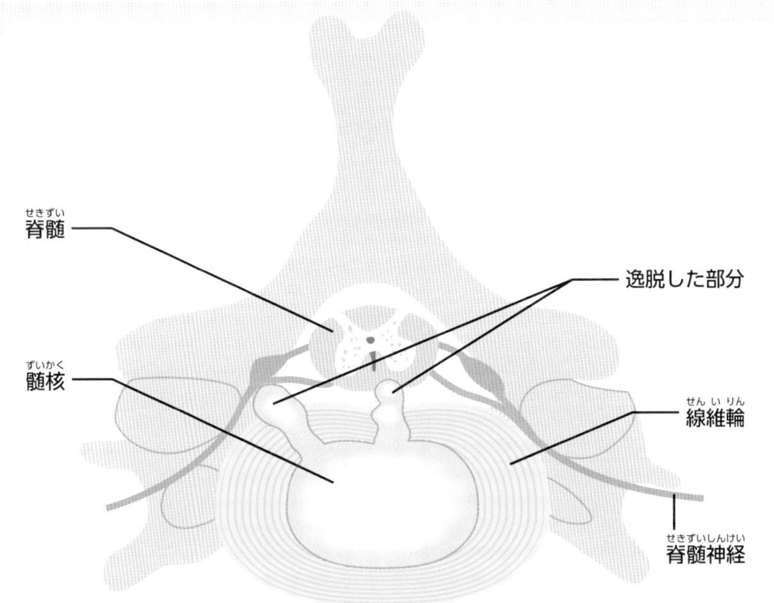

椎間板ヘルニアは、椎体と椎体の間にはさまってクッションの役割を持つ椎間板の髄核が、何らかの理由によってはみ出し、それが脊髄神経を圧迫することで起こる。頸椎では頸部や上肢において痛みや運動機能が現れるが、図にあるように脊髄方向に逸脱した場合、脊髄そのものに障害が起こる頸髄症を引き起こすことがある。

頸椎症（頸部脊椎症）

加齢によって頸椎椎間板の退行変性が進んで骨棘の形成や靭帯の変性が起こり、これによって頸部に痛みが生じる疾患を頸椎症という。頸椎症では、脊髄症や頸椎症性神経根症が生じる。

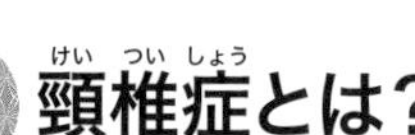

頸椎症とは？

椎間板は加齢によって変性します。厳密には20歳以降からその変性は始まり、高齢になるほど退行変性は進み、亀裂が入ったり潰れたりします。これによって脊椎同士の関節部に異常が生じて脊椎自体に**骨棘**といった尖った部分ができたり靭帯が石灰化・肥厚したりして、神経根や脊髄を圧迫します。椎間板ヘルニアは飛び出た椎間板による圧迫ですが、頸椎症（または頸部脊椎症）は頸椎で椎間板がすり減ったり潰れたりすることで脊椎の関節がこすれ合い、脊椎自体や靭帯が変性して痛みなどを生じさせる疾患といえます。

頸椎症は加齢によって起こるものが主なので、中年以上の人が多くかかる疾患で、こうした脊椎の変性は頸椎だけでなく、身体を支えるうえで中心となる腰椎でも起こります。

頸椎症では脊髄症や神経根症が起こる

頸椎の変形によって脊髄症が起こり、神経障害性の痛みや痺れが生じるほか、骨棘が形成されることで脊髄から出入りしている脊髄神経の出入り口（椎間孔）が狭くなり、これによって神経根が圧迫されて痛みが生じる神経根症（頸椎症性神経根症）も生じます。これらの症状は緩やかに進み、最初は頸部、次に上肢、そしてやがて下肢に出るようになります。脊髄症が長引くと、片側だった上肢の痛みや痺れなどの症状が両方に現れるようになります。

いろいろな症状が起こる

頸椎症では上下の椎体が擦り合うようになるなど、頸部の痛みや肩こり・肩や肩甲骨周辺の痛み、上背部の痛みが起こります。またこのほかにも、脱力感や疲労感、指の感覚異常や繊細な運動ができなくなる「巧緻性障害」などの運動機能の低下も起こります。頸椎性の脊髄症の場合、膀胱や直腸に異常が生じ、排尿や排便に支障をきたす排泄障害が生じることもあります。

治療としては、頸部を安静にする保存療法や、痛みを緩和する薬物療法、神経ブロック療法（P.228）、鍼灸などが行われます。

骨棘の形成による頸椎症のしくみ

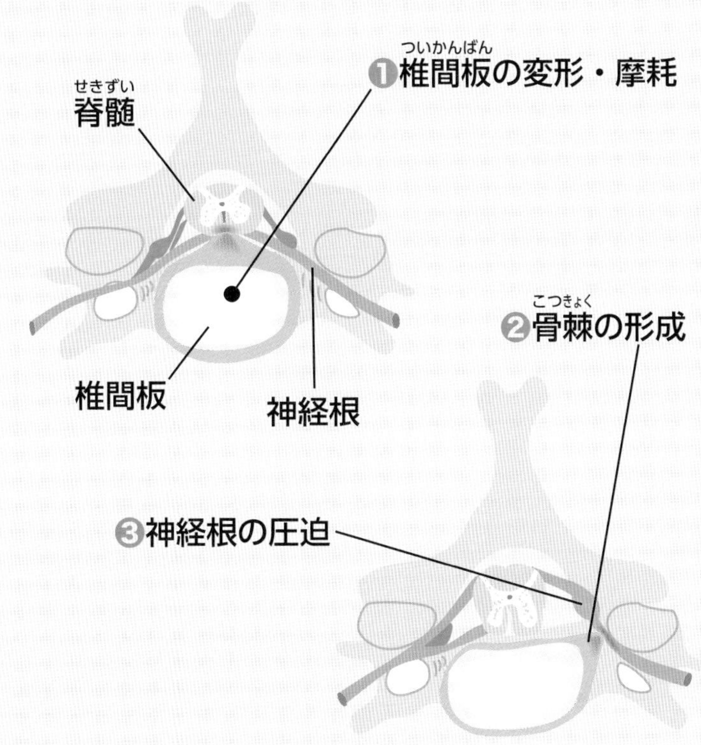

❶加齢による椎間板の変性などによって椎骨が接触し、❷その刺激によって骨棘が生じる。❸その骨棘が神経を圧迫することによって痛みをはじめとしたさまざまな障害が起こる。図では神経根の圧迫である神経根症を表しており、このほか形成された骨棘が脊髄を圧迫することで脊髄症となることがある。こうしたことが頸椎で起こるものを頸椎症というが、骨変性は脊椎の他の部分でも起こりうる。頸椎症では、頸髄からの神経線維が頸・肩・上肢に分布しているので、これらの部位に痛みや運動機能障害が生じることになる。

用語解説

骨棘
(Osteophyte)

骨は常に破壊と増殖が行われているが、何らかの刺激が加えられたことにより、その刺激に反応して骨が増殖して棘のような突起となったものを骨棘という。加齢などによる椎間板の変性・摩耗や骨折などの外傷などによって、本来接触するはずがない骨同士が接触することが刺激となって形成されるほか、炎症や腫瘍などによって生じることも多い。

外傷性頸部症候群・頸椎捻挫(むち打ち)

外傷性頸部症候群は、交通事故などによる頸椎の外傷で生じるさまざまな症候群のことであり、一般的には「むち打ち」と認識されている。事故などによる過伸展・過前屈によって椎骨や筋肉、靭帯、神経などが障害を受けて起こる。

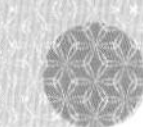

頸椎の外傷によって起こる

交通事故や労働災害、スポーツおよびその他の日常的な活動などによって頸椎の外傷が原因で起こるさまざまな症候群を、正式には「外傷性頸部症候群」といいます。いわゆる「むち打ち(頸椎捻挫)」として認識されており、主に交通事故や転倒によって生じます。

交通事故などで後方から追突された場合、シートベルトによって固定された身体は、衝撃を受けても動くことはありません。ところが固定されていない頭部は、最初の衝撃で後方に激しく曲げられ(過伸展)、その後、慣性の法則によって今度は激しく前屈します(過前屈)。こうしたことによって生じる頸椎の外傷は、前後方向だけでなく、横方向においても同様に生じます。

この短時間の間に起こる急激な過伸展・過前屈により、頸椎の椎骨や、筋肉・靭帯・椎間板などの軟組織、末梢神経や脊髄、神経根などの神経が損傷を受けることになります。具体的には、椎間関節の障害、神経根の圧迫、椎骨を走っている頸動脈などの伸張といったことによって、さまざまな症状が現れることになります。

圧痛とその他の症状

症状としては、頸部の痛みがあります。痛みの質としては圧痛のほか頸椎を動かすと痛みますが、自発痛もあり、肩こりも生じます。

このほか、頭痛も生じますが、その原因としては障害を受けた第2頸椎(軸椎)の関節部分で神経根が刺激されて後頭部に痛みを感じる、あるいは頸神経の刺激が眼窩における深部痛を引き起こすなどが考えられます。

また、背部痛や上肢の痺れ、めまいや耳鳴り、吐き気などが生じ、当然のことながら頸椎の可動制限も起こります。

むち打ちの症状がなかなか治らない場合、いくつかの理由が考えられますが、心理的ないしは社会的な要因も考えられます。交通事故の際には被害者と加害者との間で賠償問題や訴訟などが生じ、これが治療効果に影響を与えることも指摘されています。

✿むち打ちの原因 — 過伸展と過屈曲

過伸展（かしんてん）

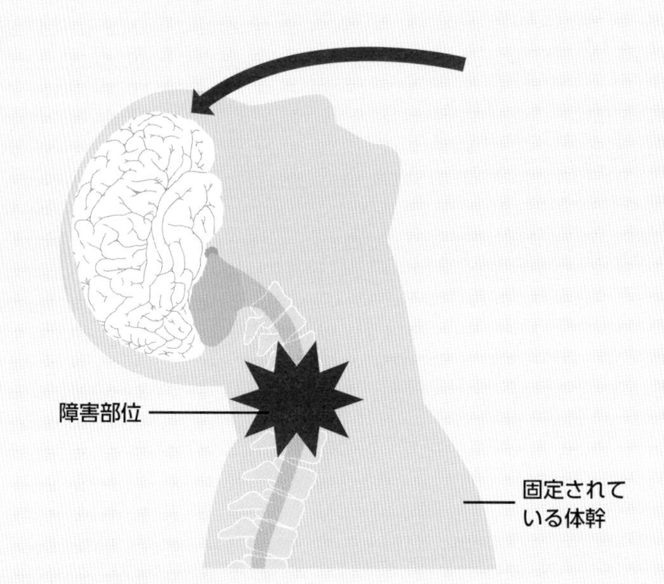

過屈曲（かくっきょく）（過前屈（かぜんくつ））

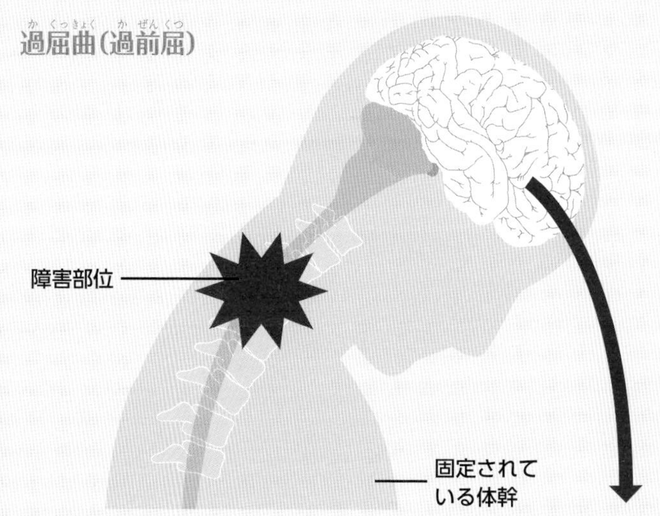

体幹がシートベルトなどによって固定されている場合、追突などによって急に加速度が加わると体幹は前に進むが頭部は後方に曲げられて過伸展を起こす。次に急激に停止することで減速し、今度は頭部が前に出ることで過屈曲となり、この２つの衝撃によって頸椎の椎骨や椎間板、靭帯、末梢神経や脊髄などが損傷を受ける。

筋・筋膜性疼痛症候群

筋・筋膜性疼痛症候群はいわゆる「筋肉痛」で、頸部や肩をはじめ、上背部および腰背部に起こる傾向がある。筋肉の局所に筋結節ができ、これをトリガーポイントとして関連痛が生じる。「痛みの悪循環」となることが多い。

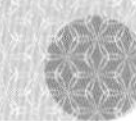

日常的に起こる筋肉痛

筋線維は「筋膜」という膜によって包まれています。筋・筋膜性疼痛症候群は筋や筋膜の緊張による血流障害によって起こるもので、ズキッとする痛みが生じます。私たちが日常的に体験する筋・筋膜性疼痛症候群が「筋肉痛」です。これは頸部・肩・上肢だけでなく、他の部位でも起こりえます。

筋・筋膜性疼痛症候群の特徴は、筋に硬い部分、つまり「筋結節」が生じることです。走っている筋線維に平行した帯状またはひも状のものや、結節状のもので、この結節にある圧痛点を「トリガーポイント」と呼びます。トリガーポイントを押すと、離れたところに関連痛が誘発します。

不慣れな運動や過剰な運動をした後、1～2日してから圧痛や運動時痛（誘発痛）が生じます。自発痛はあまりありません。筋・筋膜性疼痛症候群が主に生じる部位は頸部や肩のほか、上背部、腰背部などで脊柱の**起立筋群**に多く発生する傾向があります。

治療方法としては筋結節を解きほぐすことです。動かすと痛むからといって不用意な安静や患部の固定をすると、末梢性・中枢性感作が生じて慢性痛となってしまう恐れがあります。

発症のしくみと「痛みの悪循環」

筋肉には感覚をとらえる受容器がなく、筋膜や筋にある細動脈周囲、筋と腱の接合部に受容器があり、これらが痛みをキャッチします。

筋・筋膜性疼痛症候群のしくみとしては、運動による筋線維の微小な損傷が炎症を引き起こすと考えられています。これによってブラジキニンやヒスタミン、プロスタグランジン、ロイコトリエンなどの炎症性メディエーターや発痛物質が感覚神経を過敏にします。

筋肉が持続的に緊張状態となると局所的な虚血状態となり、上記の発痛物質が滞留し疼痛が生じます。これによって交感神経や運動神経が興奮して筋の緊張や虚血がさらに亢進するという「痛みの悪循環」によって症状が増悪します。

骨格筋の構造(模式図)

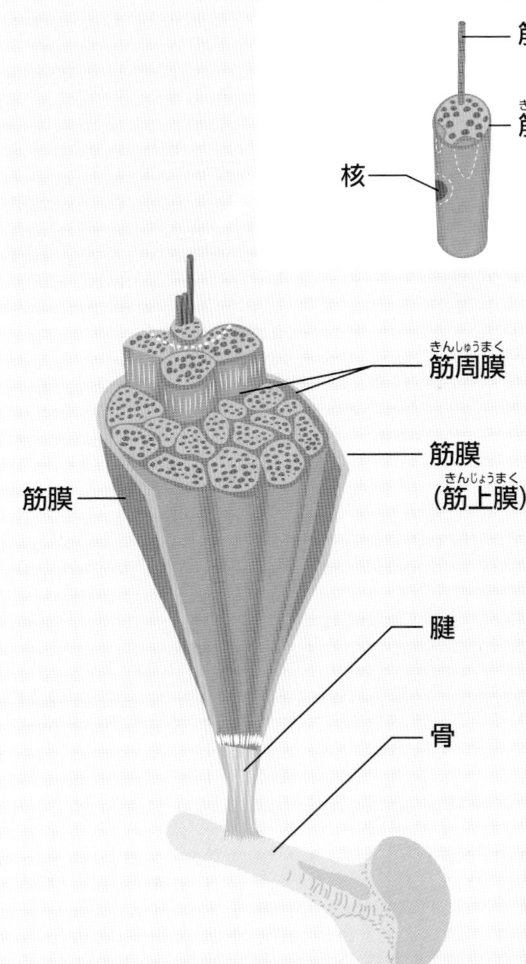

筋(ここでは骨格筋)をみると、筋線維が集まって筋束ができ、さらにその筋束がいくつも束ねられて筋を構成しているのがわかる。おのおのの筋線維を包んでいるのが筋内膜、筋束を包んでいるのが筋周膜、そして筋を包んでいる一番外側の膜が筋膜(=筋上膜)である。筋膜は硬い結合組織であり、筋を保護したり、可動する際に他の筋肉や器官との摩擦を抑えたりする一種のシートの役割を持っている。このほか、強固な腱となって骨と付着している。筋自体には痛みの受容器はないが、腱や筋膜、筋にある毛細血管周囲には存在するので、筋・筋膜性疼痛症候群での痛みは、これらが侵害刺激をキャッチして伝達することになる。

用語解説

起立筋群(きりつきんぐん)

(Erector Spinae)

正式には「脊柱起立筋」という。各椎骨や肋骨の間を結ぶ筋肉の束が集まって非常に長い筋となり、脊柱のほぼ全長にわたって形成されたもので、腸肋筋(ちょうろくきん)、最長筋(さいちょうきん)、棘筋(きょくきん)などに分けられ、これらをまとめて脊柱起立筋群と呼ぶ。それぞれの領域の脊柱を伸展させることで直立姿勢を維持したり、側方に曲げたりする。とくに腰部で発達している。

血流障害

血管の炎症による血栓の形成や、動脈硬化による血管の閉塞による上肢・下肢の血流障害は、虚血（きょけつ）となった組織からの発痛物質などの分泌によって痛みが生じる。主なものとしては、閉塞性血栓血管炎（へいそくせいけっせんけっかんえん）や閉塞性動脈硬化症（へいそくせいどうみゃくこうかしょう）がある。

上肢だけでなく、下肢にも起こる

血流障害は、上肢だけでなく下肢にも起こります。血管の炎症による血栓や、動脈硬化による血管の閉塞によって血流が阻害されて虚血（きょけつ）となり、さまざまな症状が現れるもので、主なものとしては「閉塞性血栓血管炎（へいそくせいけっせんけっかんえん）（ＴＡＯ）」と「閉塞性動脈硬化症（へいそくせいどうみゃくこうかしょう）（ＡＳＯ）」があります。

こうした血流障害による痛みのしくみは、虚血となった組織から発痛物質や炎症性メディエーターなどが分泌されて末梢性感作が生じるからで、これによって血管の収縮が起こり、さらに重症化してしまいます。

● 閉塞性血栓血管炎

「バージャー病」とも呼ばれ、末梢の動脈で炎症が起きて血栓ができ、これによって閉塞が生じて血流障害となる疾患です。十分な栄養や酸素が供給されなくなるため、上肢・下肢に潰瘍や壊死、痛みや痺れが生じます。下肢に症状が現れると**間欠性跛行（かんけつせいはこう）**となるのが特徴です。

50歳以下の男性に多く、発症する原因はわかっていませんが、喫煙の影響が指摘されています。初期では虚血が生じているので皮膚が白くかつ冷たくなり、やがて鬱血（うっけつ）によって発赤（ほっせき）や紫色（チアノーゼ）となります。抗血小板薬などの薬物投与といった根治療法のほかに、痛み治療としては神経ブロック療法や東洋医学の鍼灸が有効です。

● 閉塞性動脈硬化症

四肢の太い動脈の内壁にコレステロールなどが沈着（粥状硬化（じゅくじょうこうか）という）して血管が狭くなったり閉塞したりすることで血流が阻害されて起こる疾患で、閉塞性血栓血管炎と同様に潰瘍（かいよう）や壊死（えし）、痛みなどが起こります。比較的に下肢で起こりやすく、その場合はやはり間欠性跛行が特徴として現れます。50歳以上の高齢者に多い疾患で、糖尿病や脂質異常症などでも起こるため、生活習慣病が問題となっている近年、増加傾向にあります。

治療としては血管拡張薬や抗血小板薬、脂質異常症治療薬の投与などが行われますが、痛みの治療としては神経ブロック療法や、脊髄に電気刺激を与える「脊髄刺激療法」、鍼灸などがあります。

✿コレステロールによる血流障害

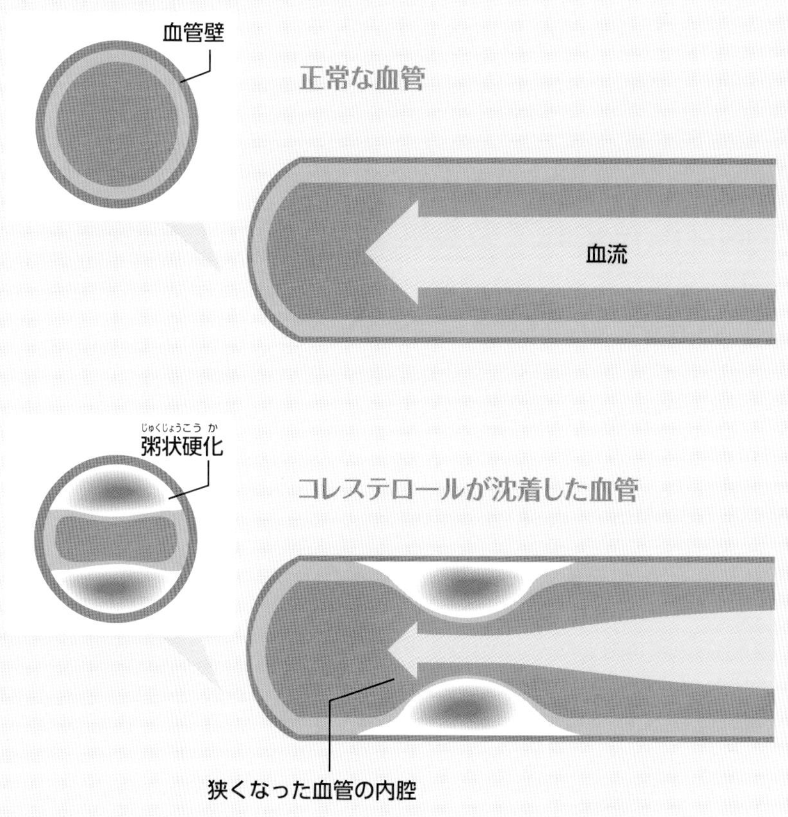

動脈硬化では、コレステロールによってプラークという粥状の沈着物が血管の内腔に生じる。これによって血流障害が起こって虚血状態となり、末梢の組織に栄養や酸素が行き届かなくなることで、該当する組織から発痛物質や炎症物質が分泌されて痛みが生じる。また、これらのプラークが破裂することで血小板が凝集し、血栓が生じることにもなる。

用語解説

間欠性跛行（かんけつせいはこう）

(Intermittent Claudication)

歩行など下肢に負荷がかかる運動をすると、しばらくして痛みや痺れ、冷えなどが生じて運動が困難になるが、一時的に休息を取ることで症状が軽減して再び運動が可能になることを間欠性跛行という。主な原因としては神経性のものと血管性のものがあり、前者は脊柱の変形などによる神経障害など、後者は血流障害による虚血などが挙げられる。

腱鞘炎・手根管症候群

腱鞘炎では、繰り返される運動によって腱鞘に炎症や肥厚が生じる。指に生じることが多く、ばね指や狭窄性腱鞘炎などが主なものである。また、手根管症候群では、屈筋支帯と骨の間の手根管を通る正中神経が障害される。

強固な結合組織である腱と靭帯

腱は骨に付着し、骨と骨格筋(筋肉)をつないでいる強力な結合線維で、「腱鞘」と呼ばれる膜に包まれています。一方、「靭帯」も腱と同様に強固な結合組織で、骨と骨をつないで関節を形成したりする役割があります。腱と靭帯の障害によって生じる痛みにはいくつかありますが、ここでは一般によく耳にする「腱鞘炎」と、靭帯の疾患である「手根管症候群」を取り上げます。

炎症性の痛みである腱鞘炎

腱鞘炎は、腱鞘が炎症を起こすことによって起こります。腱鞘はどこの関節にも存在しますが、腱鞘炎は手指関節に起こりやすい疾患です。

腱鞘炎は、繰り返して行われる腱の運動が原因となって引き起こされる疾患で、ペンで原稿を書いている作家や、現代ならばキーボードを長時間操作する職業などで起こりやすいといえます。腱鞘炎にもいくつかの種類があります。一つは親指(母指)や中指、薬指(環指)によくみられる「ばね指」で、中手指節関節(ＭＰ関節ともいう。指の付け根の関節のこと)の曲げ伸ばしによる刺激で腱鞘が腫れて厚くなることで潤滑な動きができなくなります。

狭窄性腱鞘炎は主に手首で起こります。手の甲を上にしたときに手首の外側に出る骨のふくらみを「橈骨茎状突起」といい、狭窄性腱鞘炎は腱と「橈骨茎状突起」の摩擦による炎症で、圧痛や運動時における誘発痛が生じます。

手根管症候群

頚髄から出入りしている腕神経叢で、腕の腹側のほぼ真ん中を走行して手や指の運動および感覚を支配する神経は「正中神経」といいます。この正中神経は、手掌の付け根にある「屈筋支帯(横手根靭帯ともいう)」という長方形の靭帯と骨の間のトンネルを通りますが、このトンネルのことを「手根管」といい、何らかの要因でこの手根管の内圧が上昇して正中神経が障害されるものを「手根管症候群」といいます。手根管症候群では親指・人差し指(示指)・中指・薬指における痺れのほか、ズキズキする痛みが生じます。

手の骨の構造

手の骨は手根骨、中手骨、指骨に分けられる。指の付け根にある関節は中手指節関節（MP関節）と呼ばれ、指自体を構成する指骨は基のほうから基節骨、中節骨、末節骨と呼ばれる。

中指
人差し指
薬指
DIP 関節
PIP 関節
小指
親指
末節骨
MP 関節
指骨
中節骨
基節骨
中手骨
手根骨
尺骨
橈骨

「ばね指」の概念

手根管症候群

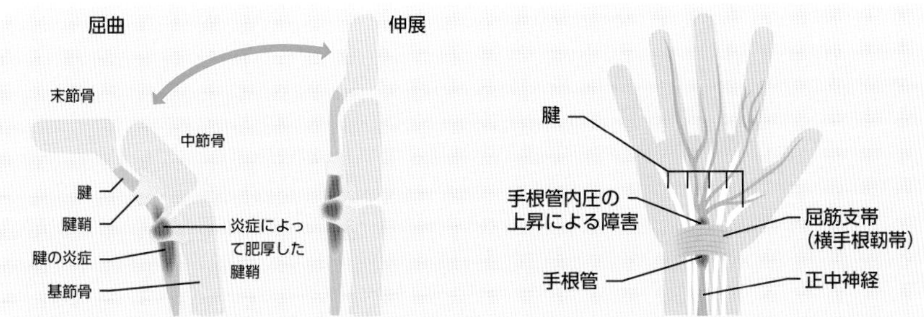

腱鞘炎の一種であるばね指は、MP関節の曲げ伸ばしなど、指を使いすぎることによって腱の炎症が起きて腱鞘が肥厚し、指の屈曲がしづらくなり、さらに伸ばしたときに痛みが生じるようになる。このため、腱の炎症を抑える必要がある。手根管症候群は、屈筋支帯の下の手根管という部分を通る正中神経が障害を受けて指に痛みや痺れが生じる。

用語解説

結合組織

(Connective Tissue)

人体は器官などのさまざまな構成要素によって形成されている。極論すれば、個々のパーツが組み合わさったプラモデルのようなものだが、完成したプラモデルが形を保っているのは接着剤によっておのおののパーツが離れないからだ。人体における結合組織は、器官や組織同士を結び付けて身体を保護・支持したり、脂肪などのエネルギーを貯蔵したりする役割を持つ。線維成分による緻密結合組織や、線維間や細胞間の隙間を埋める緩衝材としての疎性結合組織、血液やリンパ液のように、物質や細胞の輸送を担う液性結合組織など、いくつかの種類がある。

腰や足の痛み

腰と下肢は、人体のほとんどの重量を支えているため、椎骨や椎間板の障害が多い。腰部にある腰椎には、脊柱を支持する脊柱起立筋群が付着しており、身体を支持したり曲げたりする役割もある。腰仙骨神経叢は主に下肢を支配する。

荷重を支える腰椎と仙椎（骨盤）

腰（骨盤含む）と下肢は人体を支える土台ともいえます。腰には上半身の重量がかかっており、下肢は腰から上の体重を載せて、歩行運動を司ります。

脊椎の中でも腰部にある腰椎は、脊椎の中でも最も大きな重量を支えているといえます。腰椎はＬ１〜Ｌ５までの５個があり、荷重に耐えるため頸椎や胸椎などよりも比較的大きいのが特徴です。椎骨の背部側には、筋肉が付着するために後方に張り出している「棘突起」がありますが、腰椎の棘突起はほかの椎体のそれよりも太くかつ大きくなっており、胸最長筋などの脊柱を起立させて支持する脊柱起立筋群が**起始**として付着しています。腰椎の下にある仙椎は他の脊椎と異なり、５個の仙椎が癒合していて可動しません。仙椎は「仙腸関節」を介して腸骨とともにがっしりとした骨盤を形成し、大腿骨（下肢）と体幹の連結や、身体の支持などを担っています。このように、腰椎と仙椎は脊柱の支持や、腰部の屈伸の是正・調整、身体の支持、下肢との連結に大きな役割を持っています。

腰仙骨神経叢──臀部や下肢を支配下に置く

腰髄と仙髄の脊髄神経（腰神経叢と仙骨神経叢）の**前枝**は、相互に連絡し合いながら主に臀部や下肢に分布するので「腰仙骨神経叢」とまとめて呼ばれます。腰仙骨神経叢は下肢の運動や感覚の伝達を担い、仙骨神経叢（Ｌ４〜Ｓ３）から分枝する「坐骨神経」は人体最大の神経といわれています。

腰・下肢の痛み

腰椎では、椎骨の変形や、圧迫による椎間板の摩耗などに由来する神経障害性疼痛が多いのが特徴で、中でも多いのが腰部椎間板ヘルニアです。また坐骨神経をはじめとして、多くの神経が下肢に走行しているので、痛みがお尻も含めた腰部と、下肢に関連して現れることも多くなります。

下肢自体も疲労による腱や筋肉の炎症を起こしやすく、さらに閉塞性動脈硬化症などの血流障害による痛みも起こります。

腰椎と仙椎

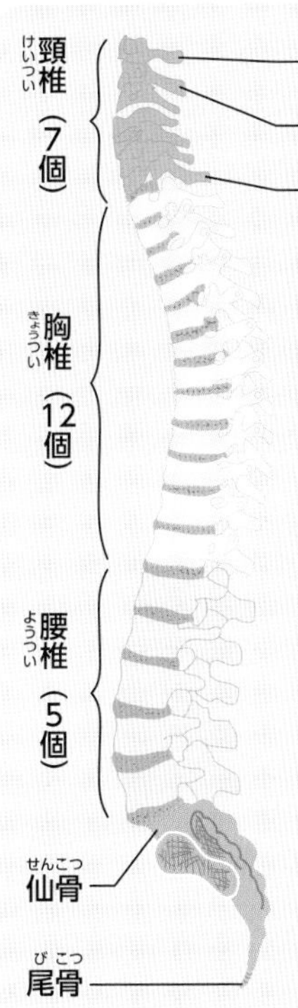

腰椎と仙椎は、脊柱の中で一番負荷が加わっている部位である。このため、腰椎およびその周辺組織の変性などによって腰部や下肢の痛みの原因部位となる確率が高い。腰椎椎間板ヘルニアは、脊柱の中で一番下方にあり、角度的に急カーブを描いている第4―第5腰椎間と、第5―仙骨間の椎間板で起こりやすい。

腰部と下肢の主な神経叢

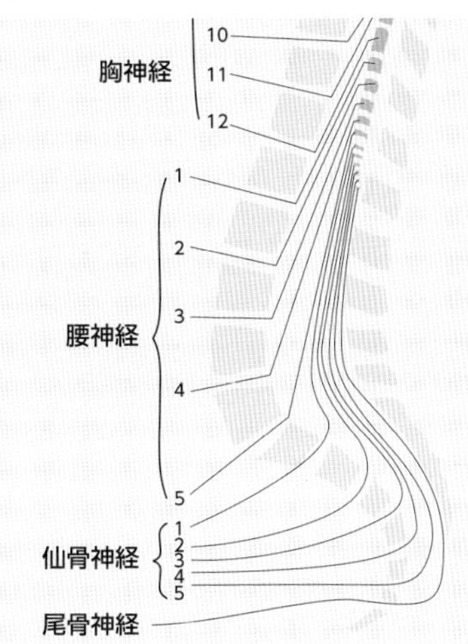

腰神経叢と仙骨神経叢は、腰部と下肢、生殖器などを支配する神経叢で、これらの感覚および運動を司っている。ただし、腸骨下腹神経は第12胸髄(T12)と第１腰髄(L1)からの枝が交わってできている。腰椎や仙椎における骨変形などによって、その支配領域における神経障害性の痛みが生じることになる。

用語解説

起始・停止

(Origin / Insertion)

骨格筋は腱によって骨に付着している。運動時に、静止している骨の腱が付着している部分を起始、可動している骨に付着している部分を停止という。力こぶを出すときには、力こぶを出す筋肉(上腕二頭筋)が収縮して前腕を引っ張り上げる。このとき、力こぶの筋肉の腱が静止している上腕骨に付着している部分が起始、引き上げる前腕の尺骨と橈骨に付着している部分が停止となる。

前枝・後枝

(Anterior Branch / Posterior Branch)

脊髄に出入りする脊髄神経(体性感覚・体性運動・内臓感覚・内臓運動のおのおのの線維)のうち、感覚神経は脊髄の後根に入り、運動神経は前根から出ていく。これらの神経線維は最終的に全身に分布するが、その際、体幹の側面と前面、四肢の筋肉と皮膚に分布する神経線維を「前枝」、体幹の背部の筋肉と皮膚に分布する神経線維を「後枝」と呼ぶ。

腰部脊柱管狭窄症

脊髄が通っている腰部の脊柱管が狭窄し、脊髄や神経根を圧迫してさまざまな障害が生じる。加齢との関連が高く、椎間板の変性・突出や脊椎すべり症、外傷など多くの原因によって起こるとされ、腰痛や下肢の痛み・痺れなどが生じる。

脊柱管狭窄症とは

一つ一つの脊椎の後ろには、椎体と椎弓によって形成される「椎孔」という環状の部分があり、脊椎が重なって脊柱が形成されることで、椎孔の連なりによる細長いトンネルのような空間ができます。これを「脊柱管」といい、その中を脊髄が上下に通っています。「脊柱管狭窄症」とは、その名が示すように、この脊柱管が何らかの原因によって狭くなって脊髄や神経根、神経を圧迫し、さまざまな神経障害を起こす疾患です。

脊柱管が狭くなる原因には、生まれつき脊柱管が狭いなどの先天的なもの、発育過程によるもの、何らかの後天的な要因によるものと、さまざまありますが、加齢によって起こることが多いとされます。

狭くなる直接の原因としては、加齢による椎間板の突出・変性があり、椎体が前方にずれてしまう「脊椎すべり症」によって起こることもあります。このほか、脊髄を包んでいる硬膜に肥厚ができて、それによって相対的に脊柱管が狭くなり脊髄を圧迫したり、骨粗鬆症や交通事故、運動不足などによる圧迫骨折の治癒後に脊柱管が狭くなったりすることなども挙げられ、直接の原因としては非常に多くのものが考えられます。

脊柱管狭窄症は脊椎のどの部分でも起こりえますが、その中でも最もよくみられるのが腰部脊柱管狭窄症です。

腰部脊柱管狭窄症の病態

第２腰椎から下の部分の神経は脊髄として一本の構造をしておらず、神経の束が馬の尻尾のようになっており、その様子から「馬尾神経」と呼ばれています。腰部脊柱管狭窄症では、この馬尾神経が圧迫され、腰部や下肢にさまざまな症状が現れます。

他覚症状として特徴的なのは間欠性跛行(P.133参照)です。ほかに、腰痛や下肢の痛み・痺れ・冷感・脱力感などが起こります。治療では、痛みに関しては薬物療法と神経ブロック療法、鍼灸によって軽減させます。根治療法としては、骨を切除して脊柱管を拡大するなどの「除圧術」があります。

✲脊柱管狭窄症（せきちゅうかんきょうさくしょう）が起こる主な原因

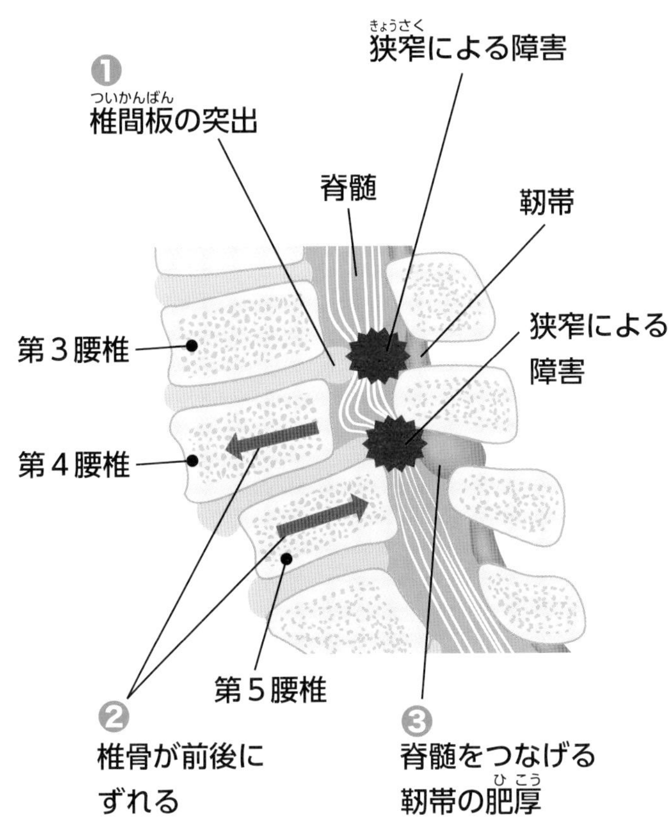

椎骨が連なることで、椎体の後ろにある椎孔が連続して脊髄が通る空間ができる。これを脊柱管というが、❶椎間板の突出、❷椎骨が前後にずれる、❸脊椎をつなげる靭帯が肥厚するなどの原因でこの空間が狭くなり、脊髄を圧迫することで痛みや痺れなどが起こる。脊柱管狭窄症は腰椎や仙椎に起こりやすく、腰部脊柱管狭窄症では馬尾神経が圧迫されることで下肢や腰部にこうした症状が起こる。

腰椎椎間板ヘルニア

加齢やその他の要因によって脊椎間の椎間板が突出する椎間板ヘルニアが腰椎で起こるものを、腰椎椎間板ヘルニアという。痛みは腰背部から下肢にわたって起こるが、ヘルニアが生じた部位によって痛みが生じる場所に違いがある。

腰椎で起こる椎間板ヘルニア

脊椎の椎体部分にあり、脊椎の間でクッションの役割を果たしている椎間板は、多くの水分を含むゲル状の髄核と、コラーゲンを多量に含む線維輪、軟骨終板からなります。椎間板のおかげで体軸にかかる衝撃が吸収され、負荷がやわらげられています。この椎間板の線維輪が断裂したりすることで髄核が漏れ出し、椎間板が突出してしまうものを椎間板ヘルニアといいますが、これが腰椎で起こるものを腰椎椎間板ヘルニアといいます。

腰椎椎間板ヘルニアは、脊柱管狭窄症とともに腰の疼痛疾患としてよくみられるもので、タクシーの運転手のように長時間座席に座っている職業や、重いものを扱う職業の人々などでの発症が多いとされます。

腰椎椎間板ヘルニアの症状

最初は場所を特定できない腰背部の痛みが起こり、やがて下肢の痛みが生じます。夜間痛や、咳き込んだりして痛む体動時痛（誘発痛）が起こりますが、身体を動かさない状態でも痛みが増強することもあります。痛みがある程度引いたとしても、ジンジンする痛みが残ったりします。ほかの腰椎性疾患同様、腰椎椎間板ヘルニアによって「坐骨神経痛」になることもあります。

ヘルニアが起こる部位によって痛みを感じるところが違う

神経の圧迫部位によって痛みや痺れが生じる部位が異なります。腰椎椎間板ヘルニアが好発するのは第４腰椎および第５腰椎（Ｌ４－Ｌ５）と、第５腰椎および第１仙椎（Ｌ５－Ｓ１）の間にある椎間板です。前者（Ｌ４－Ｌ５）では第５腰神経の神経根が圧迫され、お尻から下肢の大腿および下腿、親指にかけての放散痛や痺れが感じられます。一方、後者（Ｌ５－Ｓ１）で起きた場合は第１仙骨神経が圧迫され、親指（拇趾）ではなく、小指（小趾）の痛みとなります。ちなみに第３腰椎および第４腰椎（Ｌ３－Ｌ４）の椎間板のときは第４腰神経が圧迫されて、主に大腿前面、下腿の内側面への放散痛として現れます。こうした神経障害は、坐骨神経痛ともいわれます。

✿腰椎椎間板ヘルニアの好発部位と痛みのおおよその位置

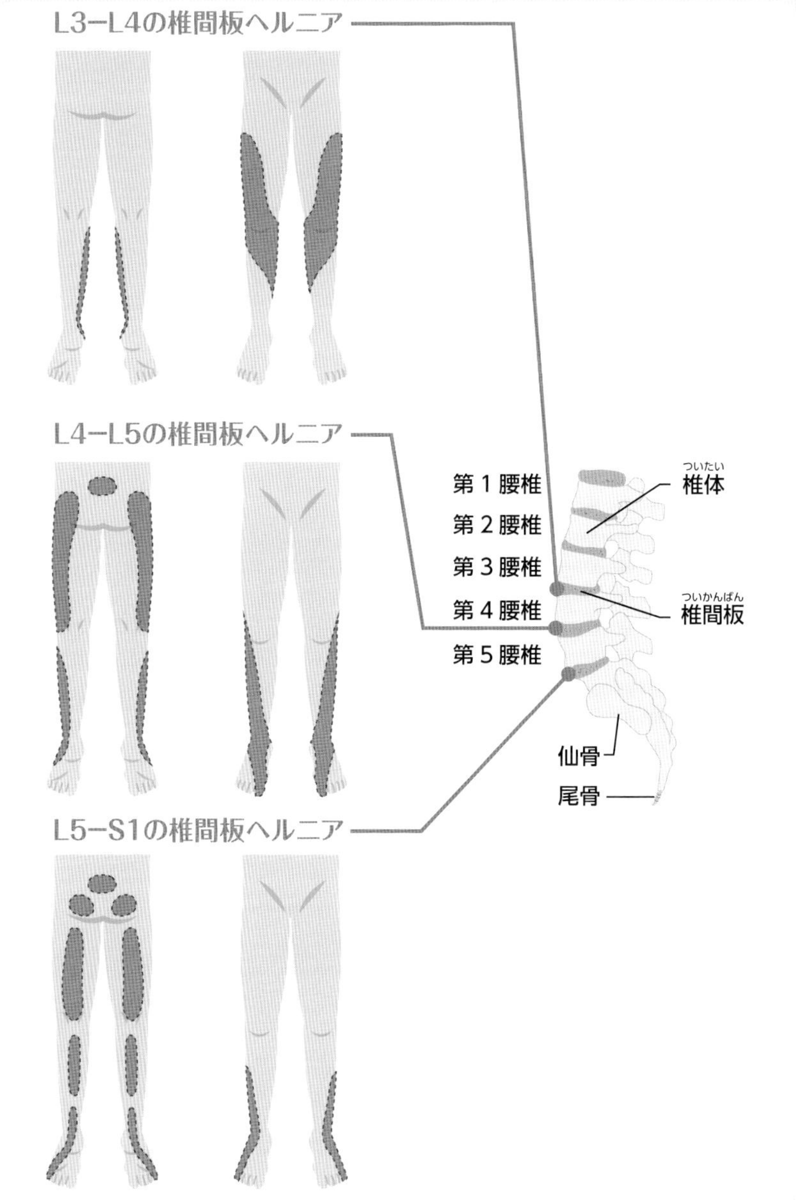

腰部椎間板ヘルニアではＬ４−Ｌ５とＬ５−Ｓ１の椎間板で起こりやすい(図ではＬ３−Ｌ４も表示)。図では左右両側を表しているが、必ずしも両側性に出るわけではない。おのおのの椎間板が突出することによって、その部位の神経根が圧迫され、腰臀部や下肢の各部に痛みや感覚異常が生じる。

坐骨神経痛

坐骨神経は、人体で最も太く長い末梢神経であり、坐骨神経痛はこの坐骨神経が椎間板ヘルニアをはじめとするいろいろな要因によって障害を受けることで引き起こされるさまざまな症状を総称したものである。

人体で最大の太さと長さを持つ末梢神経

第４・第５腰神経(Ｌ４—Ｌ５)と、第１～第３仙骨神経(Ｓ１～Ｓ３)の前枝は複雑に分枝や合流をして、臀部や**会陰部**、下肢に分布する「仙骨神経叢」を形成しますが、坐骨神経はこの神経叢から起こります。

坐骨神経は、「梨状筋」と呼ばれる、股関節で大腿骨を外側に動かす筋肉の下から骨盤を抜けて、大腿部の後ろを通ってふくらはぎや足の先につながる末梢神経で、人体の中で最大の太さと長さを有しています。この坐骨神経に障害が生じた場合、臀部から大腿部後方、ふくらはぎや足の外側に多くの症状が現れます。

坐骨神経痛の原因には多くの疾患が考えられる

一般的によく耳にする「坐骨神経痛」というのは病名ではなく、さまざまな原因によって生じた坐骨神経の障害で現れる症状の総称です。その原因となる疾患は、主なもので腰椎椎間板ヘルニアや腰部脊柱管狭窄症、腰椎すべり症のほか、加齢によって椎間板や椎間関節が変性して脊柱が側方に曲がってしまう変性側弯症などがあります。また、坐骨神経への物理的・機械的な圧迫・障害も、坐骨神経痛の原因となります。

この中で最も坐骨神経痛を引き起こす可能性が高いのが、腰椎椎間板ヘルニアと腰部脊柱管狭窄症です。腰神経・仙骨神経の異常が生じる部位に関しては前項の「腰椎椎間板ヘルニア」を参考にしていただきたいのですが、これらの部位における椎間板の突出や脊柱管の狭窄が起こると、そこを支配している神経が障害を受けて、その支配下の領域に痛みや感覚麻痺、運動障害が生じます。痛みは、一定の範囲の放散痛となることが多くなります。

これらは脊椎の変性による坐骨神経痛ですが、このほかの原因として「梨状筋症候群」があります。坐骨神経は梨状筋の下を通ると先に述べましたが、梨状筋が緊張することで坐骨神経が締め付けられて痛みや痺れが生じます。長時間の自動車の運転や中腰の姿勢、ゴルフなどの下肢を広げたり中腰になったりするスポーツでは、梨状筋症候群が起こりやすくなります。

✻人体で最長の神経―坐骨神経とその痛みの範囲

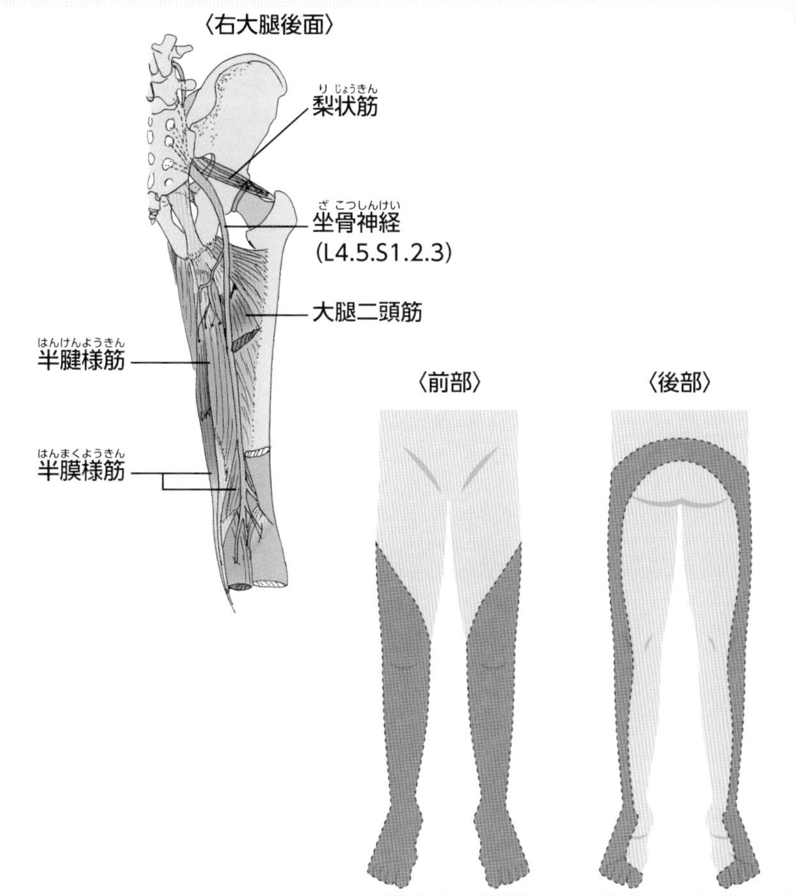

坐骨神経は人体で最大径かつ最長の末梢神経であり、梨状筋の下を通って下肢を下行し、かかとや足の先にまで枝を分布させている。このため、坐骨神経またはその分枝に障害が起こると、広い範囲で痛みや感覚異常が生じる。図で表しているのはすべてこの範囲が痛くなるということではなく、この範囲内に起こるという意味である。坐骨神経が障害を受ける原因には、腰椎椎間板ヘルニアや梨状筋症候群など、いくつかが挙げられる。

用語解説

会陰部（えいんぶ）
(Perineal Region)

解剖学的には、骨盤の恥骨結合部・左右の坐骨結節・尾骨を結んだ菱形の領域を会陰部(または会陰)という。臨床的には、男性の場合は肛門と尿道の間、女性の場合は肛門と膣の間を指す。

急性腰痛（ぎっくり腰）

腰痛はその期間によって急性、亜急性、慢性に分類され、ぎっくり腰は急性腰痛症に該当する。急性腰痛症には多くの原因が考えられるが、ぎっくり腰は主に腰椎の捻挫によって起こることが多い。

「腰痛」とは？

そもそも一口に「腰痛」といっても、いくつかの分類があります。腰痛の明確な定義は定まっていませんが、❶急性腰痛：４週未満、❷亜急性腰痛：４週以上〜３か月未満、❸慢性腰痛：３か月以上、というように分類されるのが一般的とされます。この分類は「原因」による分類ではなく、あくまで「腰の痛みが続く期間」を基準としています。急性腰痛は突然の痛みが襲い、それが４週未満続くもので、いわゆる「ぎっくり腰」も急性腰痛に含まれます。

急性腰痛症にはさまざまな原因がある

急性腰痛は坐骨神経痛と同様に多くの症状の総称で、さまざまな原因が考えられます。まず、急激な運動や加重による筋および筋膜の障害や、腰椎にある椎間関節（椎体をつないでいる関節）の関節包や靭帯の損傷といった、いわば「腰部の捻挫」の状態を「腰椎捻挫」といい、私たちが日常的に経験するぎっくり腰の多くはこれらが原因となって起こります。

このほかの筋肉や骨格由来のものとしては、腰椎椎間板ヘルニアや脊柱管狭窄症、腰椎すべり症など多くあります。また、尿路結石や胆石による内臓からの関連痛もありますし、骨粗鬆症や脊椎へのがんの転移なども原因として挙げられます。精神医学では、家族関係などの心理社会的要因との関連も指摘されています。

「急性腰痛＝ぎっくり腰」とする見方もありますが、ぎっくり腰はいわば俗称であり、必ずしも急性腰痛がぎっくり腰というわけではありません。ただし、ぎっくり腰は数日から数週間で収まることが多いので、実質的には「急性腰痛＝ぎっくり腰」といえますが、多くの原因が潜んでいることがあるので注意が必要です。

ぎっくり腰の痛みと治療

ぎっくり腰は交通事故や、スポーツなどで腰をひねったとき、重いものを持ち上げたときなどに起こります。痛みは激烈で、大人でも息が一瞬止まる

✿急性腰痛の主な原因

分類		主な原因
骨格筋や脊椎などの疾患	外傷・骨折	腰椎捻挫(いわゆるぎっくり腰)、骨折(骨粗鬆症含む)
	脊椎・脊柱・椎間板	脊椎分離すべり症、脊柱管狭窄症、椎間関節症、側弯症、椎間板ヘルニア、椎間板の線維輪の断裂、椎間板炎
	筋・筋膜・靭帯	筋・筋膜性疼痛、棘間靭帯の断裂
内臓系疾患・感染症		尿路結石、胆石、腫瘍、尿路感染症、帯状疱疹による末梢神経障害、結核の脊髄への感染
心理社会的要因		うつ病、心身症、その他の心理的・精神的疾患

表は「急性腰痛」の原因になりうる疾患であって、「ぎっくり腰」の原因というわけではない。いわゆる「ぎっくり腰」は主に腰椎捻挫が原因であることが多く、これも含めた「急性の腰の痛み」を急性腰痛という。急性腰痛の原因となる疾患には、主なものでも表のように多くのものが考えられる。

✿日常的に起こるぎっくり腰

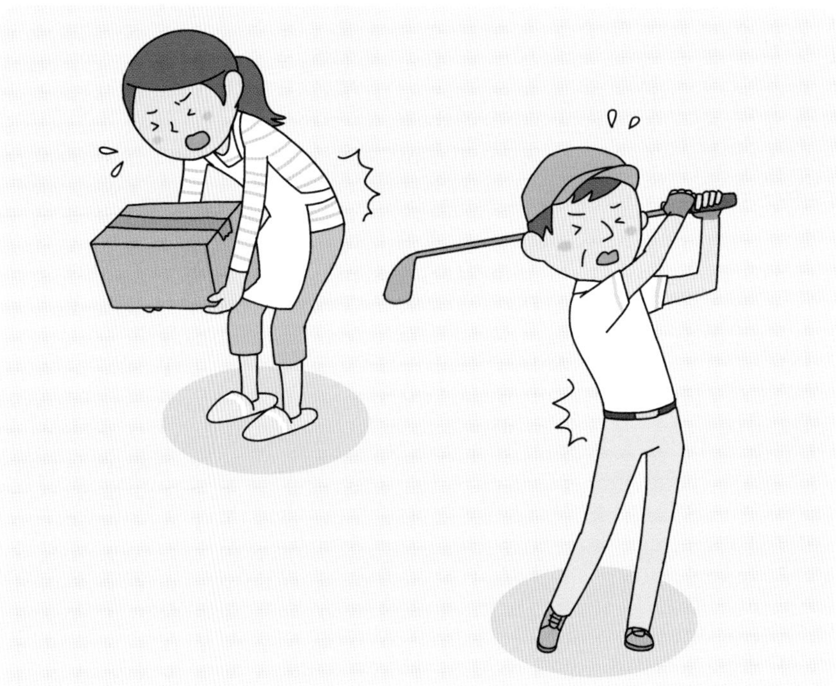

ほどの激しいものであり、動かさなくても腰部のこわばりや鈍痛を感じ、動かすことで激痛が起こります。自然に治癒しますが、治療としては湿布や鎮痛薬投与、鍼灸、軽いストレッチなどが有効です。

足の痛み

足は、歩行や走行、跳躍などによって地面から直接、衝撃を受ける身体部位で、人体で最大かつ最も強靱なアキレス腱が存在する。足の痛みに関連する疾患には、アキレス腱周囲炎や足底腱膜炎、モートン病など、多くの疾患がある。

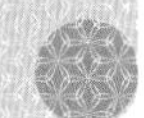

足は歩行などで常に地面からの衝撃を受けている

足はくるぶしから下の部分のことで、地面に接しており、全体重を受け止めています。また、歩行や走行の際に直接衝撃を受けている部位でもあります。足も筋肉や骨、腱、神経といった組織によって構成されていますが、足には人体で最大かつ最も強力な腱である「アキレス腱(踵骨腱)」があります。

足には、痛みを引き起こす、以下のようなさまざまな疾患があります。

● アキレス腱周囲炎

アキレス腱は、ふくらはぎの筋肉(ヒラメ筋、腓腹筋)をかかとの骨に付着させている腱で、歩行や走行、ジャンプなどの運動で必要とされます。負荷に耐えられるように強靭で大きな腱となっていますが、逆にいえば負荷がかかりやすい部位ということです。アキレス腱はパラテノンという疎性結合組織によって周りを包まれていますが、運動などによって繰り返し過度に引っ張られることで、このパラテノンに炎症が起こったり肥厚が生じたりします。これを「アキレス腱周囲炎」といい、圧痛や腫れ、熱感、発赤、ジンジンとした痛みが生じます。

● 足底腱膜炎(または足底筋膜炎)

足底(足の裏)の骨はアーチ状をしており、このアーチを支えるために「足底腱膜」という腱が踵の骨(起始)と足先のほうの骨(停止)を、ちょうど「弓の弦」のようにつなぐ形で存在しています。足底腱膜炎は、この起始の部分に負荷がかかることで足底腱膜と踵の骨の付着部分に小さな外傷ができ、骨棘が形成されるなどの変性が生じて炎症が起こる疾患で、圧痛が生じます。

● モートン病

足の薬指と中指の間に痛みや痺れ、灼熱感が生じるもので、つま先立ちを頻繁にする仕事や、ハイヒールを常に履いているなどが原因で起こります。

足の指に向かう神経は、足底にある深横中足靭帯を通っており、つま先立ちの状態で地面とこの靭帯の間で圧迫されて神経が障害を受けます。治療としてはつま先立ちやハイヒールの禁止、内服薬による痛みの緩和、鍼灸がありますが、3か月以上症状が続く場合、手術が必要になることもあります。

✻最大・最強固の腱―アキレス腱(踵骨腱)

図からみてもわかるように、アキレス腱(踵骨腱)は腓腹筋(内側頭と外側頭からなる)とヒラメ筋から生じて踵の骨(踵骨隆起)に付着する、人体において最大かつ強固な腱である。アキレス腱周囲炎は、アキレス腱を包む結合組織パラテノンが炎症を起こすもので、腱にある侵害受容器によって痛みがキャッチされて伝達される。

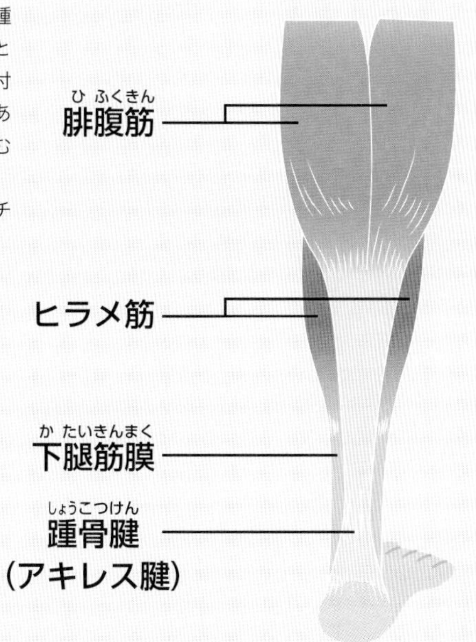

✻足底腱膜炎―歩行時における負荷

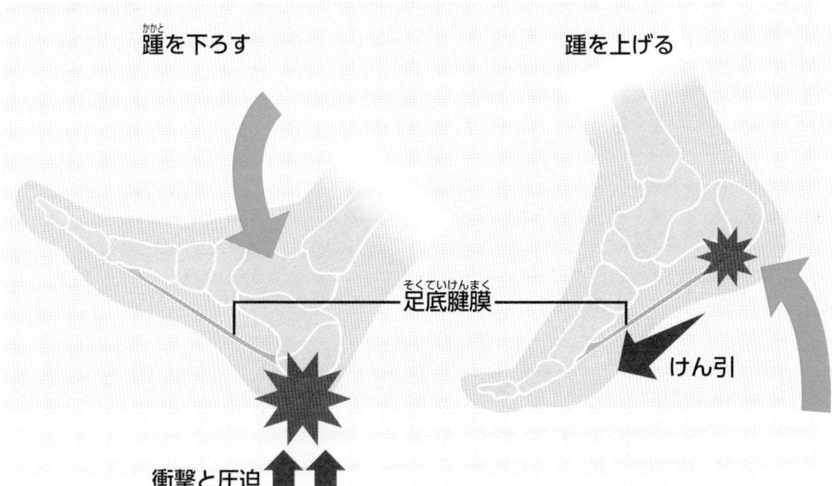

アーチ状をしている足底の骨の両端をつなげる形で存在する足底腱膜は、歩行時に負荷がかかっている。足を前に出す際に踵が地面と接するときは、足底腱膜と踵骨隆起(踵の骨)の付着部に衝撃と圧迫がかかる。次に足を前に出すために踵を上げると指先の方向が引っ張られて足底腱膜が引っ張られる。こうした負荷の繰り返しによって炎症が起こり、痛みが生じる。

四肢関節・肩関節の痛み

四肢の関節と肩関節は、可動性関節の中でも可動域が広い滑膜性連結の関節である。関節は線維膜と滑膜によって構成される関節包で包まれ、内部には滑液がある。関節には侵害受容器があり、痛みはAδ・C両線維によって伝達される。

可動性関節の構造

関節には大きく分けて「可動性関節」と「不動性関節」があります。可動性関節にもいくつかあって、靭帯によって骨と骨が結合されている「線維性連結(靭帯結合)」、椎間板のような軟骨組織によって骨と骨が結合し可動域が小さい「軟骨性連結(軟骨結合)」、そして「滑膜性連結」があります。滑膜性連結には、一方向の屈伸を行う「蝶番関節」、多方向への動きが可能な「球関節」、回転運動を行う「車軸関節」など多くあり、可動性が高いのが特徴です。

四肢や肩の関節である滑膜性連結の関節(以下、単に関節と表記)の構造は、まず骨と骨の間に「滑膜腔(または関接腔)」という空間があり、骨同士は接していません。滑膜腔内の骨の表面は「関節軟骨」によって覆われていて、可動を滑らかにしています。

関節の外側は「関節包」という膜によって袋状、または袖状に包まれています。関節包は外側の線維膜と、内側の「滑膜」の二重構造となっており、その内部は「滑液」という粘り気のある液体によって満たされています。また、骨が分離しないように強靭な靭帯が関節包と一体となって関節を包んでいます(関節包の内部で骨同士をつなぐ靭帯もある)。

関節にも感覚神経が走行しており、その侵害受容器は主に関節包の滑膜や線維膜、靭帯、膝の半月板、**骨膜**などに分布していて、Aδ線維とC線維が痛みの感覚を伝達します。ただし、軟骨には侵害受容器はありません。

関節の痛みとは

関節の痛みは、骨の変性などによる骨同士の摩擦やズレ、炎症、腫瘍、血の流れが悪くなることによる骨(骨頭)の壊死などがありますが、自己免疫疾患である関節リウマチでは、滑膜の炎症が起こります。

また、四肢関節や肩関節は可動域が広いため、運動や日常の動作、事故などの外傷も原因となることが多いといえます。これらの痛みは、関節にある侵害受容器が痛みをキャッチし、一次求心性線維によって伝達される侵害受容性疼痛(炎症などの化学的刺激含む)が主なものといえます。

関節（滑膜性関節）の略図

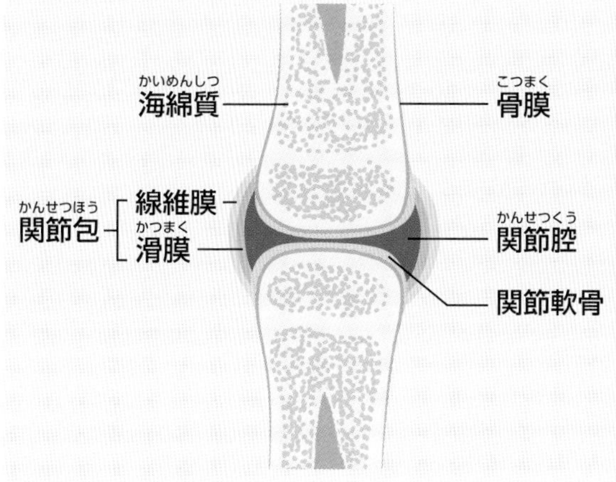

四肢や肩の関節である滑膜性関節は、骨と骨がつながって回転や屈曲・伸展などの運動を行う部位である。骨と骨の間には摩擦の軽減と緩衝材の役割を持つ軟骨があり、関節部分は滑膜と線維膜からなる関節包によって包まれている。このほか、図では省略しているが、骨同士をつなぐ靭帯がある。痛みを感受する侵害受容器は、主に関節包の滑膜や線維膜、靭帯、そして骨を覆っている骨膜にあり、軟骨には存在しない。

蝶番（ちょうばん）関節と球関節

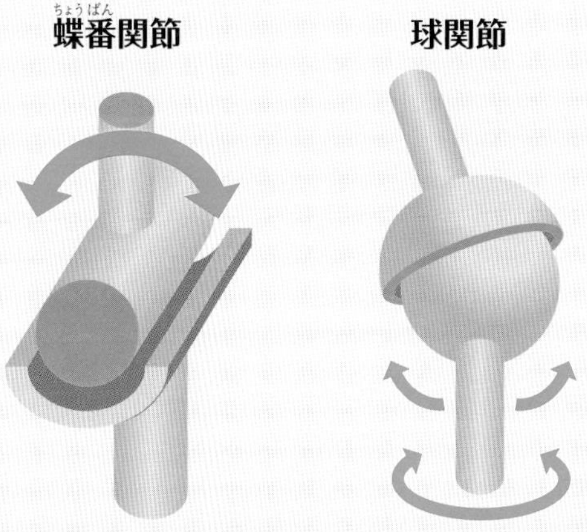

四肢の膝や肘、肩の関節は蝶番関節と球関節が主なものである。蝶番関節は２つの凸面と凹面がかみ合い、一方向の屈曲と伸展のみを行うもので、一軸性関節とも呼ばれる。肩の関節は球関節と呼ばれ、骨の球体面とお椀状の窪みがかみ合うもので、制限はあるものの、各方向に自由に回すことができる。肩関節のほかに、下肢の股関節が球関節でる。

用語解説

骨膜（こつまく）
(Periosteum)

骨の表面を覆っている結合組織で、骨に付着する腱や靭帯、関節包などは厳密には骨そのものではなく骨膜に付着している。骨膜には骨を作り出す骨芽（こつが）細胞が多く存在し、骨の成長や修復に大きく貢献している。骨膜にも感覚神経終末が分布しているため、骨膜自体の損傷だけでなく、骨折などによる変形も骨膜の侵害受容器を刺激して激痛が生じることとなる。

肩関節周囲炎（四十肩・五十肩）

中高年に多い四十肩、五十肩の主な原因疾患は肩関節周囲炎である。肩関節の痛みと運動制限が主な症状で、加齢による骨や腱、靭帯、軟骨などの組織が退行変性（加齢に伴い生じる変化）することで起きる炎症とされる。肩峰下滑液包や関節包の癒着などで悪化する。

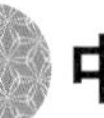

中高年層に多い四十肩、五十肩

中高年層では、肩の関節が痛み、腕が上がらなくなる「四十肩」「五十肩」と呼ばれる症状が出ます。発症する年代によって呼び方が異なっているだけで、この２つは全く同じものであり、ほとんど多くが「肩関節周囲炎」という疾患によって起こります。症状は肩の痛みと運動制限で、肩を動かすとズキズキする痛みが起こります。後ろに手を回すときや、整髪時などで腕を上げるときなどに痛みを感じたり、腕が上がらなくなったりします。このほかにも、夜中に痛みを感じ（夜間痛）、睡眠が妨げられたりします。

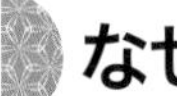

なぜ起こるのか

肩の関節は肩甲骨の「関節窩」という窪みに、球形をした上腕骨の骨頭がはまっています。「球関節」なのでぐるぐる回すこともでき、可動性が最も高い関節となっています。逆にいえば、肩甲骨から離れないように、強靭な靭帯や筋肉の腱によって、しっかりと繋ぎ止められていなければなりません。

肩関節周囲炎は、加齢によって肩関節を構成するこれら骨や靭帯、軟骨、腱が退行変性することで周辺組織に炎症が生じて痛みが起こります。悪化すると運動制限がよりひどくなる「拘縮肩」や「凍結肩」になります。

悪化する原因としては、「関節包や肩峰下滑液包の癒着」が考えられます。肩の上のちょうど肩甲骨の上のところには「肩峰」と呼ばれる三角形の突起があり、関節窩を上から被うように張り出しています。その下には、肩甲骨と上腕骨をつなぐ４つの筋肉（棘上筋・棘下筋・小円筋・肩甲下筋）の腱が、関節窩を被っています。この４つの腱を「回旋筋腱板（ローテーター・カフ）」といい、関節窩はこの腱板によって半円形に覆われているわけです。

腱板と肩甲骨の間には、動きを滑らかにするための「肩峰下滑液包」がありますが、この肩峰下滑液包や、関節を包んでいる関節包が他の組織と癒着したりするとより悪化すると考えられています。

痛みを緩和するためには、肩甲上神経に対する神経ブロック療法を基本に、痛みを感じる部位への鎮痛薬の注射や東洋医学の鍼灸などが行われます。

✲肩関節のしくみ（右肩関節）

肩甲切痕

運動神経である肩甲上神経が通っている（図では省略）。肩甲上神経は、腕神経叢から起こり、僧帽筋の下から肩甲切痕と上肩甲横靭帯の間を通り、棘上筋および棘下筋に分布する。腕を上げる動作に関与する運動神経である。

上肩甲横靭帯

肩甲骨の上の縁はカミソリのように薄くなっており、そこに小さな切れ込みが入っている。これを肩甲切痕というが、上肩甲横靭帯はこの肩甲切痕の上に橋渡しをするように張っている小さな靭帯である。上肩甲横靭帯の上は肩甲上動脈が走っており、下は肩甲上神経が通っている。上肩甲横靭帯は、一部が骨化することがある。

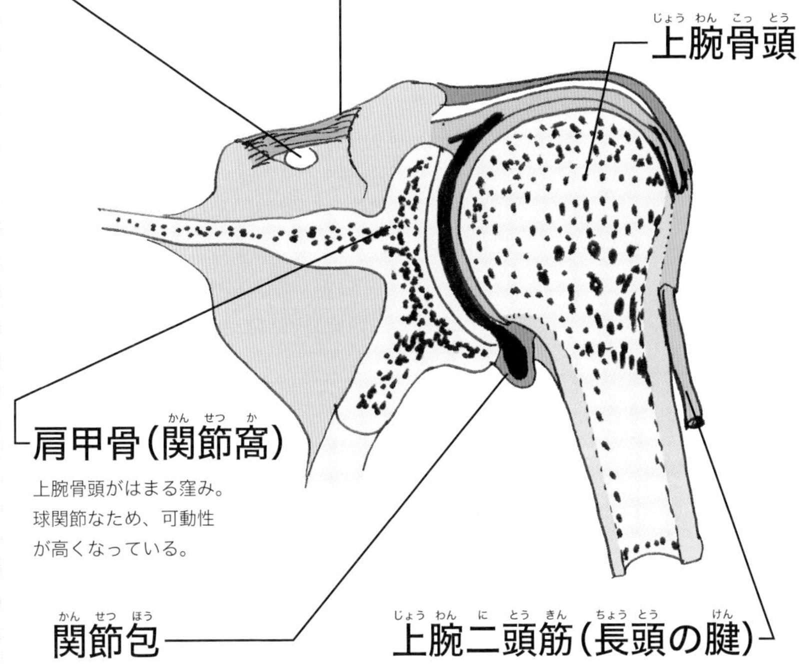

上腕骨頭

肩甲骨（関節窩）

上腕骨頭がはまる窪み。球関節なため、可動性が高くなっている。

関節包

肩関節を包んでいる袋。肩関節の関節包は、周囲の筋の腱で補強されているが、それ以外のところは関節上腕靭帯となっている。関節上腕靭帯は上・中・下関節上腕靭帯の３つがある。

上腕二頭筋（長頭の腱）

上腕二頭筋はその名の通り「長頭」と「短頭」の２つに分かれており、長頭の起始部の腱は肩甲骨関節上結節（肩関節の関節窩の上部分）から起こっている。このように、肩関節は靭帯や筋肉の腱などによって強くつなぎ止められている。

球関節である肩関節は、自由度の高い動きをするとともに、上肢を体幹に結びつけるために靭帯によって囲まれた、非常に強固な部位となっている。肩関節周囲炎では、加齢などによってこれらの靭帯や骨、軟骨などが退行変性して起こる。

股関節・膝関節の障害

股関節と膝関節は、重い重量が常にかかっているうえに、歩行などの運動に関与する関節である。股関節痛や膝関節痛の原因疾患には血流障害による大腿骨壊死や、加齢・肥満などによる変形性関節症など、いくつか存在する。

股関節と膝関節の構造

股関節は骨盤の「寛骨臼」という窪みに球形の「大腿骨頭」がはまり、肩関節ほどではないにしろ自由な動きができるようになっています。骨盤から上の体重を支え、歩行および走行、跳躍といった運動の負荷がかかるため、腸骨大腿靭帯をはじめとする多くの強靭な靭帯によって保護されています。

膝関節は蝶番関節で、一方向の屈伸に特化しています。膝関節を形成する大腿骨と脛骨の間には、軟骨性の円板である内側・外側２つの「半月板」があり、衝撃を吸収したり、関節の動きを滑らかにしています。膝関節の関節包は独立したものではなく、骨同士を完全にはつないでいません。関節を取り巻く靭帯は、多くが骨に付着している筋肉の腱で、膝関節の安定性はこれらの腱と筋肉に依存しているため、損傷を受けやすい関節といえます。

大腿骨頭壊死

骨も常に新しい骨が作られており、栄養や酸素が供給されていますが、大腿骨の骨頭に十分な血流が通わなくなると骨頭が壊死します。これを「大腿骨頭壊死」といい、壊死しても無症候の状態と、壊死部分の骨頭が潰れることで痛みが生じる状態の二段階があります。

痛みは、股関節を内側にひねるときなどでとくに増強されます。膠原病によって起こることが多いとされますが、アルコールの過剰摂取や、ステロイド剤の服用も関連しているといわれます。

変形性股関節症・変形性膝関節症

関節の軟骨が摩耗することで骨棘をはじめとする骨増殖が起こり、股関節や膝関節が変形して、炎症性の痛みが発生する疾患です。多くは加齢や肥満、その他の外傷が原因となります。

変形性股関節症の痛みは鼠径部から大腿の内側、臀部から大腿の後ろなどに起こり、変形性膝関節症では内側での変形がよく起こるので膝の内側に痛みが多い傾向があります。

✤股関節の構造（右股関節）

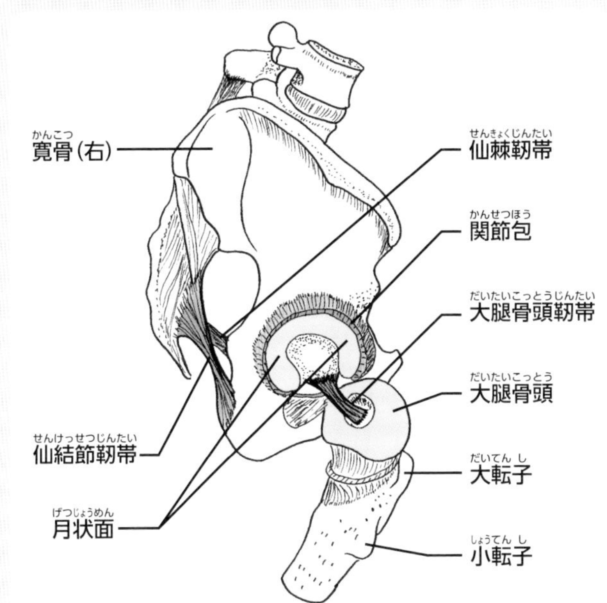

図は包んでいる靭帯を切断し、大腿骨をはずしたところを表す。股関節は球関節であり、寛骨臼という窪みに球形の大腿骨頭がはまっていることで自由な動きを可能にしている。腰から上の全体重を支えるため強靭な靭帯によって保護されており、大腿骨頭には、大腿骨と寛骨をつなげている大腿骨頭靭帯も存在する。大腿骨頭壊死では、骨頭が壊死を起こして潰れることで痛みが生じる。

✤膝関節の構造（右膝関節 － 正中矢状断面）

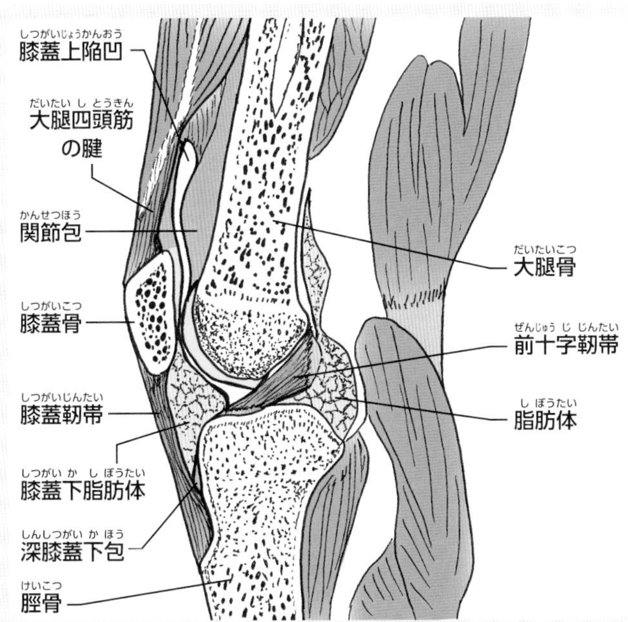

膝関節の関節包は骨同士を完全に包んでいない。大腿四頭筋腱や膝蓋靭帯は、膝蓋骨を梃子の支点として屈曲運動を行う際に働く。

スポーツによる関節の痛み

今まで述べてきた痛みの疾患でも運動によって起こるものは多いが、ここではスポーツで起こる関節の痛みを取り上げる。主なものとしては、テニス肘や靭帯損傷、関節部の炎症などがある。

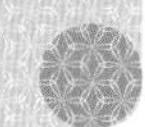

関節への過剰な負荷や損傷により生じる

● テニス肘・野球肩

テニス肘は、正式には「上腕骨外側上顆炎」といい、テニス選手によくある疾患です。前腕の**伸筋**群である「長橈側手根伸筋」「短橈側手根伸筋」「総指伸筋」は、上腕骨の肘外側の「外側上顆」に付着していますが、テニスでバックハンドを繰り返すことでそこの腱が炎症を起こします。逆にゴルフでよくみる「ゴルフ肘」は、肘の内側の「内側上顆」に付着している**屈筋**群の腱が炎症を起こすもので、この場合は「上腕骨内側上顆炎」といいますが、これはテニスでもフォアハンドの動作を繰り返すことで生じます。

「野球肩」は投球動作によって生じる肩の障害の総称です。投球動作によって肩関節の腱や筋肉、軟骨などに障害が現れるものですが、成長期の子供では骨を成長させる成長軟骨が損傷することで起こる「上腕骨骨端線障害」があり、これは一般に「リトルリーグ・ショルダー」ともいわれます。

● 膝靭帯損傷

膝関節における靭帯損傷はスポーツ選手によくみられる外傷です。膝の内側方向に強制的な外力が加わったときは「外側側副靭帯」が、外側方向では「内側側副靭帯」が、脛骨の上側に前後の外力が加わると「**前・後十字靭帯**」が損傷します。おのおの痛みのほかに、腫れや可動制限が生じます。

● ジャンパー膝

「膝蓋腱炎」といい、バスケットボールやバレーボールなど、ジャンプを繰り返す選手に頻出する疾患です。膝蓋関節を伸展させる大腿四頭筋の腱が、頻繁な跳躍によって炎症を起こすもので、ジャンプ時や階段の上り下り、深くしゃがんだときなど、膝を大きく曲げたり力を入れたりするときに痛みが生じます。

● 半月板損傷

運動よる外傷などの障害によって半月板が損傷するもので、膝を曲げたときの痛みや引っかかるような感覚が特徴です。靭帯の損傷によって半月板に負荷がかかり、半月板損傷が併発することがあります。

肘の筋肉と骨格

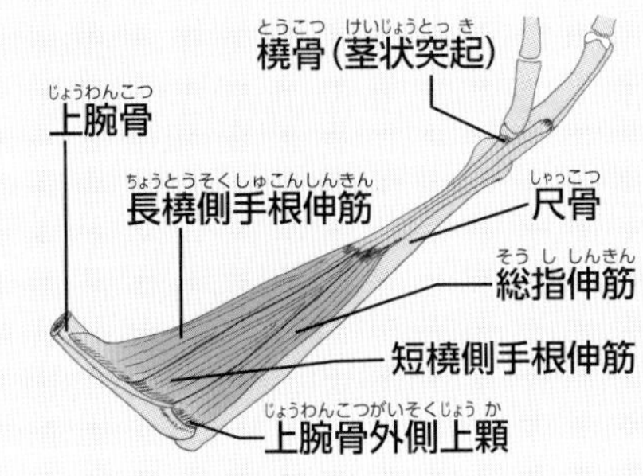

テニスのバックハンドは、ラケットを持っている手の反対側に来た球を打つもので、ラケットを体幹から外側に向けて振る動作となる。このとき、前腕の3つの筋肉が付着している外側上顆の腱に負荷がかかるため、そこに炎症が起こる。フォアハンドでは、ボールを打つ時にラケットを持っている手を身体の方向に振る動作となり、図では見えないが、反対側の内側上顆(円回内筋・長掌筋・尺側手根屈筋が付着)の腱に炎症が起こる。

本文に出てきた主なスポーツ障害

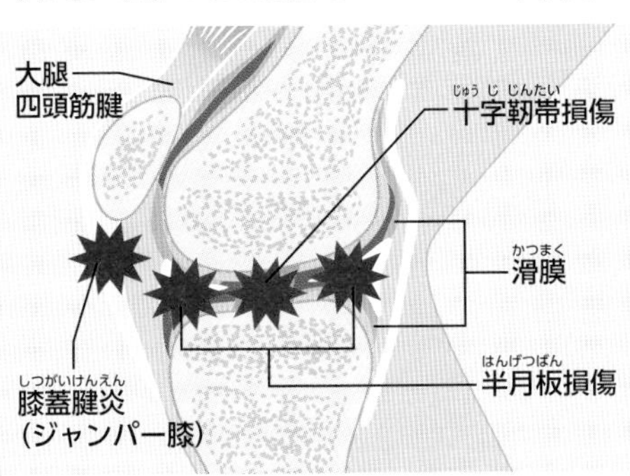

可動域があり、ほぼ全身の重量がかかる膝関節は、スポーツの際に障害が起こりやすい。図での半月(半月板)は外側半月の損傷。十字靭帯の損傷に関しても、後十字靭帯と前十字靭帯の損傷がある。スポーツでは、関節を可動させる人体や、滑らかな動きに関与する半月および軟骨に障害が起こりやすいといえる。

用語解説

伸筋・屈筋
(Extensor / Flexor)

機能に基づく筋肉の分類で、運動において関節を屈曲などさせる筋を屈筋、同じく伸ばすときに使われる筋を伸筋という。例えば、腕を曲げるときには上腕二頭筋(力こぶの筋肉)が収縮するので、上腕二頭筋は「屈筋」である。これに対して、腕を伸ばすときには、上腕二頭筋の反対側にある上腕三頭筋が収縮することで腕をまっすぐに伸ばせる。このため、上腕三頭筋は「伸筋」である。

前十字靭帯・後十字靭帯
(Anterior Cruciate Ligament / Posterior Cruciate Ligament)

靭帯は関節の外側だけにあるわけではない。膝関節の関節包の中にあり、膝関節の前後方向の活動を制限するのが前十字靭帯と後十字靭帯である。前から見ると2つの靭帯が×型にクロスして見えるので十字靭帯という。前十字靭帯は脛骨(すねの骨)が前方に、後十字靭帯は後方にずれるなど膝関節が異常な変位をすることを防いでいる。

関節リウマチ・痛風による痛み

関節の痛みは自己免疫疾患の関節リウマチや、代謝性疾患である痛風でも起こる。関節リウマチは免疫システムが関節包の滑膜を攻撃することで起こり、痛風は尿酸が関節で結晶化することで起こる。ともに炎症性の痛みである。

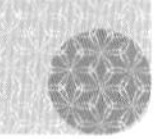

関節リウマチと関節の痛み

加齢による変性や外傷といった物理的原因ではない全身疾患で、関節が痛むこともあります。主なものとしては「関節リウマチ」や「痛風」があります。

関節リウマチは、本来なら異物を排除する免疫システムが自己の正常組織である関節包の滑膜を攻撃してしまう「自己免疫疾患」です。これによって滑膜が炎症を起こし、進行によっては骨や軟骨の破壊が起こって骨が変形し、関節の機能障害が生じるようになります。発症の直接の原因はわかっていませんが、環境因子としてはウイルス感染や喫煙、ストレスなどが考えられており、男性よりも女性に多く発症します。

関節リウマチの症状としては、まず「左右対称性」が挙げられます。片方の腕の肘が痛い、膝が痛いということは他の疾患や外傷の可能性がありますが、左右の関節に痛みが生じます。また、朝に起床したときに関節がこわばった感じがする「朝のこわばり」も特徴の一つです。関節破壊は、発症から１～２年間が最も大きいといわれ、破壊された関節は元には戻りません。

基本的に全身の関節に痛みが生じますが、多くは手首や指をはじめ、四肢の関節に痛みや腫れが出ます。関節リウマチの痛みは、電撃痛などのようなものではなく、重くどんよりした、熱感を伴う痛みです。また、その痛みは、関節リウマチという病気が発症して寛解するまで続きます。

痛風と関節の痛み

プリン体という物質は体内で尿酸に分解されます。尿酸がうまく代謝されずに高尿酸血症という状態になると、尿酸が腎臓や関節で結晶化し、関節が炎症によって激しい痛みを起こしたり、腎機能障害を起こしたりします。こうした状態を「痛風」といい、関節における痛みはとくに「痛風関節炎」と呼ばれます。「風が吹くだけで激痛が走る」ことから痛風と名付けられたように、耐えられないほどの痛さであり、24時間でピークとなり、２～３日間続きます。

関節リウマチの進行過程

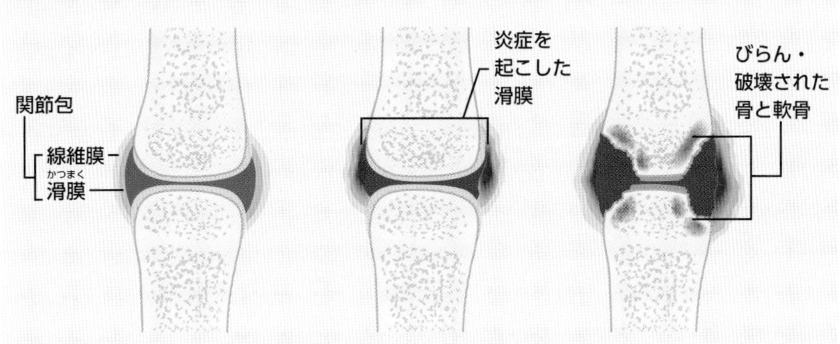

関節リウマチは、自己の免疫が関節包の滑膜を攻撃して起こる免疫疾患である。これにより、攻撃を受けた滑膜で炎症が起こり、やがて関節の軟骨や骨が破壊されることで、関節機能の障害や痛みが起こるようになる。進行がさらに進むと、関節の変形が始まる。関節包や骨膜などには侵害受容器が存在するため、滑膜の炎症や骨破壊によって痛みが起こる。

痛風の痛みの好発部位

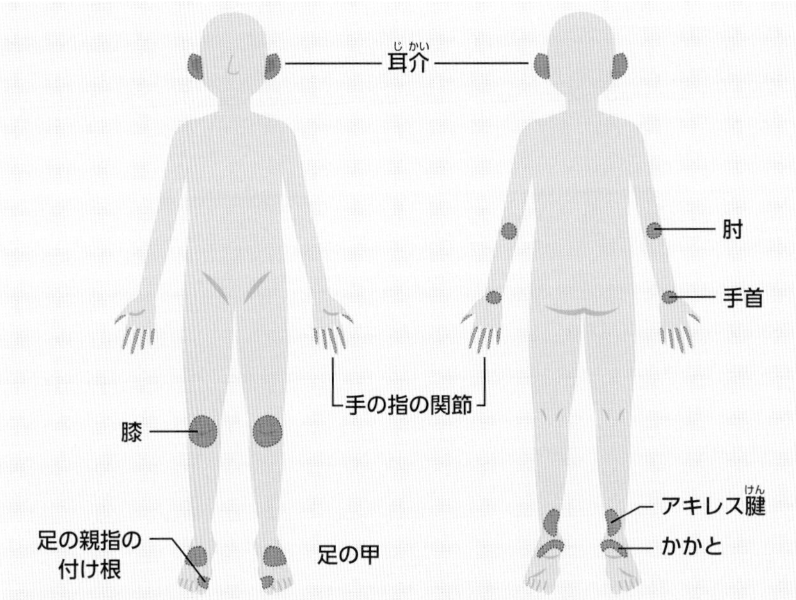

高尿酸血症によって関節に尿酸が溜まることで起こる痛風の初期症状は、患部のムズムズした違和感から始まり、やがて激しい痛みとなる。図のように関節部位を中心として発生するが、これらの部位には尿酸塩が結晶化し、こぶのようなふくらみとなる。こうした関節などの痛みだけでなく、腎機能の障害や骨破壊による関節の変形なども起こる。

皮膚の痛み

外皮の主な役割は、保護・防護機能と感覚機能である。外皮は表面から表皮、真皮、皮下組織の三層からなり、表皮には痛覚や触覚などのさまざまな感覚器官が分布しており、一次求心性線維によって刺激が伝達される。

皮膚の役割と構造

解剖学的に皮膚は「外皮系」に含まれ、その名の通り人体の表面を被っています。患者が「皮膚が痛い！」というときは必ずしも「皮膚自体の痛み」というわけではありませんが、ここではその視点に基づき「皮膚の痛み」としてまとめます。外皮にはいくつかの役割があります。一つは外的環境から人体を守る「保護・防護機能」です。二つ目としては、皮膚に分布している感覚器官によってさまざまな外的刺激を感知する「感覚機能」が挙げられます。

外皮は表面から深部に向かって「表皮」「真皮」「皮下組織」の三層からなり、表皮と真皮の２つを「皮膚」といいます。表面の表皮は上から「角質層」「淡明（たんめい）層」「顆粒（かりゅう）層」「有棘（ゆうきょく）層」「基底層」からなり、角質層はケラチノサイトという細胞が硬く角化することで形成され、人体の表面を守っています。有棘層には、表皮を通過してきた病原体や、がん細胞への免疫応答を行うランゲルハンス細胞も存在し、これも異物などの外敵から外皮を守っているのです。一方、皮下組織は主に脂肪細胞からなっています。

「感覚器官」としての外皮

外皮系における神経は、外皮の血流や汗などの分泌を制御したりするほか、知覚を受け取る働きがあります。知覚神経をみると、まず表皮の一番深いところの基底層には、軽い接触を感じ取る「メルケル細胞」があり、体性感覚を感じ取る一次求心性線維と繋がっています。

このほか、表皮には温感覚や、痛みを受容する受容器が存在しており、表皮が傷つけられたり、極度の熱や冷たさに晒されたりすると、侵害刺激としてAδ（デルタ）線維やC線維を介し、その情報が伝達されるしくみとなっています。第２章P.66ページでも述べましたが、C線維に多く存在するTRPV１という受容体（侵害受容器）は43℃が、TRPV２はおよそ50℃が閾値（いきち）となっており、これを超える温度刺激を受けると、受容体が侵害刺激として痛みを伝達します。

このように外皮は、身体を守る「第一の鎧」と、全方位的に外的刺激をとらえる「広範囲のセンサー」の機能を有しています。

✻外皮の構造と感覚受容器

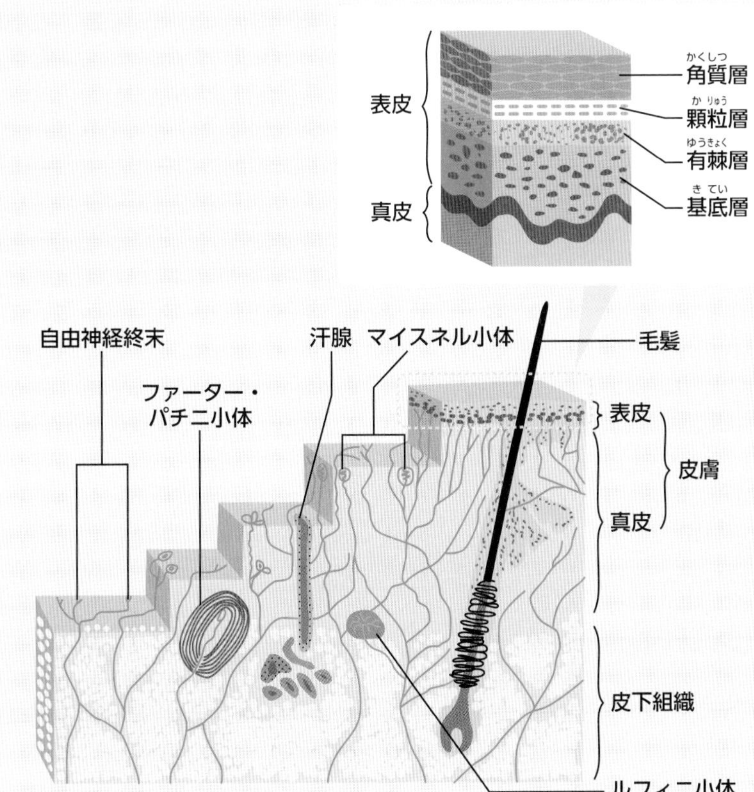

外皮は表面から表皮➡真皮➡皮下組織と層を形成しており、一般的に「皮膚」と呼ばれるのは表皮と真皮の二層である。さらに表皮は図のような複数の層からなり、最深部の基底層には最終的に外側の角質層となるケラチノサイトという細胞の幹細胞がある。各種の感覚受容器は触覚や圧覚、繊細な触覚などを感じ取り、同様に自由神経終末も痛みだけでなくほとんどの感覚を感受する。

用語解説

その他の体性感覚
(Somatic Sensations)

痛みの刺激以外の感覚を伝える皮膚の触圧に関する感覚受容器としては、マイスネル小体、ルフィニ小体、ファーター・パチニ小体、メルケル細胞がある。マイスネル小体(またはマイスナー小体)は触覚を司るもので、手のひらや足の裏に多く存在し、なかでも指の腹側には密に存在する。ルフィニ小体は主に真皮に分布していて、皮膚の伸展を感受する。ファーター・パチニ小体は圧力を感受し、メルケル細胞は触覚を感受する。

帯状疱疹、帯状疱疹後神経痛

帯状疱疹は水痘帯状疱疹ウイルスによる感染症で、顔面や上肢体幹に水疱が生じて激しい痛みが起こる。前駆痛、急性帯状疱疹痛、帯状疱疹後神経痛の3つの段階があり、帯状疱疹後神経痛は神経障害性疼痛に分類される。

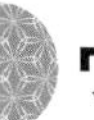

ウイルス性疾患で発症する帯状疱疹

帯状疱疹は「水痘帯状疱疹ウイルス（ＶＺＶ）」によって引き起こされる感染症です。主に幼少期に感染することが多く、そのころに治癒しても脊髄後根神経節や、顔面の三叉神経節に潜伏し続けます。

疲労や睡眠不足、ストレス、加齢などで免疫力が低下すると、ＶＺＶが活動を始め、皮膚に皮疹が現れてやがて水疱を形成、のちに膿疱となり、激しい痛みが生じるようになります。これらの皮膚での症状は、体幹や顔面、上肢に現れやすいとされます。また、帯状疱疹は加齢に伴って免疫力が低下する高齢者によく起こり、50歳代以降でよく発症します。

3つの段階がある帯状疱疹による痛み

帯状疱疹の疼痛は「前駆痛」「急性帯状疱疹痛」「帯状疱疹後神経痛」の３つの段階があります。まず、皮疹が出始める前の痒みを伴う軽い痛みが前駆痛です。次の段階の急性帯状疱疹痛は、皮疹ができているときのビリビリした電気が走るような痛みで、持続的な発作痛が混在して現れたりします。

抗ウイルス薬などによって帯状疱疹がいったん治まれば、この段階で痛みは消失しますが、まれに帯状疱疹が治っても痛みが続く場合があり、この段階の痛みを帯状疱疹後神経痛といいます。ジリジリとした疼くような締め付けられる痛みで、前駆痛や急性帯状疱疹痛のような表面的な痛みというより、深部痛が生じるようになります。このように、前駆痛と急性帯状疱疹痛は急性痛、帯状疱疹後神経痛は慢性痛と分けることができます。

痛みが起こるしくみ

帯状疱疹では、ＶＺＶが三叉神経や脊髄神経などの末梢神経を通って神経終末や皮膚に達し、そこで炎症が生じたりすることで侵害受容器が刺激されて痛みが起こります。このように、前駆痛や急性帯状疱疹痛は侵害受容性疼痛によって引き起こされるのですが、神経の障害が進み、末梢神経や脊髄後根神経根などでニューロンの脱髄やそれによるエファプスなどが起こると、

三叉神経の走行と帯状疱疹の好発部位

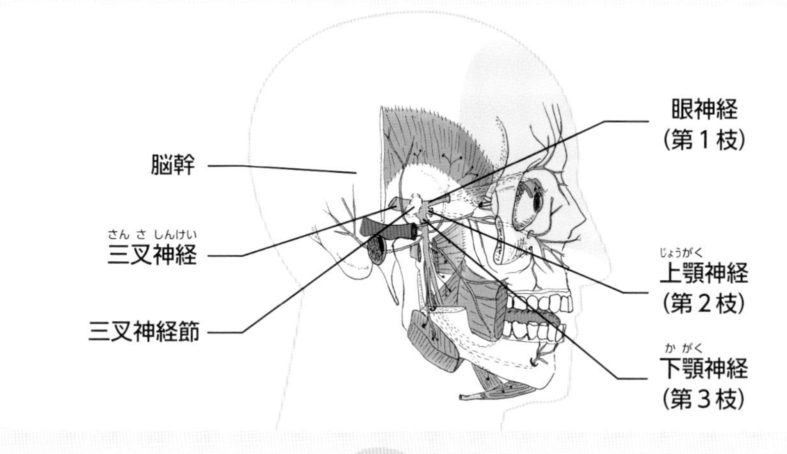

ＶＺＶ(水痘帯状疱疹ウイルス)によるウイルス性疾患の帯状疱疹は、神経根などに潜伏したウイルスが末梢神経を通って神経終末に移行して皮膚に水疱を生じさせ、激しい痛みを起こす。治癒・寛解しても痛みが続く場合は帯状疱疹後神経痛と呼ばれ、神経障害性の慢性痛となる。顔面においては、ＶＺＶが三叉神経に沿って活動するため、三叉神経の支配領域における痛みとなる。

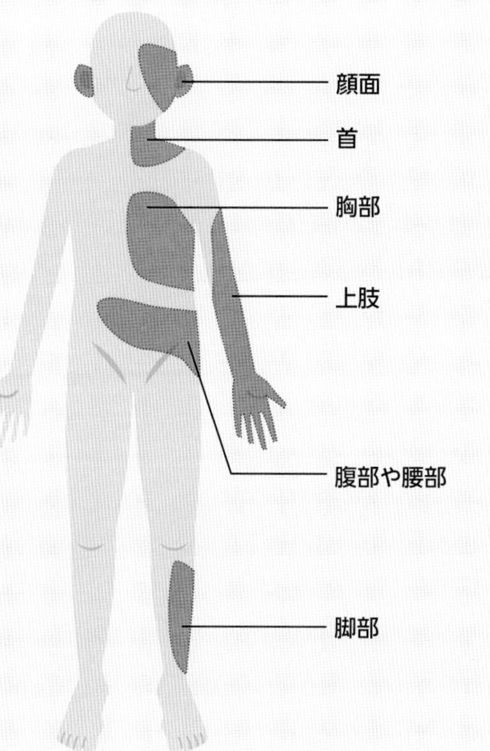

帯状疱疹が治っても帯状疱疹後神経痛に移行し、数か月〜数年、痛みが続くようになります。このため、帯状疱疹後神経痛は神経障害性疼痛に分類されます。

熱傷および電撃による障害

熱傷は外皮系の損傷という視点ではいくつかの原因がある。損傷深度によってⅠ度熱傷、浅達性Ⅱ度熱傷、深達性Ⅱ度熱傷、Ⅲ度熱傷の段階があり、後者2つは痛みが軽度になる傾向がある。電撃傷は電流による深部損傷に注意する。

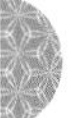

多岐にわたる熱傷

熱傷は、熱によって皮膚や皮下組織が損傷を受けることをいいますが、痛みの緩和の視点からすれば、「何らかの原因によって皮膚や皮下組織が損傷を受ける」という点が重要です。この視点から見た場合、主に以下のものがあります。

● 温熱による熱傷

火および高温の液体・固体・気体による外皮組織の損傷。

● 凍傷

極度または長時間の寒冷による細胞障害、とくに循環器系組織の障害。

● 電撃傷

感電などによる電気的な障害で、電流による組織損傷と、火花による火傷に分けられる。

● 化学的熱傷

化学薬品などによる体表組織の腐食。

以下、温熱によるものと、電撃によるものを取り上げます。

熱傷の程度

熱傷による組織損傷において、痛みという観点から受傷の深度が影響します。損傷を受けた深さによって、表皮までの障害の場合は「Ⅰ度熱傷（ＥＢ）」、真皮までは「Ⅱ度熱傷」、皮下組織まで損傷を受けた場合は「Ⅲ度熱傷（ＤＢ）」とされ、Ⅱ度熱傷はさらに「浅達性Ⅱ度熱傷（ＳＤＢ）」と「深達性Ⅱ度熱傷（ＤＤＢ）」に分けられます。

どのような痛みか

侵害刺激をとらえる受容器などは主に皮膚にあります。このため、Ⅰ度熱傷の場合は表皮の炎症を主とした痛覚過敏による侵害受容性疼痛（しんがいじゅようせいとうつう）で、ピリピリとした軽度～中程度の痛みです。浅達性Ⅱ度になると、炎症反応のほかに真皮の感覚受容器が障害を受け、痛覚過敏で痛みが激しいものとなります。

熱傷の深度

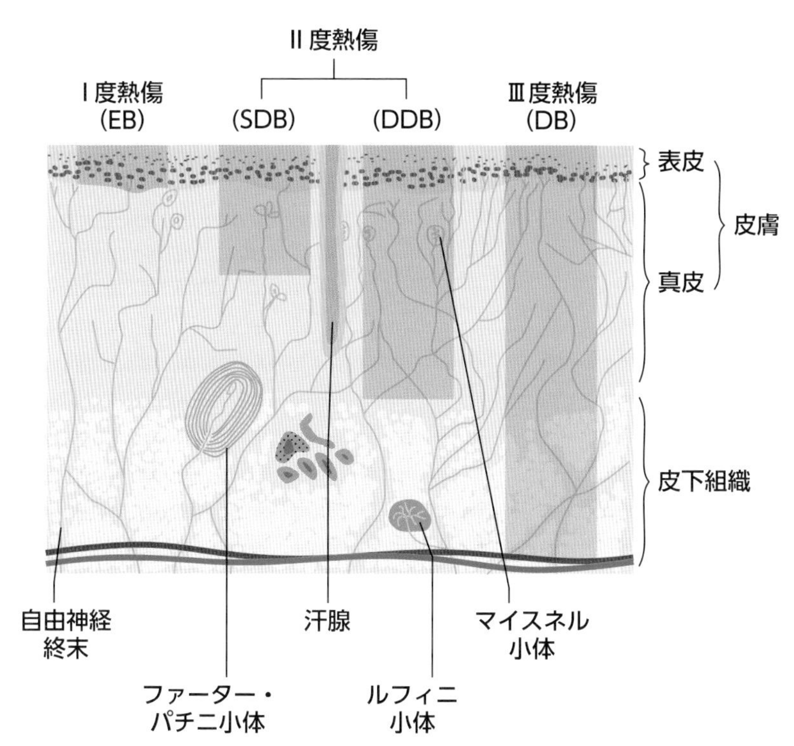

熱傷による外皮の損傷は大きく分けてⅠ～Ⅲ度熱傷の三段階があるが、Ⅱ度熱傷は、真皮の浅い部分までの「浅達性Ⅱ度熱傷（ＳＤＢ）」と、真皮の深いところまでの「深達性Ⅱ度熱傷（ＤＤＢ）」に分けられる。外皮の感覚受容器は、図のようにほとんどが真皮にあるため、ＤＤＢまでになると受容器そのものが損傷されて機能しなくなるので、痛みや感覚がほとんどなくなる。

これに対し、深達性Ⅱ度では真皮にある感覚受容器が破壊されているので浅達性Ⅱ度よりも逆に痛みが軽度になり、Ⅲ度熱傷では火傷特有の鋭い痛みがほとんどなくなりますが、正常な部位との境目では痛みを感じます。

電撃傷の注意すべき特徴

電撃傷は電流による外皮組織の損傷ですが、火花や電気的な爆発による場合などは火傷となります。肉眼では異常がなくても、電流によって外皮組織の深いところまで損傷を受けていることが多いので注意が必要です。

骨の痛み

骨は強固な緻密質と、網目状の海綿質からなる。表面は骨膜によって覆われており、大きな骨には骨髄が存在する。骨組織では主に、骨膜に感覚神経が走っている。骨の痛みの原因には、骨折やがん、感染症などが考えられる。

骨の構造

骨は強固な構造をしており、人体を物理的に支持・保護する役割のほか、骨盤や大腿骨、肋骨、椎骨などの骨髄で**血液細胞**が作られるといった造血機能や、人体にとって必要なカルシウムの貯蔵・供給機能があります。

個人差がありますが、成人の骨の数は全部でおよそ200個以上あり、その形状から長骨(上腕骨、大腿骨など)、扁平骨(頭蓋骨、扁平骨など)、不規則骨(椎骨など)、短骨、種子骨に分類されます。

骨の表面は「骨膜」という結合組織で覆われており、骨を作る「骨芽細胞」が存在していることから、骨膜は骨の成長や骨折による修復に関与します。そして骨の本体は、緻密で強固な構造である外側の「緻密質」と、小さな孔と網目状の構造(骨梁)の「海綿質」からなっています。長骨などの大きな骨では、中心部に「髄腔」という空洞があり、ここに骨髄があります。

骨自体の痛み

骨(とくに骨髄を有するもの)の感覚神経は、骨に栄養を運ぶ血管とともに、骨を貫通している管を通って分布していますが、とくに骨膜には痛覚を受容する神経が豊富に分布しています。これらの神経は引っ張りや引き裂きといった刺激に敏感なので、骨折や腫瘍などがあると激痛が起こります。

骨の痛みの原因にはいくつかあります。最もよくみられるのは骨折で、骨が折れることで骨膜の侵害受容器が刺激を受けて激痛が起こります。一方、骨は緻密質によって強固な構造となっていますが、加齢によって密度が低下し、骨折しやすくなります。高齢者に多い「骨粗鬆症」による骨折がこれに当たります。

もう一つはがん関連です。骨や軟部組織に起こる腫瘍としては、10代の思春期に多い骨肉腫、中年に多い軟骨肉腫などがあるほか、他臓器のがんが血流にのって骨に転移する場合があります。がん性疼痛に関しては別項で取り上げます。

この他、感染症などによる疾患による痛みがあります。例えば「骨髄炎」は

✲骨の構造

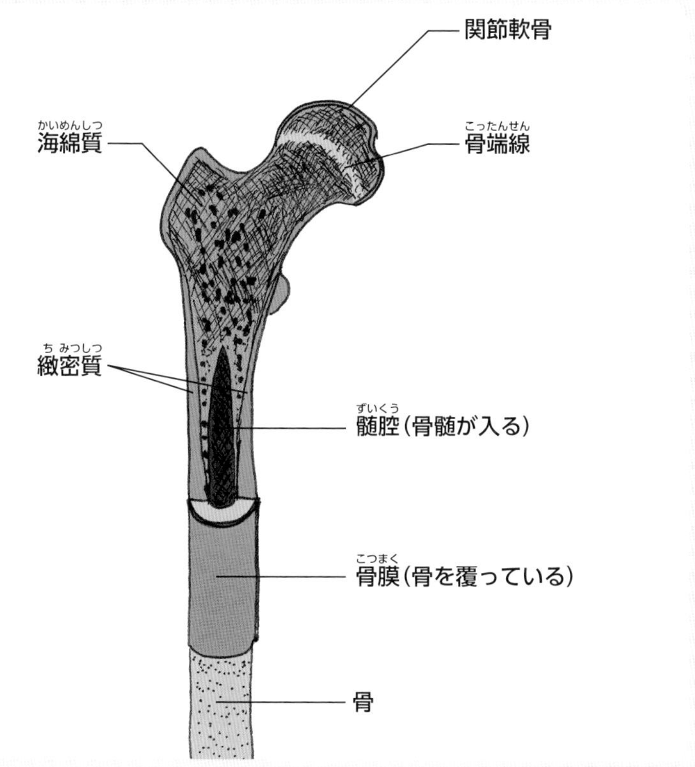

骨は骨芽細胞によって形成され、血管で栄養や酸素の補給も行われている組織である。骨自体にも痛みを伝達する求心性神経線維が存在するが、とくに骨を覆っている外側の骨膜には、痛覚神経が豊富に存在している。

細菌が血流によって骨に感染することで、髄腔の中の骨髄が炎症を起こし、それによる腫れが血流を妨げて骨の壊死（えし）が起こることで痛みが生じます。

用語解説

血液細胞（けつえきさいぼう）

(Blood Cell)

血液の中に存在する細胞成分の総称。酸素の運搬を行う「赤血球」、免疫を司る好中球・好酸球・好塩基球、単球およびリンパ球といった「白血球」、止血を行う「血小板」が血液細胞とされる。骨髄にはこれら血液細胞の元となる「造血幹細胞」が豊富に存在する。

骨粗鬆症

加齢をはじめとするさまざまな原因によって骨強度が低下して骨が弱くなる疾患で、椎骨(ついこつ)や大腿骨、上腕骨などの骨が骨折しやすくなる。原因の多くは加齢によってホルモンのエストロゲン分泌の低下による。

骨がスカスカになる骨粗鬆症(こつそしょうしょう)

骨は強固な組織ですが、何らかの原因によって骨の強さ、つまり「骨強度(こつきょうど)」が低下して骨が脆弱化することがあり、これを「骨粗鬆症(こつそしょうしょう)」といいます。

骨強度は、骨の密度を表す「骨密度(こつみつど)」と、骨の質である「骨質」によって決まりますが、その影響度は骨密度で70%、骨質が30%とされ、骨密度が強度を大きく左右します。実際、骨粗鬆症の骨をみてみると、緻密質(めんみつしつ)がスカスカの状態になっていることが確認されます。

骨粗鬆症そのものは無症状であり、弱くなった骨が骨折することで初めて痛みが生じます。骨粗鬆症が生じる部位は、椎骨の椎体や大腿骨の**近位(きんい)**部、橈骨(とうこつ)の**遠位(えんい)**部、上腕骨の近位部、骨盤(とくに恥骨や坐骨)などですが、とくに椎体(ついたい)骨折と大腿骨近位部の骨折が全体的に多いとされます。

原因によって2つに分けられる

骨粗鬆症は原因別に大きく２つに分けられます。一つは「続発性骨粗鬆症」で、薬の影響や特定の疾患によって起こります。内分泌疾患や、消化器系の病気またはそれらの切除手術による栄養吸収の低下、生活習慣病、ステロイド剤の使用などが挙げられ、実際、糖尿病では骨粗鬆症の罹患率(りかんりつ)が高くなります。

もう一つが「原発性骨粗鬆症」で、骨粗鬆症のほとんどがこれに該当します。人体では「骨芽(こつが)細胞」によって新しい骨が作られ、古い骨は「破骨(はこつ)細胞」が分解します。女性ホルモンのエストロゲンは、この破骨細胞の働きを抑制するのですが、加齢によってエストロゲンの分泌が低下すると破骨細胞が活発化して骨の分解が進みます。このほかにも、加齢による骨代謝のバランスの乱れ、過度なダイエットや栄養バランスの崩れでも起こります。両方とも、転倒やくしゃみなどの小さな日常的な衝撃で骨折することが多くなります。

骨粗鬆症による骨折の痛み

骨粗鬆症で多い椎体骨折では、骨折による急性痛と、骨折が治癒した後の

✿骨粗鬆症(こつそしょうしょう)が起こりやすい部位

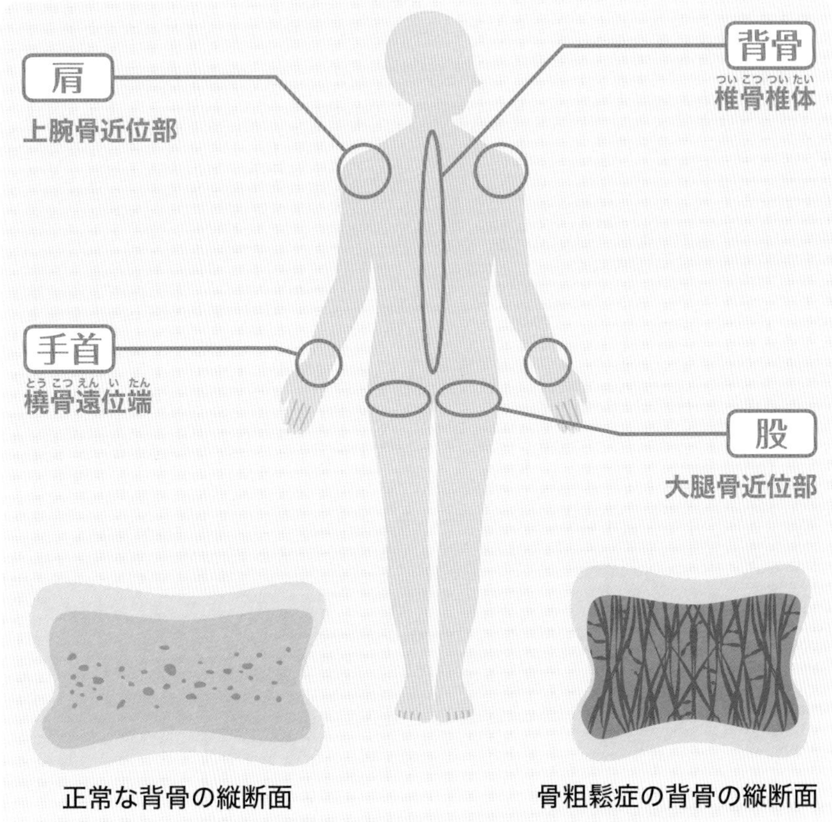

脊椎の変形による慢性痛に分けられます。とくに着座や起立時、寝返りなどの際に痛みます。圧迫骨折によって椎体が潰れるので、姿勢が前屈するようにもなります。

用語解説

近位(きんい)・遠位(えんい)
(Proximal / Distal)

解剖学的な人体の方向を表す言葉で、四肢と体幹の接続部分に近いところを「近位」、遠いところを「遠位」という。本文を例にすれば、「大腿骨の近位部」というのは体幹と下肢の接続部分である股関節に近い部分、「橈骨(とうこつ)の遠位部」とは前腕にある橈骨において、体幹と上肢の接続部である肩関節から離れた遠い部分、ということになる。

口腔の痛み

口腔は食物を咀嚼する機能を有し、内面は粘膜に覆われている。歯は非常に硬く、中心の歯髄腔には血管とともに歯髄神経がある。舌は２つの筋群によって滑らかに動き、味蕾によってとらえられた味覚情報を感覚ニューロンが伝達する。

口腔と歯の構造

口腔の役割は食べ物を咀嚼することです。その表面は通常の皮膚よりも刺激の影響を受けやすい粘膜 — 口腔粘膜によって覆われており、摂取した食物を咀嚼する際の摩擦を軽減させています。

口腔には歯や歯肉、舌、唾液腺などが存在し、複雑な形状をしていますが、ここでは歯と舌を中心に述べていきます。歯は食物を噛み千切り、細かく咀嚼する、いわば刃物と碾き臼の役割があります。歯肉から露出している部分を「歯冠」といい、その表面は硬い物質の**エナメル質**が覆っています。エナメル質の下は「象牙質」、さらにその下の歯の中心部には「歯髄腔」があり、歯髄腔には血管や神経が豊富に存在する海綿状の「歯髄」があります。この歯髄の動脈・静脈や神経は、歯尖孔から歯髄管を通って歯髄に分布します。

歯は「歯槽骨」にある「歯槽」という窪みにはまっており、この部分を「歯根部」といいます。表面に出ている部分の歯冠部とこの歯根部の境は「歯頸」と呼ばれ、歯の手入れを怠ると、この部分にある溝の「歯肉溝」に歯垢が蓄積し、細菌が増殖して虫歯になりやすくなります。

感覚受容器としての舌

舌は人体の器官ですが、広い意味で味などの刺激をとらえる受容器です。それだけでなく、舌は口腔の食物を圧縮したり咽頭に運んだりして、咀嚼や飲み下す動作(嚥下)を補助する物理的機能も有しています。

感覚器官としての舌は、食物の温度や硬さ、刺激性、味など、非常に多くの感覚を受容することができますが、それは本来その食物が安全なものかを確認する役割を担っているからです。

舌は先端から「舌尖」「舌体」「舌根」に分けられ、その両側を「舌縁」といいます。舌の表面には多数の「舌乳頭」という突起があり。この舌乳頭にある受容器の「味蕾」が味をとらえて感覚ニューロンによって味覚が伝達されます。舌には内・外舌筋群という２つの筋群が存在しており、これらの筋群によって、舌は複雑かつ繊細な動きを素早く行うことができます。

✲口腔内のしくみ

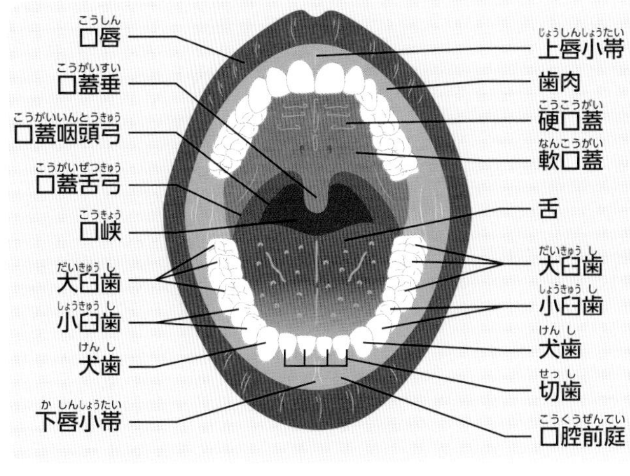

口腔内部は粘膜に覆われており、刺激に対して敏感になっている。口峡とは、口腔部分とその先の咽頭の境となる狭まったところをいう。上唇小帯は上唇の裏側の粘膜が、下唇小帯は下唇の裏側の粘膜がつながって形成されたヒダである。舌は内舌筋・外舌筋という骨格筋の塊であり、口腔内で最もよく動く器官となっている。

✲歯の構造

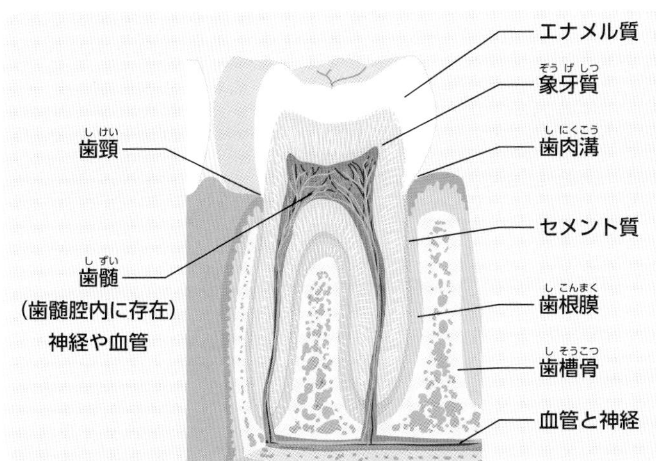

歯は、歯肉から出ている部分を歯冠、歯肉から下の歯槽骨にはまっている隠れた部分を歯根という。外側から人体で最も硬い物質であるエナメル質、次に象牙質、そして歯髄からなり、歯髄腔には神経や血管が通っている。

用語解説

エナメル質
(Dental Enamel)

歯冠部分で象牙質を覆っている物質。主にリン酸カルシウムと炭酸カルシウムからなる強固な結晶で、人体が作り出す物質の中では最も硬い物質である。発生学的には、エナメル芽細胞という細胞が分泌して作られるが、いったん作られると、骨のような再生や修復は行われない。強固な物質なため、咀嚼による摩耗や、酸による腐食から象牙質を保護する役割を持っている。

歯痛

歯の感覚神経は歯髄(しずい)にあり、刺激や炎症が歯髄に達することで痛みが生じる。細菌により歯冠が破壊され歯髄で炎症が起こる齲蝕(うしょく)や、歯の周辺組織の炎症による歯周病、象牙質が露出して刺激が歯髄に伝わる象牙質知覚過敏症などがある。

歯痛が生じる主な疾患

歯を構成しているエナメル質と象牙質には感覚神経は分布していません。感覚神経は歯髄腔(しずいくう)にあり、ここに刺激が伝わったときに痛みを感じることになります。

歯痛の原因にはいくつかあり、その一つが「齲蝕(うしょく)」、いわゆる「虫歯」です。口腔常在細菌、とくにレンサ球菌である「ストレプトコッカス・ミュータンス(ミュータンス菌)」が口腔内の食物の残りかすを栄養として増殖し、その際に産生される酸によってエナメル質や象牙質が冒されます。齲蝕にはいくつかの段階がありますが、象牙質を貫通すると歯髄が細菌感染し、炎症が起こります。これを「歯髄炎」といい、悪化すると激しい痛みが生じます。

もう一つが「歯周病」で、歯そのものではなく、歯肉や**歯根膜**(しこんまく)、セメント質、歯槽骨などの周辺組織の炎症性損傷を指します。歯周病も口腔常在細菌が主な原因ですが、生体側の因子として、歯ぎしりや喫煙、咬合(こうごう)の異常などさまざまなものが挙げられます。歯周病においては、歯肉のみに炎症が起こり腫れや発赤、出血を呈するものを「歯肉炎」、炎症が進行して歯槽骨や歯根膜の破壊まで進むものを「歯周炎」といいます。

歯や周辺組織に明確な病変がなく歯髄も冒されていないのに、冷水を飲んだりすると歯が痛むことがあり、これを「象牙質知覚過敏症(知覚過敏)」といいます。象牙質知覚過敏症では、喫煙や加齢などで歯肉が後退したり歯肉溝が広がることで象牙質が露出し、刺激が歯髄に伝わって痛みが生じます。

どのような痛みか

齲蝕における歯髄炎は、初期の段階では冷たいものや熱いものでしみる、という程度ですが、悪化するとズキズキする激しい自発痛を呈します。さらに進行して炎症が歯槽骨に達して病巣ができると、激痛は消失しますが今度は慢性的な鈍痛が持続するようになります。この段階では歯髄が壊死(えし)しているので、口臭が強くなります。象牙質知覚過敏症の痛みはズキッとする鋭い痛みですが、刺激が加わったときのみの一過性であることが特徴です。

歯周病(歯周炎)と知覚過敏の痛み

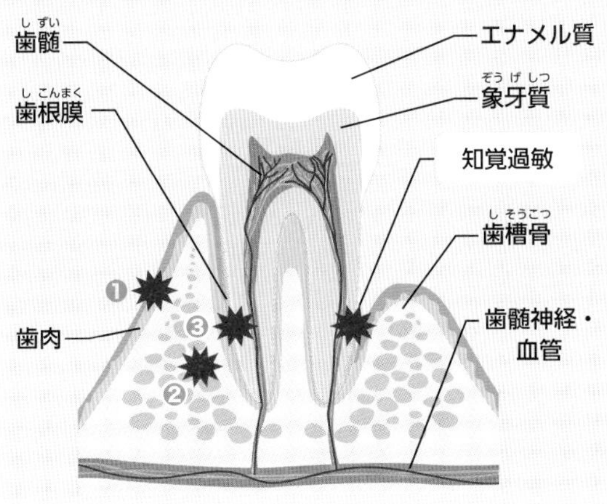

知覚過敏は、歯の象牙質がむき出しになったりして起こるもので、冷たい刺激が歯髄の神経を刺激して痛みが起こる。なぜ冷たい刺激が歯髄の神経に伝達して痛みが起こるのかには不明なことがあるが、現在では象牙質にある細い管を満たしている組織液が移動することで起こるという「動水力学説」が有力視されている。歯周病は、歯肉など歯の周囲にある組織で炎症が起こるもので、図にあるように❶歯肉の炎症を歯肉炎、❷❸歯槽骨や歯根膜まで炎症が生じる場合を歯周炎という。

齲蝕の痛み

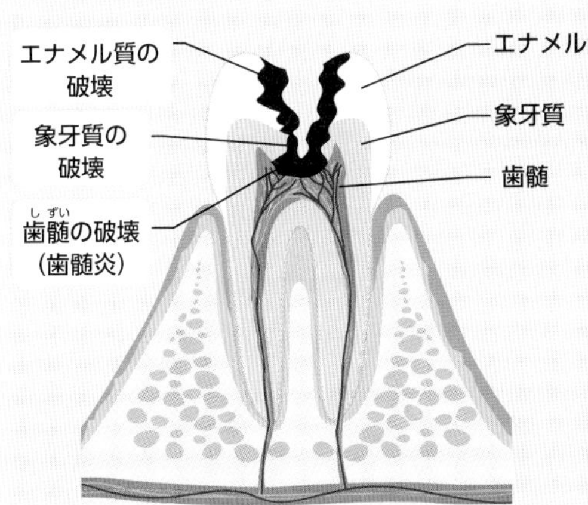

口内細菌が増殖して産生する酸によって歯が侵食されるものを齲蝕(通称、虫歯)という。歯髄にまで侵食が進むと歯髄炎となり、激しい痛みが生じる。歯槽骨にまで病巣ができると激痛はなくなるが、この段階では痛みを伝達する神経線維が破壊されるためである。

用語解説

歯根膜
(Periodontal Ligament)

上顎骨と下顎骨には歯槽突起という盛上ったところがあり、そこには歯が埋め込まれる空間の「歯槽」がある。この歯槽の内側を覆い、歯根のセメント質と接しているのが「歯根膜」で、歯を固定するとともに、咀嚼における緩衝材の働きをしている。

口腔粘膜の炎症、舌痛症

口腔粘膜は傷つきやすく、食物による損傷や熱い飲み物による熱傷によって障害を受けやすい。アフタ性口内炎や口腔感染症など、多様な原因が痛みを生じさせる。舌痛症は舌をはじめとする口腔粘膜の原因不明の痛みである。

口腔粘膜の痛み

口腔内は通常の外皮とは違い、粘膜に覆われています。その構造は粘膜上皮、粘膜固有層、粘膜下組織からなり、粘膜上皮は通常の皮膚と比べて非常に弱く、食物などの異物や温度などによって物理的な損傷を受けやすく、刺激に敏感であり痛みを覚えやすいところです。また口腔内が湿っていることから、損傷によって感染症に罹りやすい部位となっています。痛みを感じる口腔粘膜疾患は、主に口内炎の症状を呈し、感染症由来のものもあります。

「アフタ性口内炎」は、灰白色の丸い**偽膜**で覆われた潰瘍ができるもので、歯ブラシや歯で傷ついたり、熱い食べ物などで生じた熱傷などから雑菌が入って炎症が起きます。食べ物や熱い飲み物でズキッと痛みます。

「扁平苔癬」も粘膜などに炎症が起こるもので、口腔や性器周辺、唇などの粘膜が白く変色したり潰瘍・口内炎が生じます。扁平苔癬は粘膜だけでなく、通常の皮膚にも現れます。原因はわかっていませんが、細菌やウイルスの感染、薬剤、義歯などによる金属アレルギーなどによる免疫細胞の異常が要因と考えられています。治療としては、原因となっているものの除去および免疫抑制剤、炎症の抑制のためのステロイド剤の投与が挙げられます。

このほかにも、水分量の低下による「口腔乾燥症」、ウイルス性疾患である「ヘルペス性口内炎」や「**手足口病**」、「**ヘルパンギーナ**」などがあります。

舌痛症

舌痛症は、舌を中心とした歯肉、口腔粘膜などの痛みで、アフタ性口内炎などの感染症や扁平苔癬といった明確な原因がみられない場合を指します。痛みの場所としては、舌尖や舌の両側をはじめ、上下の唇の粘膜などが多く、ピリピリ、ヒリヒリ、ズキズキした痛みが持続的に起こり、日常生活に支障が出ることもあります。原因は不明で、ホルモンの異常や自律神経の失調、うつなどの心理社会的な要因などが関与しているとみられていますが、近年では舌の表層にある神経線維の減少がみられることから、何らか原因による神経障害性疼痛であるという説もあります。

✲主な口腔粘膜の疾患と舌痛症

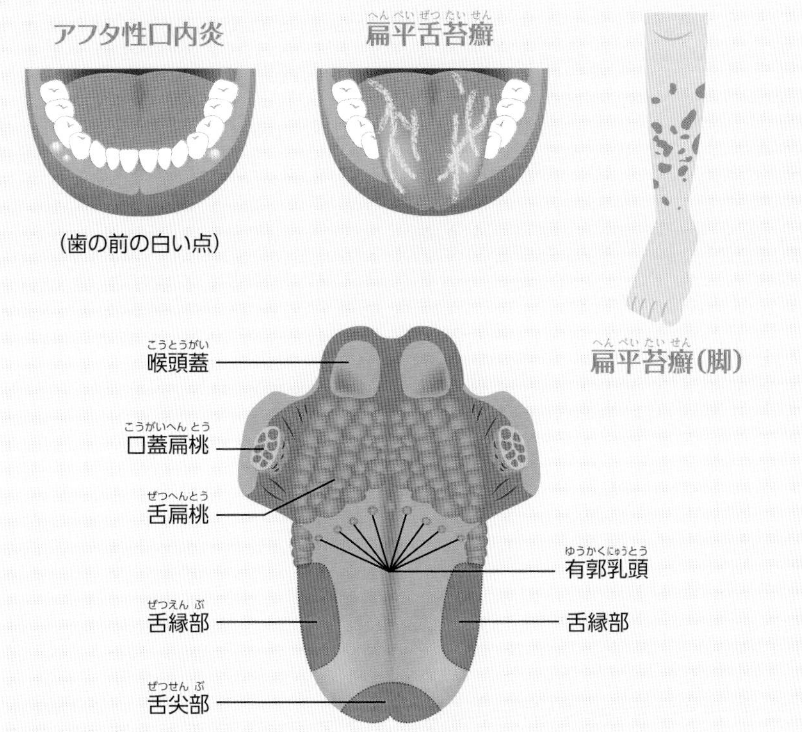

舌痛症が起こりやすい部位は舌尖部（舌の先端）と舌縁部（舌の両縁）であるが、舌だけではなく、唇をはじめとする口腔粘膜にも発生する。40代以上の女性に多く、日常生活に支障がないくらいの痛みから、激痛によって悩まされる状態まで、痛みの強さは患者によって多様となる。

用語解説

偽膜
(Pseudomembrane)

通常の組織的な膜ではなく、膜のようにみえる場合を偽膜という。本文の偽膜は主に炎症などによって滲出してきた線維や、壊死した組織（いわゆる膿など）が、粘膜表面の細胞と混じり合って膜のような状態を形成する状態をいう。

手足口病・ヘルパンギーナ
(Hand , foot and moth Disease / Herpangina)

口腔内や手足に発心が現れる感染症で、夏場に４歳児くらいまでの児童が発症しやすい。原因ウイルスはコクサッキーウイルスや、エンテロウイルスなど。一方、ヘルパンギーナも夏場に乳幼児に多く発生する感染症で、口内に小さな赤い発疹や水疱ができる。これもコクサッキーウイルスが原因となる。

眼と耳の痛み

眼(眼球)は三層からなる膜に包まれており、水晶体や網膜などによって視覚情報をとらえる。眼の痛みを伝えるのは三叉神経領域の眼神経である。耳は聴覚器官のほかにも平衡感覚をとらえる機能を持ち、鼓膜には多くの神経が分布している。

映像や色彩をとらえる「眼」

眼球(視覚器)の直径はおよそ2.5㎝で、表面を三層の膜が覆っています。一番外側の眼球線維膜は強靭な結合組織であり、眼球を保護しています。この眼球線維膜の一部で、眼球の前方のドーム状の透明な膜が「角膜」です。

三層の内側にはピントの調節を行う「水晶体」や、眼球の大部分を占めるゼリー状の「硝子体」などがあります。また、角膜の内側は「眼房水」という液体によって満たされており、角膜や水晶体に栄養を送っていますが、眼房水は眼球内の圧力(眼圧)にも影響を及ぼします。

眼球の後方の内側には、視覚情報をとらえる「視細胞」がびっしり並んだ「網膜」があり、情報を視神経で脳に伝達しています。眼球を動かす筋肉(外眼筋)は6種類もあり、眼球の自由な動きを可能にしています。

眼(眼球)には、求心性神経線維(感覚神経)として視神経があり、痛みに関係する神経として三叉神経から分かれた「眼神経」があります。眼神経は「眼窩」に分布しており、前頭部分や眼窩の内部、眼球自体の刺激をキャッチします。眼の痛みは眼球、眼瞼、眼窩、眼の周囲の痛みが考えられ、炎症や外傷、それらによる感染症などが引き金になることが多いといえます。

音をとらえ、人体のバランスをとる「耳」

音の振動をとらえる耳(聴覚器)は、外耳・中耳・内耳に分けられます。外耳は耳介(いわゆる耳)と外耳道からなり、音を集めて鼓膜まで導く役割があります。次の中耳には、音を物理的な振動に変換する鼓膜と、その振動を奥に伝えるための3つの小さな骨がある鼓室からなります。最後の内耳には、音の振動を捉える半規管や前庭、蝸牛があり、半規管と前庭は身体の平衡感覚を保つ機能も有しています。音や平衡感覚などをとらえる耳の神経は、内耳神経((第Ⅷ脳神経)によって脳に向かいます。痛覚神経としてみると、耳の周辺には迷走神経をはじめとして多くの神経が関与しており、とくに鼓膜には神経が非常に多く分布しているため痛みに敏感となっています。耳の痛みは炎症性のものが多いですが、神経障害性疼痛による痛みも生じます。

眼球の構造（左の眼球）

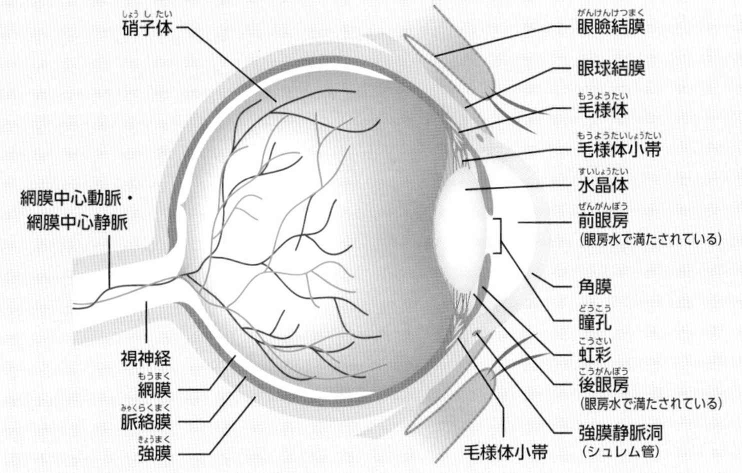

強膜・脈絡膜・網膜の三層からなる膜に包まれた眼球は、その大部分が硝子体眼房によって占められている。硝子体眼房には、約99％が水分からなるゼリー状の硝子体で満たされており、眼球の内圧を維持している。レンズの役割がある水晶体の前面には、ドームのように角膜があり、その中（前眼房）と、光彩および水晶体の間（後眼房）は眼房水によって満たされている。眼房水は、眼圧にも影響を与える。

耳のしくみ

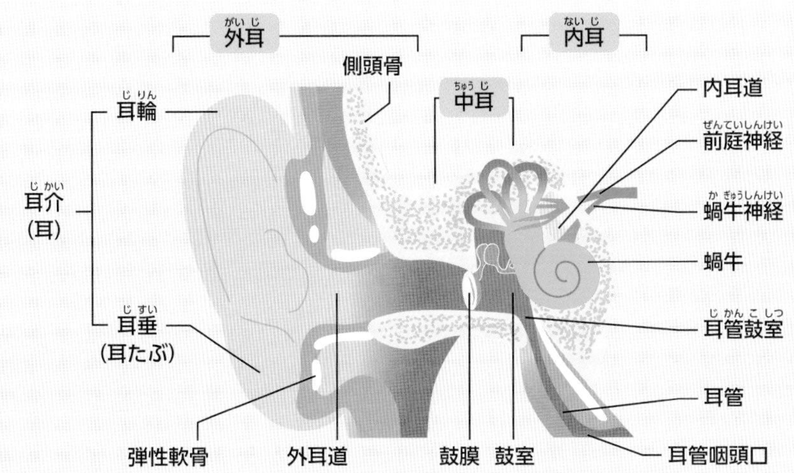

耳（聴覚器官）は外界から外耳・中耳・内耳に分けられる。外耳と中耳の境には鼓膜があり、ここで音をキャッチし、鼓膜とつながっている３つの小さな骨（ツチ骨・キヌタ骨・アブミ骨）がその振動を蝸牛に伝える。鼓膜には感覚神経が豊富に分布しており、痛みの刺激に対して敏感になっている。

眼の痛み

一口に眼痛といっても、眼球や眼窩、眼の周辺などを含めたものになる。患者の「眼が痛い」という場合には、どの部位かの判断が重要となる。眼痛となる疾患は多様だが、肩こりや頭痛も起こることが多い。

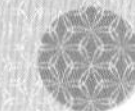

意外に幅が広い眼の痛み

眼球とその周囲の知覚神経は三叉神経から分枝した眼神経が伝えるので、眼の痛み、いわゆる「眼痛」は、眼球自体だけでなく、眼窩など眼の周囲も含めた痛みとなります。このため、患者が「眼が痛い」というときは、眼球なのか、眼窩なのか、眼窩ならば外眼筋なのか、それ以外のまぶたなどの周辺なのかといった、原因となる部位の判断が重要となります。眼球の痛みには、表在性の痛みと深在性の痛みがあります。前者の痛みは、ヒリヒリ、ゴロゴロ、チクチクなどで表現されることが多く、後者は重い、腫れるような、ズーンとするという表現が主なものです。深在性の痛みの場合は眼球そのものが痛い、と表現されることもあります。

● 急性緑内障発作

眼に栄養を補給するとともに眼圧の調整もしている眼房水は毛様体によって作られ、シュレム管(強膜静脈洞)を通して血管に流出します。ところが、流出がうまくいかなくなって眼房水が溜まることで眼圧が上昇し、それによって視神経が障害を受ける疾患を緑内障といいます。最悪の場合は失明し、そうなると視力を取り戻すことはできません。

緑内障は時間をかけて進行しますが、眼圧が急激に上昇すると「急性緑内障発作」を引き起こし、深在性の痛みが生じます。急性緑内障発作では吐き気や頭痛など、眼とは関係ない症状が出ることもあるので注意が必要です。

● 眼の外傷

逆さまつ毛や異物によって結膜の上皮が損傷を受けたり、それによる炎症が生じることがあります。これらは表在性の痛みであり、細菌の感染を抑えて障害部位を治癒させる必要があります。

● 眼精疲労

パソコンの長時間の使用などにより眼の調節機能が低下したりすると、ピントを合わせる毛様体の筋肉が疲労し、眼の奥が痛みます。対処としては蒸したタオルを眼に当てて温める、遠くを見るなどがあります。毛様体の筋肉は自律神経が支配しているので、頭痛や肩こりも起こります。

眼の痛みは主に三叉神経で伝わる

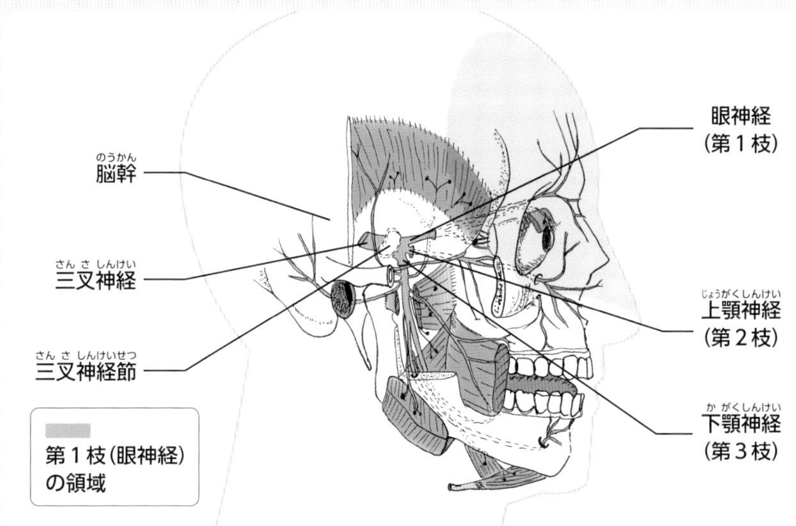

三叉神経の一分枝である眼神経は眼窩を通り、前頭や眼窩周辺に枝を分布させている。このため、眼窩痛をはじめとして「眼が痛い」となると、図の範囲のようにその周辺部位も痛むことがある。

緑内障の原因

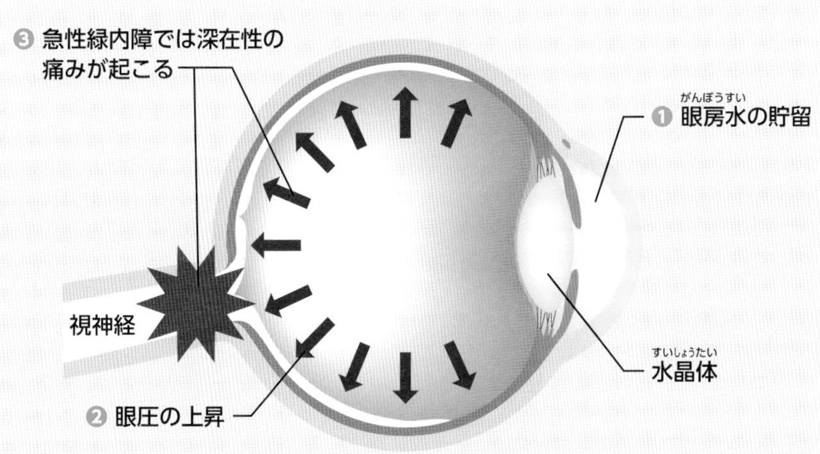

眼球は硝子体によって眼圧が維持されているが、❶眼房水が何らかの原因で排出されずに貯留すると、❷その圧力によって眼圧が上昇し、後方の視神経や網膜の視細胞が破壊されて失明する。❸急性緑内障発作では、眼の深いところで深部痛が生じる。

耳の痛み

耳痛にはさまざまな原因が考えられる。外耳炎と中耳炎は外耳および中耳での感染による炎症で起こり、気圧の調節を行う耳管の狭窄・開放による耳管狭窄症や耳管開放症などがあるほか、帯状疱疹などによる神経障害性の痛みもある。

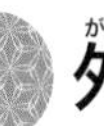

外耳炎・中耳炎

耳の痛み(耳痛)は、さまざまな疾患によって起こります。また、歯や耳介、側頭部および前頭部などに痛みを同時に訴えることもあるのが特徴です。

いくつかある耳痛の原因疾患の中でも、中耳炎や外耳炎は臨床現場でも多くみられるもので、細菌やウイルスの感染によって、耳の外から鼓膜までの外耳(外耳道)に炎症が起こるものを外耳炎、感染が鼓膜と鼓室の部分である中耳で起きて、そこで炎症が起こるのを中耳炎といいます。

外耳炎では耳介を動かしたり、口を開閉するなど顎を動かしたりすると、物理的な刺激によって痛みが生じます。また、外耳は外側に開放されているので、耳掃除などの際に傷つける、異物が入るなどの物理的な外傷から炎症が起こることがあります。

耳管狭窄症

中耳の鼓室には、咽頭とつながっている「耳管」という管状の器官があり、鼓室の気圧の調節をしています。エレベーターで耳が痛くなったとき、鼻や口を閉じて空気を吐く、いわゆる「耳抜き」は誰でも経験があると思います。この耳管が、風邪などの感染症その他の理由による炎症で狭くなり、気圧の調節ができなくなる状態を「耳管狭窄症」といいます。症状としては耳鳴りや難聴、耳の奥が痛むなどが起こります。ただし、風邪のような軽い疾患ではなく、扁桃腺や咽頭にがんが生じ、それが耳管狭窄を起こしている可能性もあるので、診断には注意が必要です。このほか、耳管が開放状態になってしまうことで気圧調節ができず、耳鳴りや痛み、めまいなどが起こる「耳管開放症」もあります。

神経障害によるもの

重度の痛みが続き、消炎鎮痛剤を投与しても痛みが治まらないような場合には、神経障害性疼痛の可能性があります。耳には迷走神経の分枝や舌咽神経、耳介側頭神経など、多くの神経が耳介や鼓室、鼓膜、中耳、外耳といっ

✿主な耳の疾患とその部位

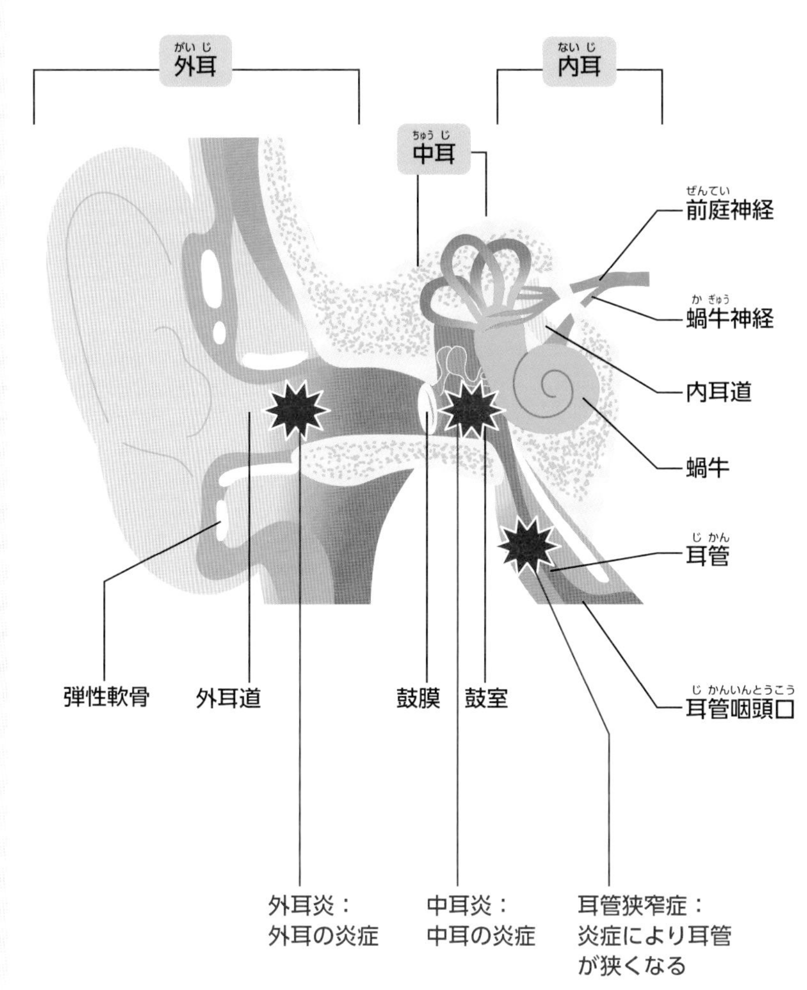

外耳（外耳道）における炎症は外耳炎、中耳における炎症は中耳炎であり、耳の疾患では多くみられる。痛みは炎症性のもの。耳管狭窄症は、炎症によって耳管の気圧調節機能が低下することによって起こる。痛みは炎症によるもののほかに、気圧調節ができなくなることで耳の奥のほうに痛みが生じる。耳管開放症も同様に気圧調節機能の低下をもたらす疾患。

た狭い範囲に分布しており、それらの神経自体が障害を受けている場合があり、原因疾患としては三叉神経痛や帯状疱疹（とくに耳性帯状疱疹）が挙げられます。

お腹の痛み

腹痛は診療の現場で最も多くみられる症候の一つである。腹痛はその発生のメカニズムによって内臓痛、体性痛、関連痛という３つの痛みが起こるが、これら器質的な要因がない場合は、ストレスなどの心理社会的な要因の可能性を考慮する。

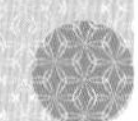

しくみに基づく腹痛の分類

腹痛は誰もが経験する痛みであり、実際通常の診療においてもよくみられます。発生のしくみから以下の３つに分類されます。

● 内臓痛

胃や腸などの管腔臓器や、肝臓および腎臓など被膜に包まれた固形臓器による痛みです。管腔臓器の平滑筋（へいかつきん）には感覚神経の自由神経終末があり、臓器の内圧上昇などによる平滑筋の痙攣（けいれん）や伸展・拡張が痛みを伝達します。固形臓器の場合、臓器拡張などによって被膜が牽引されたり膨張されたりすることによって痛みが伝達されます。

内臓痛では痛みを伝える神経線維自体が少なく、なかでも遅い痛みを伝える無随性のＣ線維の割合が多いので、局在がはっきりしない刺し込むような鈍痛が特徴ですが、局在性のない激痛になることも少なくありません。さらに、内臓の痛みの感覚神経経路が自律神経の遠心路と密接なため、血圧低下や顔面蒼白、悪心・嘔吐といった自律神経症状も起こりやすくなります。

● 体性痛

腹痛における体性痛とは、腹腔の内壁を覆う壁側腹膜が受容する刺激です。壁側腹膜が摩擦や圧迫などの物理的刺激や、内臓からの出血などによる化学的刺激、あるいは感染などによって炎症が起こり、痛みが生じます。痛みを伝えるのは主に有髄性のＡδ（デルタ）線維なので、持続的な鋭い痛みとなることが多く、痛みの局在も比較的明確です。また、自律神経症状は少ないとされます。急性腹症（急性の腹痛）は体性痛のケースが多いです。

● 関連痛

関連痛は内臓痛によって起こることが多く、原因としては内臓痛の部位と同じレベルの脊髄後根（こうこん）に入った痛みの刺激が、その脊髄後根神経の支配する皮膚の領域の痛みとして感じてしまうといわれます。胆石による痛みが肩甲骨あたりに出るなど、腹痛の場所とはかけ離れた部位に出ることがあります。

腹痛は内臓痛とそれに関する関連痛が多いです。また、これら３つは器質的な原因によって起こるものであり、検査によってこれらの原因に当てはま

腹痛の主な部位と疾患

痛みの部位	主な疾患
心窩部	胃潰瘍、胃炎、急性胆嚢炎、心筋梗塞、胆嚢結石
右の上腹部	急性胆嚢炎、胆嚢結石、十二指腸潰瘍、急性肝炎、肺炎、胸膜炎、右側の肋骨骨折
左の上腹部	急性・慢性膵炎、胃炎、胃潰瘍、左側の肋骨骨折、肺炎、胸膜炎
右の下腹部	右の尿管結石、虫垂炎、右の鼠径ヘルニア、憩室炎
左の下腹部	左の尿管結石、左の鼠径ヘルニア、憩室炎、S状結腸の異常
下腹部の両側	卵巣嚢腫、卵巣出血、子宮内膜症、骨盤腹膜炎、膀胱炎
腹部全体（部位非特定）	汎用性腹膜炎、腸閉塞、腸炎、解離性腹部大動脈瘤、過敏性腸症候群、腹膜がん

※『痛みのマネジメントupdate』（日本医師会・編/日本医師会・発行）および『ペインクリニック診断・治療ガイド』（大瀬戸清茂・監修/日本医事新報社・発行）の表を基に作成。

本文では、腹痛の原因となるしくみから、内臓痛、体性痛、それらに関連して起こる関連痛を説明したが、上の表は、腹部に痛みを起こす主な疾患と、その疾患によって起こる痛みの部位を表している。

腹部の区分

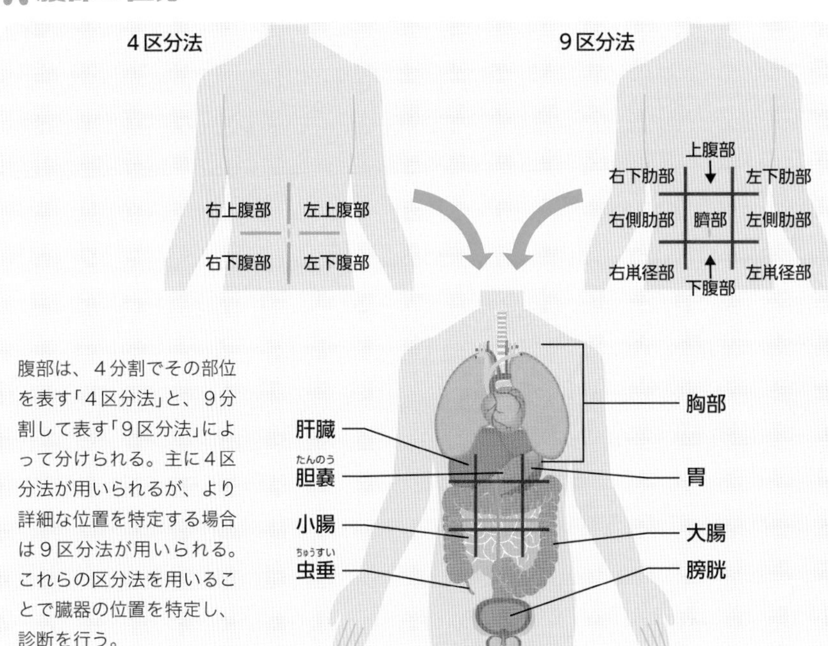

腹部は、４分割でその部位を表す「４区分法」と、９分割して表す「９区分法」によって分けられる。主に４区分法が用いられるが、より詳細な位置を特定する場合は９区分法が用いられる。これらの区分法を用いることで臓器の位置を特定し、診断を行う。

らないなどのケースもありますが、そういった場合にはストレスなどの心理社会的な要因も考慮に入れます。とくに小児の場合は、学校生活や家庭環境によって腹痛が生じることがあるので、注意が必要となります。

尿路結石、胆石

シュウ酸カルシウムやコレステロールなど、人体内の物質が固まったものを結石といい、主なものとして腎臓や尿管、膀胱などにできる尿路結石や、胆嚢・胆管にできる胆石などがある。管腔臓器の収縮や内圧の上昇によって痛みが起こる。

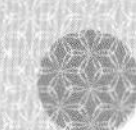

身体が作る「石」による痛み

物質が管腔器官内で固まったものを「結石」といい、これによって生じる疾患を「結石症」と呼びます。この結石が**腎盂・腎杯**や尿管、膀胱、尿道といった泌尿器系の器官にできたものを「尿路結石」といいます。この中で、腎臓にできたものを「腎結石」、尿管にできたものを「尿管結石」と分類します。

尿路結石では、シュウ酸カルシウムによる結石が多く、これらの物質の摂取過多が原因とされます。シュウ酸カルシウムは葉菜類(葉野菜など)やお茶類に多く含まれているので、尿路結石の罹患は食生活に大きく影響されます。尿路結石は女性よりも男性に圧倒的に多い疾患です。

一方、消化器系の一部で、消化に必要な胆汁を分泌する胆嚢と、産生された胆汁を十二指腸に分泌する胆管にできる結石を「胆石」といいます。胆嚢にできるものを「胆嚢結石」といい、胆汁を輩出する出口に胆汁の成分の一つであるコレステロールの結石ができます。脂っこい食事を多く摂るとかかりやすくなる疾患です。これに対し胆管にできるものは「胆管結石」といい、胆汁の成分であるビリルビンという物質が結石となります。

激しい痛みをもたらす結石

尿路結石が痛みをもたらすしくみは、結石によって尿路が突然ふさがれたことで腎臓の内圧が急激に上昇したり、尿管が蠕動運動を行ったりすることで痛みが起こります。腎臓結石の痛みは鈍く、尿管結石の痛みは右の尿管では右下腹部、左の尿管では左下腹部の領域に激しい疝痛(内臓疾患由来の発作的な腹痛)が起こります。このほか、下腹部に対応して、背中や右肩および上肢に関連痛が起こることがあります。一方、胆嚢結石は無症状のことが多く、気が付かないケースがありますが、胆嚢や胆管が収縮したときに発作的な痛みが起こり、さらに細菌の感染などによる胆嚢炎や胆管炎に移行する場合があります。

胆石の痛みは右の腹側や下腹部、心窩部(みぞおち)の領域に出るほか、右肩周辺に関連痛が生じることもあります。

尿路結石の生じる部位

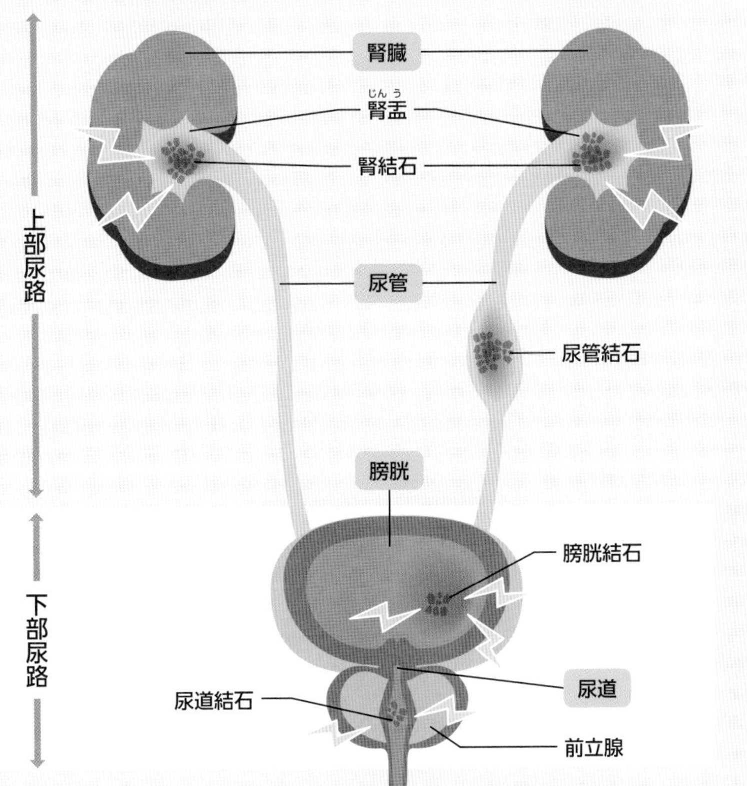

腎臓や尿管、膀胱、尿道といった泌尿器系の器官に生じる結石のことを「尿路結石」という。「腎結石」は主として腎臓の腎盂と呼ばれる部位に形成され、鈍い痛みが生じる。尿管にできるものを「尿管結石」といい、腹部だけでなく背部への激しい痛みが特徴で、腎盂の腎結石が尿管に落ちてきて起こることもある。本文では触れていないが、「膀胱結石」は膀胱に結石ができるもので残尿感などを特徴とし、尿道に結石ができる「尿道結石」は排尿時に激しい痛みが起こり、血尿が出る場合もある。

用語解説

腎盂・腎杯
(Renal Pelvis / Renal Calix)

腎臓は尿を生成するが、作られた尿はいくつかある腎杯に集められる。各腎杯は幅広の管である腎盂(または腎盤)につながっており、腎杯を通った尿は腎盂に集められて尿管に送られるしくみとなっている。腎盂や腎杯は尿の経路の最初の部分といってもよく、この腎盂・腎杯から尿管に結石ができるものを尿管結石という。

消化器系の腹痛

腹部には主に消化器系の臓器があり、これらによる内臓痛が多い。膵炎(すいえん)は膵液による炎症で、慢性と急性がある。胃・十二指腸潰瘍は粘膜の潰瘍、急性胃腸炎は粘膜の炎症で、過敏性腸症候群は器質的な原因が認められない腹痛や下痢、便秘といった症状を呈する。

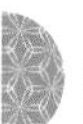

多岐にわたる消化器系の痛み

● 膵炎(すいえん)(膵臓炎)

膵臓から分泌される膵液にはトリプシンというタンパク質を分解する酵素が含まれていますが、この膵液によって臓器が炎症を起こす疾患です。膵炎(すいえん)には慢性と急性があり、慢性膵炎は膵臓の炎症が長期的に持続することで組織の壊死(えし)や**線維化**(せんいか)が起こります。腹痛は初期段階に起こり、後期になると腹痛は軽減しますが、糖尿病など内分泌機能の障害が現れたりします。

急性膵炎は主にアルコールや胆石が原因で、膵臓だけでなく近くの臓器などにも炎症が起こります。食後・飲酒後に、みぞおちや背部への激しい放散痛が突然起こり、ショック症状や多臓器不全が生じるので、急性膵炎への処置が急がれます。

● 胃潰瘍・十二指腸潰瘍

胃や十二指腸の内壁に胃酸による潰瘍ができる疾患で、ピロリ菌感染やNSAIDs(非ステロイド性消炎鎮痛剤)の内服のほか、ストレスなどの心理社会的要因も原因となります。胃潰瘍はみぞおちあたりに鈍い心窩部痛(しんかぶつう)が起こるほか、背部の放散痛が関連痛として生じます。十二指腸潰瘍も心窩部痛がありますが主に痛むのは上腹部で、疼くような、焼けるような痛みが生じます。

● 急性胃腸炎

胃腸の粘膜に炎症が起こるもので、細菌やノロウイルスなどのウイルスによる感染やNSAIDsといった薬剤の服用などが主な原因です。腹痛のほかに下痢や嘔吐が起こります。腸の炎症としては、大腸の血流障害による虚血性大腸炎もあります。

● 過敏性腸症候群

炎症や潰瘍などの器質的な疾患がないのに、腹痛や下痢、便秘などの症状を訴えるものです。原因ははっきりしていませんが、胃腸の運動は自律神経支配なので、消化管の運動異常や知覚過敏、ストレスなどの心理社会的要因が原因と考えられます。痛みも激痛というわけではなく、命にかかわることもあまりないのですが、不快感によってＱＯＬ(生活の質)が低下します。

✻消化器系と痛みを伴う主な疾患

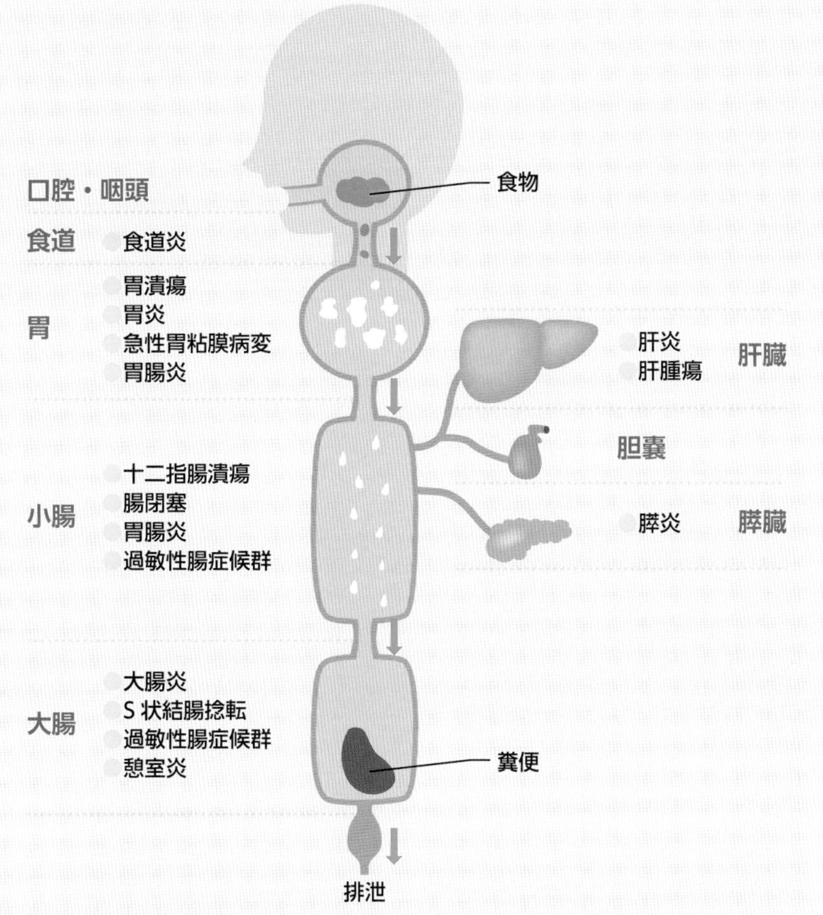

消化器系の器官は、口腔や食道、胃、小腸(十二指腸含む)、大腸と続く管であり、それに胆汁を産生したりさまざまな代謝などを行う肝臓、膵液を分泌する膵臓といった付属器官からなっている。消化器系の疾患は非常に多く、図では主なものを挙げている(結石や各種がんは別項参照)。

用語解説

線維化(せんいか)

(Fibrosis)

人体組織を形成している結合組織の線維が異常増殖を始めて、正常な組織が冒されること。線維化した組織は硬化し、器官や臓器としての機能が損なわれる。肺炎における肺の線維化や、本文にあるような長期における膵臓の炎症による膵臓の線維化などが起こる。

胸部・背中の痛み

胸部とその背部は、胸骨、肋骨、胸椎からなる胸郭によって保護されており、胸腔には心臓や肺が収められている。胸髄からの胸神経叢は胸部や背部に分布する。胸背部痛の原因は、筋・骨格および内臓からのもので生じる。

肋骨と胸椎によって作られている「胸郭」

胸部は前面の胸骨と24個の肋骨、そして背部の胸椎からなる「胸郭」によって形成されています。胸郭内の「胸腔」には肺や心臓などの重要な臓器が収められており、胸郭はそれらを保護しています。前面で各肋骨をまとめている胸骨と、背部の胸椎は、柔軟性のある肋軟骨を介して肋骨とつながっています。肋軟骨が柔らかいため、前面からの衝撃を吸収したり、呼吸時に胸郭が拡大することが可能となっています。

胸部の骨格筋は上肢を動かす三角筋や大胸筋などのほかに、それよりも深いところにあり呼吸に関与する肋間筋や、脊柱を支持・可動させるための脊柱起立筋群が存在しています。このように、胸部と背部の筋肉は非常に発達しています。

胸髄から出ている脊髄神経は「胸神経」と呼び、12対あります。前枝は「肋間神経」と呼ばれ、肋骨の下に沿って肋骨の間を走行し、肋間筋および胸部の筋肉に広がります。一方後枝は背部に分布します(前枝・後枝についてはP.137参照)。

筋・骨格系と内臓系の2つの原因によって起こる胸背部痛

胸部痛と背部痛の原因としては、筋肉や骨格を原因としたものと、内臓を原因としたものに大別されます。

筋・骨格系の胸背部痛は背中と胸の筋肉や肋骨、脊椎、皮膚の侵害受容器が刺激を受けて起こります。一方、内臓由来の痛みをみてみると、胸郭によって保護されている胸腔内には心臓や肺などの循環器系・呼吸器系の臓器があり、例えば心筋梗塞や狭心症などは心筋の侵害受容器が、肺炎や**気胸**などは胸膜にある侵害受容器が反応して痛みが起こります。

もう一つの特徴としては、内臓からの痛みは関連痛を起こしやすいということから、例えば心筋梗塞による心臓の原発痛のほかに、首や背部に関連痛が起こります。

胸部は胸椎(きょうつい)と肋骨によって作られている

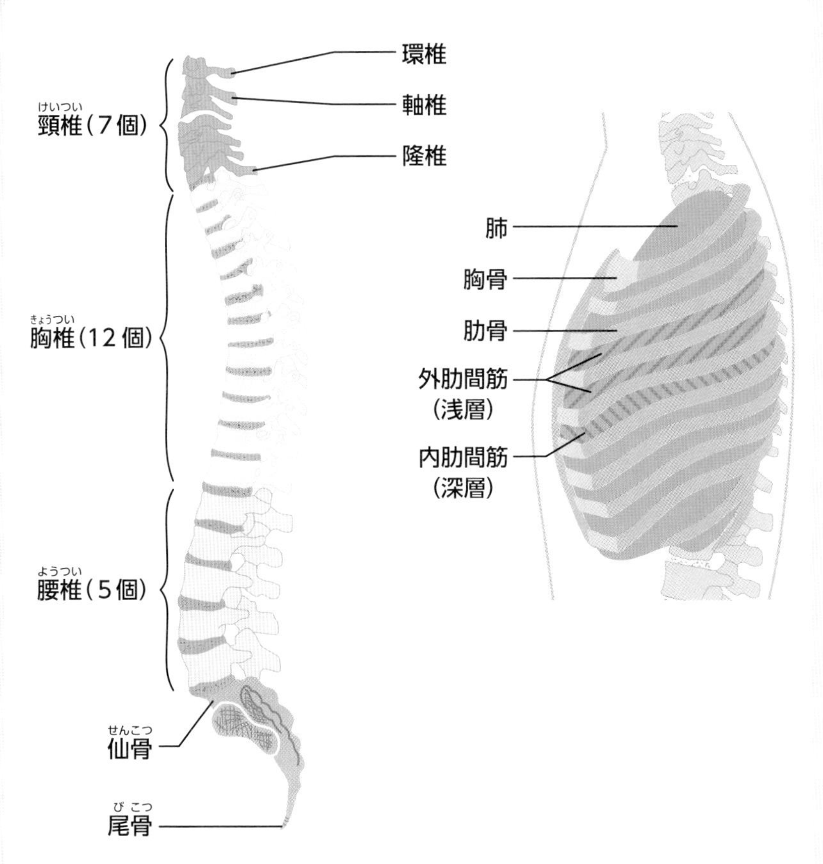

胸部とその背部は、脊柱(12個ある胸椎)、12対ある肋骨、正面の胸骨からなる胸郭によって形成され、呼吸のために肋間筋の働きで広がったり狭くなったりする。胸郭には肺や心臓といった臓器が収められており、胸部・背部の痛みはこれらの臓器由来のほかに、骨格筋や、肋骨・胸椎などの骨の痛みからくるものが多い。

用語解説

気胸(ききょう)
(Pneumothorax)

何らかの原因によって肺を覆っている壁側胸膜(へきそくきょうまく)が損傷し、肺の中の空気が胸腔内に漏れてしまうものを気胸という。空気が溜まり続けるので、その圧力で肺が潰れるようになる。突然の胸の痛みが起こり、呼吸困難も生じる。

肋間神経痛

肋間神経痛は特定の疾患ではなく、さまざまな原因で起こる神経障害性疼痛である。原因としては骨折などの外傷や、帯状疱疹などの感染症、脊椎の疾患などのほか、心理社会的要因の場合もある。胸部の可動によって激しい痛みが生じる。

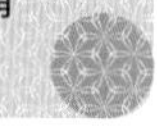

「肋間神経痛」にはさまざまな原因が考えられる

脊髄から出た12対の胸神経は各肋骨の下縁に沿って走行します。肋間神経痛は、何らかの原因によってこれらの神経に痛みが生じます。

ただし、「肋間神経痛」というのは特定の疾患名というよりも、胸神経の領域の痛みとしての診断名です。胸神経は脊髄硬膜や関節、筋肉、皮膚、胸膜などに分布するほか、胸神経の内臓求心線維が交通枝を介して交感神経系とつながっており、心臓や肺にも分布しています。このため、これら上記の部位に何らかの障害があれば、肋間神経が痛みを感じることとなります。

肋間神経痛の原因としては、肋骨の骨折などの外傷、椎間板ヘルニアや側弯症、脊椎の腫瘍などの脊椎疾患、帯状疱疹関連痛などの感染症や、胸膜炎、肺がんなどの胸腔内の病気が挙げられます。また、開胸手術によって肋間神経痛が傷つけられることで起こる「開胸術後痛」も肋間神経痛の原因の一つです。

これらの疾患や器質的な異常がなく発症することもあり、この場合はストレスなどの心理社会的な要因や、悪い姿勢を長時間続けることによって肋間神経が圧迫されて起こる場合もあります。さらに周辺の筋肉に筋・筋膜性症候群などによる「こり」が生じ、それによって産生された発痛物質が肋間神経を刺激して起こることもあります。

肋間神経痛の痛み

肋間神経痛の痛む部位は、胸部だけでなく、原因の部位によっては背部にも痛みが起こります。どの肋間神経も肋間神経痛が起こりますが、最も好発するのは上から第５～第９の肋間神経です。このように、障害を受けた肋間神経の支配領域に痛みが起こるため、広範囲ではなく、比較的局在が明確な痛みとなります。ただ、神経障害性疼痛の場合はアロディニア（異痛症）が起こることがあり、内臓が原因のときはそれに伴って関連痛が生じることもあります。

咳などによって肋骨に衝撃が加わったり、深呼吸をして胸郭が動くと痛み

✻肋間神経

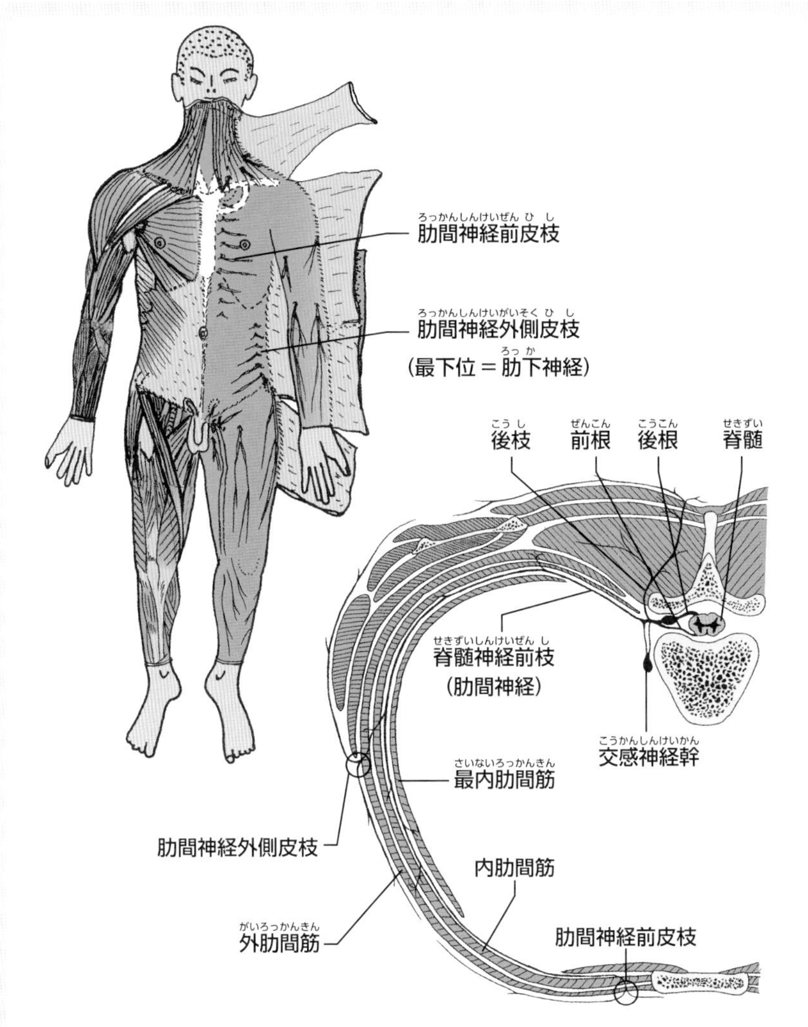

肋間神経は第２～第12胸神経の前枝であり、複雑な神経叢は形成せず、名前のように肋骨の間を通って胸部前面に向かう。一番下の肋下神経も肋間神経だが、肋骨の間ではないので、「肋下」と呼ばれる。肋間神経痛は、これら肋間神経に何らかの障害が出たり、支配領域の内臓や骨格筋、皮膚などに何らかの原因が生じたときに起こる痛みの総称である。

が増強します。このほか、前かがみになったり、寝返りをしたときにも痛みます。心理社会的要因による肋間神経痛はズキズキした痛みですが、発作的な痛みですぐに治まります。ただし、それ以外の場合はかなりの激痛となります。

がん患者の痛み

がん（悪性新生物）は自律性増殖、浸潤性、転移、悪液質が特徴で、その痛みは激しいが、がん自体だけでなく治療によっても痛みが生じる。がん患者の痛みの緩和には、心理・社会的な苦痛も含めたトータルペインの概念が重要となる。

日本人の死亡原因1位

2019年６月18日に厚生労働省が発表した『平成30年(2018)人口動態統計月報年計(概数)の概況』によると、日本人の死亡原因の１位が27.4%でがんとなっています。15.3%で２位となっている心疾患を大きく引き離し、いまや日本人にとって、がんは珍しい病気ではなくなっています。

がんは「悪性新生物」といわれますが、その名の通り異常化した細胞が増殖して腫瘍となる疾患で、血管によって全身の臓器にも転移します。がん細胞の増殖は、身体の正常な組織や細胞との協調性を無視したもので、勝手に増殖を続けるのが特徴です(自律性増殖)。

さらに、発生した部位だけでなく、明瞭な境界なしに周囲に広がる(浸潤性)ため、腫瘍を切除しても再発する可能性が高くなり、血管を介して離れた部位にも転移します。そして栄養分を摂取していくので、正常な組織が栄養不足となり衰弱していってしまいます(悪液質)。これら「自律性増殖」「浸潤性」「転移」「悪液質」を備えている腫瘍は「悪性腫瘍」と呼ばれます。これに対し、自立性増殖だけのものは「良性腫瘍」といって、多くは進行も遅く切除も容易であり、再発もしません。

がんの種類は❶上皮細胞から発生するもの、❷上皮細胞ではない組織から発生するもの、❸骨髄やリンパ節などの造血組織から発生するものに大別できます。

がん患者の痛みはトータルケアが必要となる

がん自体によって生じるがん性疼痛は、腫瘍がある部位によってその痛みの質は異なりますが、総じて激しいものとなります。また、化学療法、放射線療法などのがん治療によって生じる痛みも患者を苦しめますし、入院や抗がん剤の投与など比較的長期間にわたるので、経済的・社会的な不安、死ぬことへの恐怖感など、心理的にも大きな負担となります。このためがん患者の痛み緩和は、がん自体や治療法による身体的な苦痛だけでなく、心理・社会的な側面も含めた「トータルペイン」(P.30)の概念が重要となります。

死因順位(2016年)

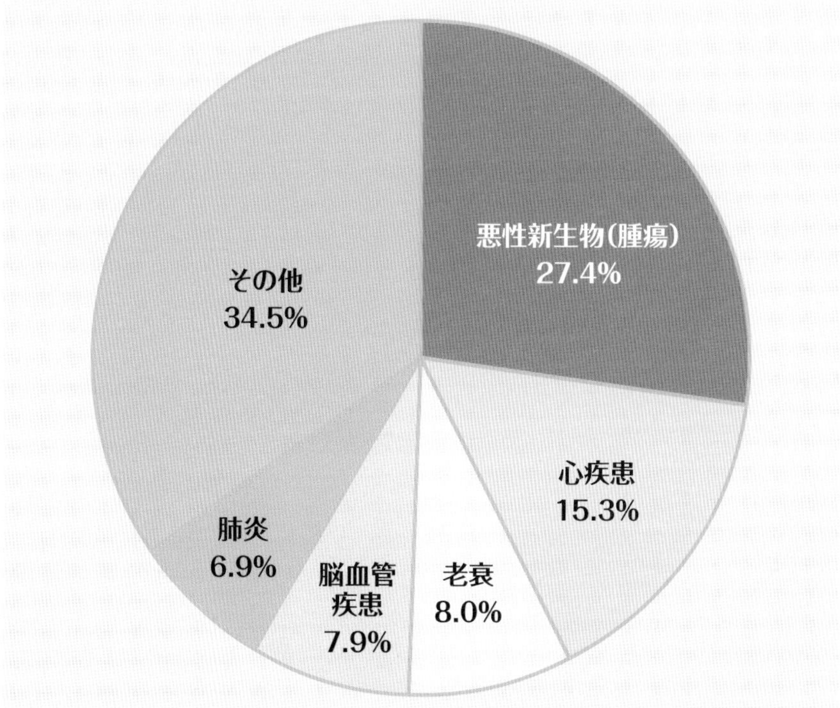

厚生労働省『平成30年(2018)人口動態統計月報年計(概数)の概況』より

主な悪性腫瘍の種類

	部位	がんの種類
❶上皮性腫瘍(上皮細胞から起こるもの)	消化器系	胃がん、大腸がん
	生殖器系	子宮がん、卵巣がん、前立腺がん
	口腔・咽頭	舌がん、喉頭がん
	呼吸器	肺がん、喉頭がん
❷非上皮性腫瘍(上皮細胞から起こらないもの)	骨格系	骨肉腫、軟骨肉腫
	筋系	平滑筋肉腫、横紋筋肉腫
	繊維芽細胞	線維肉腫
	脂肪組織	脂肪肉腫
❸造血組織からのもの	骨髄	骨髄腫、多発性骨髄腫、白血病
	リンパ系	悪性リンパ腫

現在、がん(悪性新生物)は日本人の死因において第1位を占めている。がんは上皮細胞性、非上皮細胞性、それ以外の造血組織からのものに大別されるが、表に上げたもの以外にも、非常に多くのものがある。

がん自体による痛み

がんの痛みは持続痛と突発痛の２つのパターンとして現れる。原因でみてみると侵害受容性疼痛（しんがいじゅようせいとうつう）と神経障害性疼痛（しんけいしょうがいせいとうつう）に大別でき、侵害受容性疼痛は腫瘍の浸潤による機械的刺激で起こる体性痛と、内臓が原因となる内臓痛に分けられる。

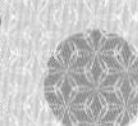

がん自体による痛み(がん性疼痛)の様相は12時間以上続く「持続痛」と、持続痛および鎮痛薬投与の有無に関係なく一過性に痛みが発生・増強する「突出痛」が組み合わさって起こります。これらの痛みは原因により、侵害受容（しんがいじゅよう）性疼痛（せいとうつう）と神経障害性疼痛（しんけいしょうがいせいとうつう）に大別でき、さらに侵害受容性疼痛は「体性痛」と「内臓痛」に分けられます。

侵害受容性疼痛によるがん性疼痛

❶ 体性痛

体性痛としてのがんの痛みは、骨や関節、皮膚、筋肉、結合組織といった体性組織で、腫瘍が大きくなったり浸潤して広がったりして起こる機械的刺激であり、体性神経のAδ（デルタ）線維とC線維によって伝達されます。Aδ線維による鋭い痛みと、その後のC線維による鈍い痛みが持続しますが、腫瘍が浸潤してきた組織から分泌される発痛物質などの化学物質によって痛みが増強されます。

このためがんによる体性痛は、腫瘍が浸潤している体性組織に比較的局在される傾向があり、押すと痛む圧痛が生じます。

❷ 内臓痛

食道や胃、小腸などの管腔臓器や、肝臓などの固形臓器からの痛みで、炎症や壊死（えし）が起こります。管腔臓器の場合は、腫瘍が浸潤することで粘膜の障害や潰瘍ができたり、管腔の閉塞、過度な蠕動（ぜんどう）運動が起こり、これが痛みとして伝達されます。実質臓器の場合は、腫瘍の浸潤による被膜の急激な伸展・牽引が起こることで痛みが起こります。また、血流障害による虚血で組織からサブスタンスPやサイトカインなどの発痛・炎症物質が分泌され痛みが増強します。

内臓痛は主としてC線維によって伝達され、さらに内臓における痛みを伝える神経線維がまばらなこともあって、局在性のない痛みとなります。

神経障害性疼痛によるがん性疼痛

がんの痛みの多くは侵害受容性疼痛(体性痛・内臓痛)によるものですが、

✲がん性疼痛緩和のための投薬の「三段階除痛ラダー」

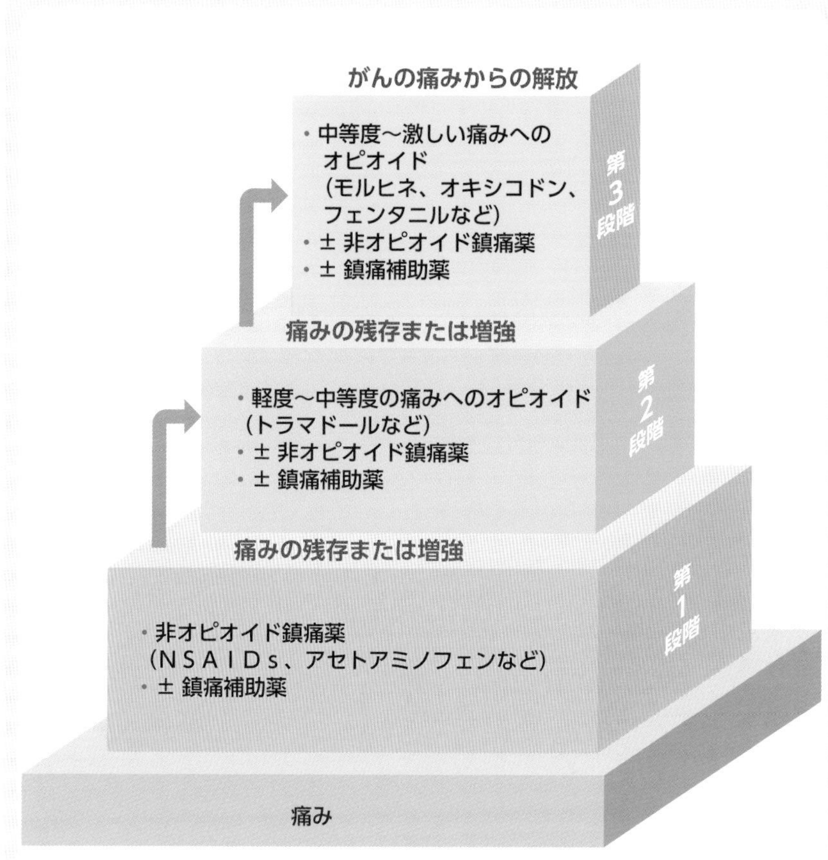

WHO（世界保健機関）は、がん性疼痛の緩和のためのガイドラインである「三段階除痛ラダー」を発表している。ここでは、第１段階の痛みが軽度の場合はオピオイド鎮痛薬（P.106参照）は使用しないが、それでも痛みが軽減せず、あるいは逆に増強した場合はトラマドールなどの軽度〜中等度の痛み用のオピオイド鎮痛薬を使用することとなっている。それでも効果がない場合は、モルヒネなどの中等度から激しい痛みに使用するオピオイド製剤を用いる。オピオイド鎮痛薬は非常に効果があるが、一般的にがんの内臓痛（侵害受容性疼痛）では効果が高いのに対し、体性痛（侵害受容性疼痛）では対症療法的に痛みが生じた時に使用したほうが良いとされる。逆に、神経障害性疼痛におけるがん性疼痛の場合、オピオイド鎮痛剤は効果が出にくいとされる。

神経障害性疼痛が起こることもあります。腫瘍が末梢神経や中枢神経に浸潤したり圧迫したりすることで起こります。

痛みの質としては鋭く突き刺すような痛みと表現されることが多く、痛覚過敏やアロディニア（異痛症）が起こることがあります。

がん治療がもたらす痛み

がん自体の痛みではなく、化学療法や放射線治療といったがん治療も、副作用によって患者に痛みをはじめとした苦痛を与える。これらの副作用は多様であり、複数現れることがあるので、患者の生活の質は大幅に低下する。

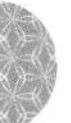

化学療法

がん治療には化学療法、放射線治療、そして手術がありますが、これらのがん治療によっても患者は痛みをはじめとした苦痛を経験します。

抗がん剤に代表される「化学療法」は、がんの増殖を抑制したり、がんを死滅させたりする薬物などを投与する療法ですが、そもそもがん細胞は正常な細胞が異常化して暴走したものです。抗がん剤は、こうしたがん細胞を死滅させる「細胞毒性」を有しているものが多く、正常な細胞にも副作用が出やすくなります。例えば、増殖速度が速い粘膜の細胞への副作用として、口内炎や咽頭痛、会陰部の炎症や痛みなどがあります。また、静注による投与で生じる静脈の血管炎や、腹腔内への投与によって激しい腹痛などが生じます。

抗がん剤だけでなく、乳がんや子宮がんなどのホルモンが影響するようながんの場合、ホルモン分泌を調節することで腫瘍の成長を抑制したりする「ホルモン療法」が化学療法として行われますが、それの副作用として性器の炎症や出血や、骨に影響するエストロゲンなどでは骨密度の低下による骨折や関節の痛みが副作用として起こりえます。

このほか、末梢神経障害として四肢末梢の絶え間ないひりつくような痛みや痺れ、悪心・嘔吐といった自律神経系の障害が起こります。これらの神経障害は、末梢神経の軸索や髄鞘、あるいは神経細胞の細胞体自体が障害を受けることで生じます。このように、化学療法ではさまざまな副作用、つまり痛みをはじめとした苦痛が複数現れて、患者の日常生活を苦しめます。

放射線治療

がん細胞に放射線を当てて死滅させる放射線療法では、照射部位の皮膚に熱傷のような痛みが現れることがあります。また、貧血や白血球減少などの全身症状が起こることがあります。部位によっても異なり、例えば頭部への照射では頭痛や脱毛、耳痛などが、腹部では腹痛や下痢が生じます。数年後に副作用が生じることもあり、放射線の照射によって組織の線維化が進み、神経障害や、肺の場合では線維化が進んで肺の機能低下が起こります。

化学療法（抗がん剤やホルモン療法）による主な苦痛を伴う副作用

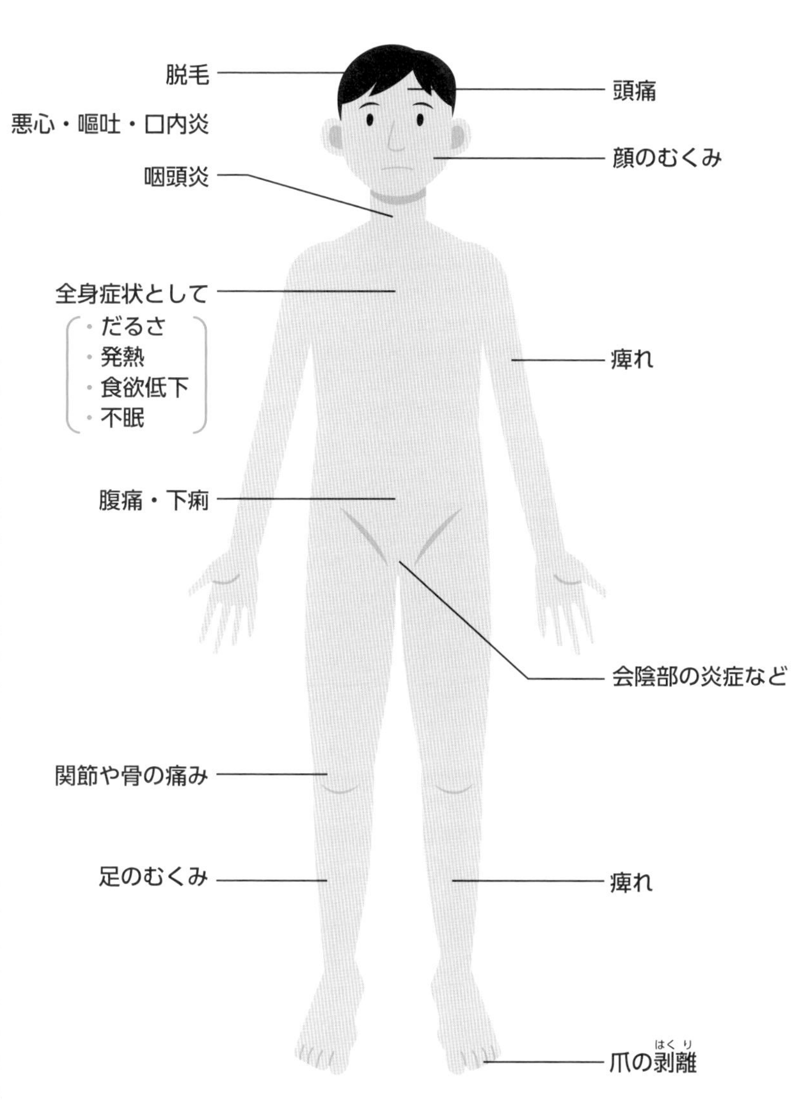

白金製剤や代謝拮抗剤、分子標的薬など、抗がん剤にはその作用機序によって多くの種類があり、また患者個人の体質もあるので、図に表したもの以外にも、患者に苦痛をもたらす副作用は存在する。また、これらの副作用がすべて一度に出るわけではない。抗がん剤は細胞毒性があり、例えば血液毒性では白血球減少や貧血などが生じて全身のだるさを引き起こし、消化器毒性によって悪心・嘔吐や食欲低下、下痢などが生じる。肝毒性では肝機能障害が、腎毒性では腎機能障害が生じる。

COLUMN

こころと痛み

侵害受容性疼痛（しんがいじゅようせいとうつう）や神経障害性疼痛（しんけいしょうがいせいとうつう）は、身体の機能的・器質的な要因によって起こるものですが、心理社会的な要因によって起こる痛みもあります。分類学上はこのようにとらえられていますが、検査によって器質的な原因が明確に存在していても、心理的・社会的要因が少なからず関係しており、とくに慢性痛となるのには、こうした心理的・社会的要因が影響していると考えられています。

心理的・社会的要因としては、不安や悲しみ、怒りや恐怖、抑うつ感、孤独感といった感情のほかに、不眠、疲労、倦怠感といった身体からくる要因、仕事や社会に依拠するストレスなど、多岐に存在します。重要なのは、こうしたこころに影響を与える要因があるのかないのか、ということではなく、これらの要因がどれくらいの比重で痛みを引き起こしているのかということを見極めることです。このほか、うつ病などの気分障害や、不安障害、心気症などの精神疾患との関連も無視できません。

情動（じょうどう）や認知といった心理的要因によって痛みが生じたり、通常よりも痛みが増悪化・慢性化したりする心理的な痛みの治療は、痛みに対する耐性を高め、まず痛みを受け入れて自己コントロールができると感じさせ、日常の生活活動の範囲を広げることで社会適応を高めていくことが目的となります。このため、三環系抗うつ薬や抗不安薬などによる薬物療法や、認知行動療法などの心理療法といった治療が有効な場合もあります。

第4章 評価と診断

痛みの診断と評価の難しさ

痛み治療を行うには、その病変部位や病因を正しく把握することが必要である。第三者が理解できない痛みを正確には理解するためには、適正な診断や評価を行わなければならず、さらに患者の感情的側面に寄り添わなければならない。

痛みを取り除く治療を行うためには診断と評価が必要

痛みの緩和には、なぜその痛みが起こったのかを知らなければなりません。そのためには、「その痛みの病変がどこで起こっているか」、「そうした痛みが生じている病因は何か、それはどんな種類のものか」を調べて、診断が下されることになります。一方で、その痛みがどのような性質のもので、どの程度の強さのものなのか、つまり計量化して評価することも重要です。

こうした診断と評価が適正に行われた後、初めて痛みを緩和するための治療に着手することができるようになります。

第三者には理解できない痛みを診断・評価するには

ところが、第1章で述べたように「痛み」はきわめて主観的な「感覚」であり、当人が感じているその痛みを第三者が実際に感じることはできません。

こうした痛みの**病変**（びょうへん）や**病因**（びょういん）を診断し、強さや質を評価する方法としては、まず痛みを体験している患者に訊く「問診」が挙げられます。ただし、問診で得られた情報は、患者の主観が入っていることから、同時に客観的なデータ収集も必要となります。大まかに、診断・評価は、患者本人から情報を集める「問診や心理検査」と、患者の身体生理機能から情報を集める「理学的検査および機器を用いた検査」からなっているといえます。

患者に寄り添うことも必要

痛みを感じている人は不安や恐怖の感情があり、苦痛を取り除いてもらいたいという欲求・要求を持っています。つまり、痛みは感情・情動（じょうどう）の側面もあります。

このため、例えば問診で患者の話が長いからといって途中で打ち切るような発言をしては、患者は不信の念を持ってしまいます。患者の信頼を獲得し、医療従事者と患者が二人三脚で痛みの緩和にあたることの大切さを考えれば、患者の情緒・感情にも寄り添わなければ、適正な診断・評価すら行うことができなくなります。

痛みにおける患者と治療者の関係

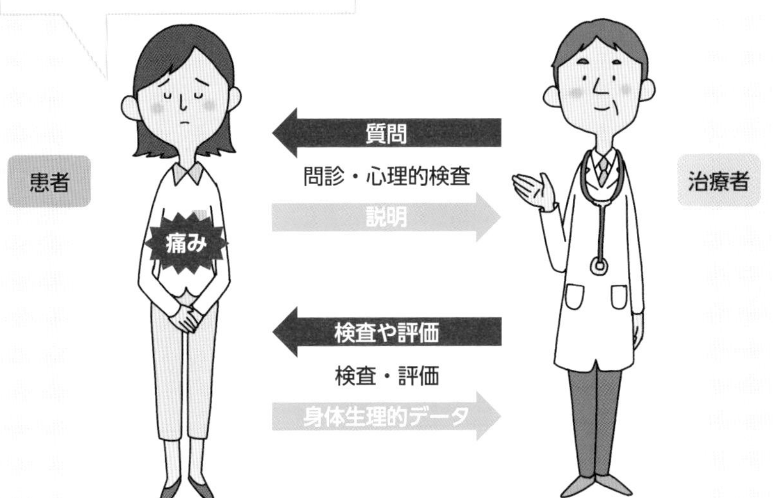

痛みは主観的なものなので、患者の痛みの質や強さを第三者である治療者は実感できない。また痛み、とくに慢性痛に苦しんでいる患者は、とにかく痛みを取り去ってもらいたいという強い欲求を持っており、さらに社会的・心理的な背景を患者個々人が持っている。これらのことを考慮して、治療者は痛みの質や強さを評価し、問診や機器などを使った検査からその病因を探り、適切な処置を行う。さらに診断・評価から治療の全期間を通じて、患者とのコミュニケーションを取り続けることが重要となる。

用語解説

病変（びょうへん）・病因（びょういん）
(Lesion / Etiology)

病変とは、何らかの病気によって身体の局所的なある部分が変化をきたすことをいう。痛みの場合は、その痛みがどこで起こっているかに当たる。この場合の局在性とは、必ずしも物理的なピンポイントというわけではない。病因とは、こうした生体における局所的な変化をもたらした原因のこと。

痛みの性質と強さ

痛みの性質を評価することで、その痛みの発症原因や発生部位を判断したり、急性痛か慢性痛か、持続痛かといったことを判断する材料となる。また、痛みの強さの定量化は、治療における痛みの緩和の推移を確認することを可能にする。

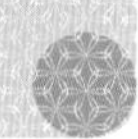

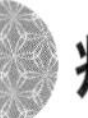

痛みの「性質」の評価

診断と評価においてはまず、どのような痛みを感じているか、といった痛みの性質の評価が重要になります。

痛みと一口にいっても、鋭い激痛やじんわりと疼くような痛み、灼熱感などのように、患者はさまざまな表現で説明します。電気を用いた表現であっても、「電撃的な激しい痛み」という場合もあれば、「電気が流れているようなピリピリした痛み」ということもありますし、痛む部位がピンポイントの場合もあれば、広範囲あるいは不明確な場合もあります。

こうした痛みの質を判別することは、その痛みが侵害受容性疼痛なのか、神経障害性疼痛なのか、またはその混合型なのかを判断する材料となります。通常、ピリピリとしたとか電気ショック的な、というような場合は神経障害性疼痛の可能性が高く、またじんわりと疼くような痛みが局在不明で起こる場合は侵害受容性疼痛の内臓痛が疑われます。

このように、痛みの性質を評価することは、侵害受容性疼痛・神経障害性疼痛・これらの混合痛といった「発症原因」や、体性痛・内臓痛・関連痛といった「発生部位」の判別に重要となります。

また、「いつから始まったか、そのときに何らかの疾患を患っていたか」を知ることで急性痛か慢性痛か慢性痛の増悪かを判別でき、さらに「継続しているのか、一定のパターンで繰り返されるのか」といったことから持続痛か一過性の痛みが悪化した突出痛なのかを判断することも可能となります。

痛みの「量的」評価

痛みの性質だけでなく、どの程度の強さの痛みを患者が感じているか、つまり痛みの強度を計量することも重要です。痛みの強度を評価する方法は、計測尺(計測スケール)を提示したりするなど患者から聞き取る方法と、機器を使って痛み刺激に対する生体反応などを測定する方法があります。

こうした痛みの強度を継続的に記録することで、当初の診断はもとより、治療期間中における痛みの緩和の推移を把握することが可能となります。

痛みの表現から基本的な鑑別を行う

痛みの表現	痛みの評価
ズキズキする／ズキンズキンする	侵害受容性疼痛か？
ビクッとする／ビーンと走るような	神経障害性疼痛か？
チクリとする／刃物で突き刺されるような	侵害受容性疼痛か？
圧迫されるような	局在不明で腹・胸部なら内臓痛か？
引きちぎられる／引っ張られる	侵害受容性か？　神経障害性か？
熱い／灼けるような／焼けただれるような	神経障害性か？　炎症の有無は？
じわっとした／疼くような	内臓痛か？
息苦しい／吐き気がする	内臓痛か？　心理的表現か？
怖いような／すさまじい／ゾッとするような 痛めつけられているような／死ぬほどつらい ひどくみじめな／わけのわからない イライラさせる／情けない／うるさい	患者の性格なども考慮
広がるような しぼられるような	内臓痛か？　関連痛か？

患者が説明する痛みの表現は、侵害受容性疼痛なのか、神経障害性疼痛なのか、内臓痛なのかといった分類上の目途をある程度立てるために役立つ。表はあくまで一例に過ぎず、治療者の経験などによって判断が異なることがある。こうした目途を立てた後に、問診でどれくらいの期間続いているのか、痛みの部位がどこか、痛みを自覚するまでの患者の行動などを聞き、さらに患者の年齢や既往症といった情報なども加味する。

問診と心理学検査

問診は診断の基本であり、いくつかの項目がある。主なものは、痛みの経過、痛みの部位、痛みの性質、痺れや倦怠感、睡眠不足といった痛みとは直接関係ない症状、既往歴などである。慢性痛に影響がある心理的検査も行う必要がある。

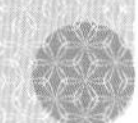

問診での主な項目

ここでは患者本人から情報を聞き取る形式の「問診」と「心理学検査」について述べます。問診では、患者の話を途中で遮ったりしないで、話したいことを話してもらいます。以下に問診における重要項目を挙げてみます。これらに気をつけて、痛みが「侵害受容性疼痛か神経障害性疼痛か」「急性痛か慢性痛か」「自発痛か誘発痛か」をまずは区別します。

● **経過の確認**　いつ、どのようにして起こり、痛みを感じてからどれくらい続いているかを確認します。長期にわたっているような場合には、神経障害が懸念されますので、急性痛か否かも重要となります。

● **痛みの性質の確認**　重く感じる痛みか、電撃的な痛みかといった、患者の痛みに対する表現を聞きます。これによって、侵害受容性疼痛か神経障害性疼痛かといった判断の目途が付きやすくなります。

● **痛みの部位の確認**　部位を聞くことで特定の筋肉や、神経系の走行の範囲が確認できれば、原因のある程度の目安がつきます。

● **その他の確認**　痛みの原因が、がんや重篤な内臓疾患などによる二次性疼痛の可能性もあるため、倦怠感や痺れの有無、睡眠不足や食欲不振、体重の変化、便通の異常などがないかを尋ねます。心理社会的な疼痛の可能性から仕事や社会生活、家族・交友関係も確認します。ただし、患者の中には、これら立ち入った質問を嫌がる人もいるので、質問時には注意しましょう。

● **既往歴などの確認**　既往症やアレルギーの有無、その治療歴などを聞きます。

心理検査で患者の生活背景を知る

痛みの治療に訪れる患者は慢性疼痛に苦しんでいるケースが多いものです。慢性疼痛の発症には、心理社会的要因がしばしば影響していることが多いために、内面的な特質、環境要因、行動様式といったパーソナリティや精神状態に注目することが必要となります。これらは通常の問診でも把握することは可能ですが、心理検査のための手法も確立されています。

✿問診によって病因の目途を立てることは最終的な鑑別の絞り込みに役立つ

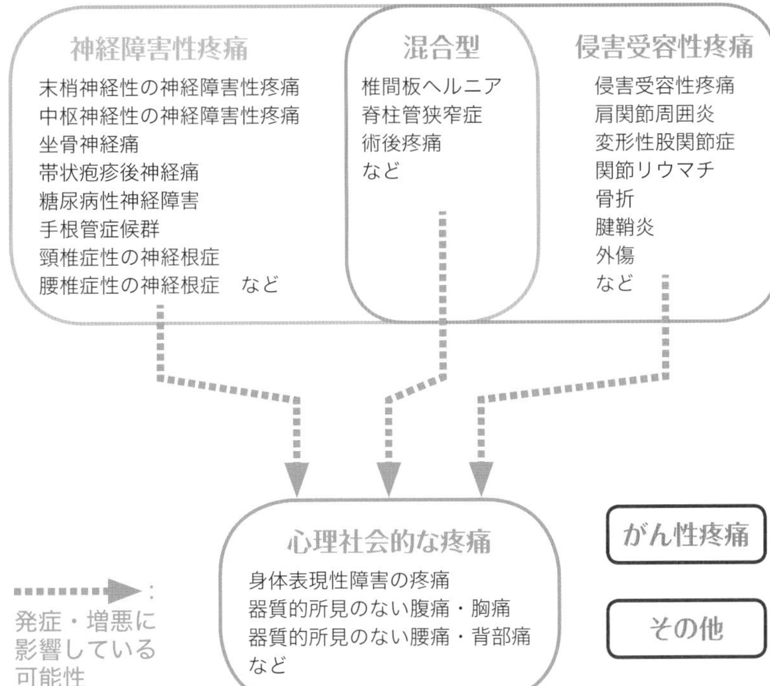

侵害受容性疼痛と神経障害性疼痛は組織の器質的な要因によって起こるものであり、この2つの混合型の痛みも存在する。こうした器質的な要因がみられないにもかかわらず痛みが生じる場合、心理社会的な要因で起こる疼痛の可能性が高い。心理社会的な疼痛は、器質的な要因によって起こる痛みが慢性化してそれがストレスになって自律神経などにも影響し、痛みの発症・増悪化となることもある。心理社会的な疼痛の「身体表現性障害の疼痛」とは、痛みやめまいといった身体の症状があるにもかかわらず、器質的・物理的障害や精神疾患の理由がみられない状態で起こる痛みのことで、心理的・精神的原因も見当たらないものを指す。

用語解説

心理検査（しんりけんさ）
(Psychological Test)

心理検査には多くのものがある。「MMPI」は質問の答えから性格特性を抑うつや精神衰弱などいくつかの尺度に分類する。「CMI健康調査票」は呼吸器系や消化器系など組織の症状と、抑うつや怒りなど患者の精神的症状を評価して性格特性を判断する。これら心理的検査方法は、心理学や精神医学の分野で多用されており、これを痛み治療の臨床現場で流用しているといえる。

痛みの強さと質の測定ツール

患者の訴える痛みの強さと質を正確に測定することは大切であり、その量的評価ツールにはNRS、VAS、FPSなどが、質的評価ツールにはマギル疼痛質問表やPDQ、神経障害性疼痛スクリーニングツール(簡易調査票)などがある。

患者に質問することで評価する量的・質的評価ツール

痛みを測定するためには、特別な機器を用いる方法があります。これは痛み刺激に対する生体反応を数値データとして得ることができますが、臨床現場では患者の訴え、つまり「その患者本人が痛みを実際にどう感じているか」という視点から痛みの「量(強さ)」と「質」を測定することも大切です。

痛みの強さの評価ツール

● NRS(numerical rating scale)　直線上に０～10の目盛が描かれており、患者に今の痛みの強さがどれくらいかを指示してもらう方法です。目にみえる形で直感的にわかる利点があります。

● VAS(visual analogue scale)　10㎝の水平線を描き、左端は痛みがない状態、右端は痛みが最大の状態と設定し、どのぐらいの痛みかを患者が指し示してその長さを測る方法です。単位は㎜(ミリ)、あるいは㎝(センチ)で表します。

● FPS(face pain scale)　「face scale」または「face rating scale」とも呼ばれます。痛みを表現する人の表情が描かれているもので、絵で表現していることから直感的に理解できるため、小児や高齢者などに有効とされます。

痛みの質の評価ツール

● マギル疼痛質問表(MPQ)　P.13参照。

● PDQ(painDETECT questionnaire)　痛みの段階や経過、広がりについての９項目の合計点数から痛みの質を判断するもので、侵害受容性疼痛(しんがいじゅようせいとうつう)と神経障害性疼痛(しんけいしょうがいせいとうつう)の判別に用いられます。

● 神経障害性疼痛スクリーニングツール(簡易調査票)　「針で刺されるような痛み」などの７項目に対して、「全くない」から「非常に強くある」までを選んでもらい、それの合計点から神経障害性疼痛か否かのスクリーニングを行います。

✿痛みの強さの計測ツール

[NRS]

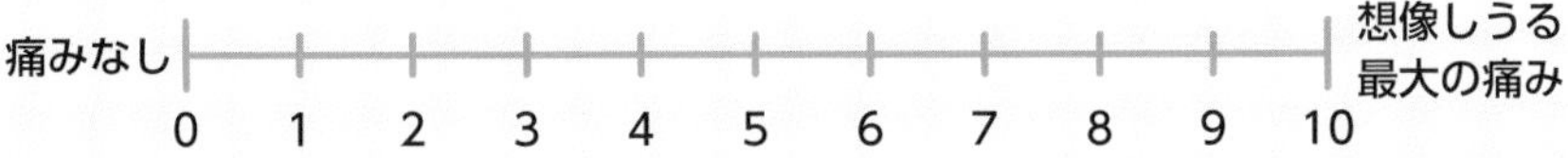

患者に現在の痛みの強さについて目盛の数字を指してもらう測定方法。0〜10までの11段階評価で、目でみてわかる数値で表されるという利点があるが、小児では難しいことや、患者個々人の数字の好みが無意識のうちに影響してしまう可能性があり、心理的影響を受けやすい。

[VAS]

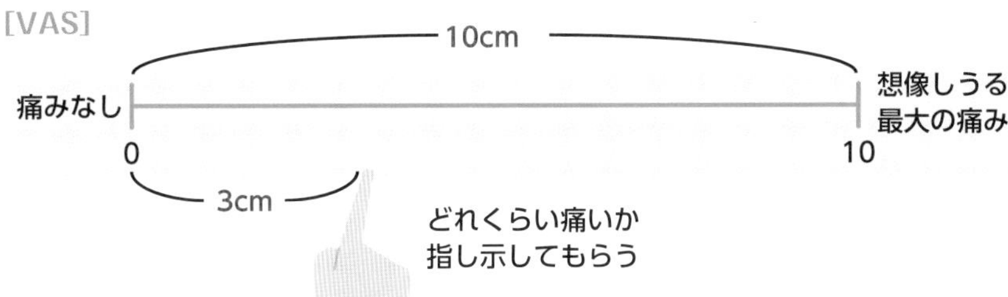

数値や目盛りは書かれておらず、0(痛みなし)から患者が指し示した場所までの長さを測る。定期的に行うことで経時的な変化を観察することが可能となる。患者の数字の好みといった心理的な影響は少なく、「簡単に行える」「再現性が高い」といった多くの利点があるが、「尺度の形や配色によって影響を受ける」「この方法を理解できない患者や小児、視覚障害には使用できない」「一人の患者の経時的変化では有用だが、他の患者との比較には信頼性が劣る」という欠点がある。

[FPS]

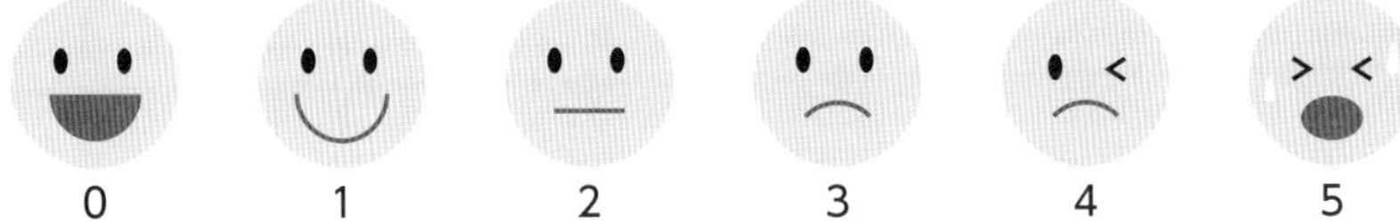

痛みを表す顔のイラストが描かれているため、高齢者や小児に有効とされる。このほか、数字の概念がない民族に対しても有効とされる。表情から判断するので患者の気分と合致しやすいが、逆に患者の感情が結果に反映されすぎるという欠点も指摘される。

用語解説

その他の計測ツール

本文で挙げたもの以外にも痛みの強さの計測ツールは存在する。例えばVRS(verbal rating scale)は「痛み無し」「少し痛い」などの痛みの強さを表す言葉を3〜5段階用意し、その中から選んでもらう方法。PRS(pain relief scale)は治療開始前の痛みの強さと治療中の痛みの強さを点数として示してもらうもので、治療効果を判定するときに用いられる。

理学的検査

触診や打診などで患者の身体のどの部位に痛みや機能的障害が生じているかを検査する理学的検査では、異常がある陽性所見だけでなく、異常がない陰性所見にも注意する。項目としては、感覚・反射・筋肉・疼痛誘発テスト・関節可動域などがある。

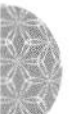

「異常なし」にも注意して総合的に判断する

患者の身体に打診・触診などを施行して診察する理学検査は、どの部位に痛みや、機能的な障害が生じているかをみることが目的です。注意すべき点は、「異常あり（陽性所見）」だけでなく、「異常なし（陰性所見）」にも注意して総合的に判断することです。理学的検査には主に以下の項目があります。

● 感覚

顔面の正常な感覚を基準として全身の感覚の左右や、上肢・下肢についての感覚鈍麻・感覚消失・感覚異常・感覚過敏などの差を調べます。表在感覚では指や刷毛、ティッシュなどで感覚の異常や消失、アロディニアなどを調べます。関節や筋肉、骨などの深部感覚は、例えば関節の位置覚を調べるものとして、目を閉じた患者に関節を屈曲させてその方向を答えさせます。

● 反射

皮膚に刺激を与えたときの筋収縮を見る「表在反射」や、骨膜や腱をハンマーで叩いて調べる「深部反射」などがあり、ともに**反射弓**における反射の消失・減弱を調べます。**脚気**の検査で行われていた膝蓋腱反射も深部反射の一例です。消失・減弱ではない通常とは異なる反射となる「病的反射」もあります。

● 筋力

筋肉へ加わった外力に対抗できる力や、力を加えたときに測定者が感じる抵抗力をみます。上肢では肩関節の挙上・肘関節の屈伸・手関節の掌屈と背屈・手の指の開閉および対立動作など、下肢では起居の動作・踵や爪先による歩行などがあり、0～5までの6段階で評価されます。

● 疼痛誘発テスト

脊髄神経根や神経叢、神経、動脈、関節などを伸展したり圧迫したりすることで痛みが生じるかをみる検査です。

● 関節可動域

角度計を用いて関節の可動域を調べ、阻害要因の発見や障害の程度の判定を行うことで、治療方針を設定したり、治療やリハビリテーションによる回復の程度を評価したりします。

✲理学検査 ― 主な反射・筋力・疼痛誘発テスト

[反射]

【上腕三頭筋反射】

肘にある上腕三頭筋の腱を叩くことで、上腕の反射を調べる。刺激は頸髄に伝えられる。

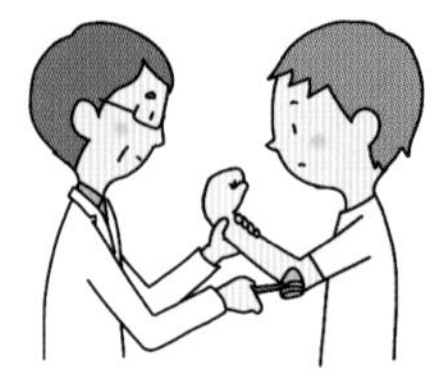

【膝蓋腱反射】

膝頭の真下にある膝蓋腱をハンマーで叩き、大腿四頭筋が急速に伸張して足が跳ね上がるという反射を調べる。刺激は腰髄に伝えられる。

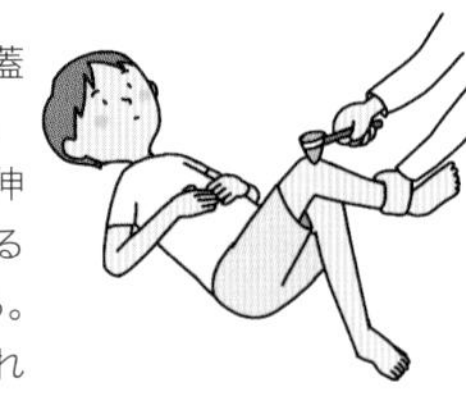

[筋力]

【胸鎖乳突筋の検査】

手で患者の顔を横に向くように押し、それに対する抵抗力をみる。

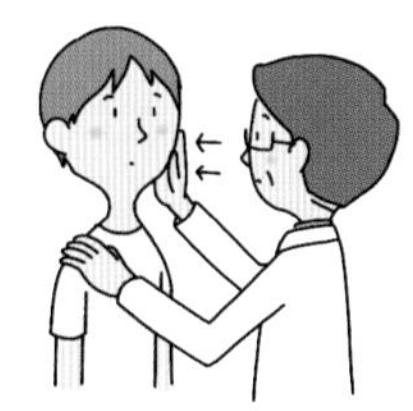

【大腿四頭筋の検査】

患者の膝を曲げた状態で上から抑え、患者に膝を伸ばしてもらう。このときの押さえの外力に対してどれくらいの抵抗力があるかを調べる。

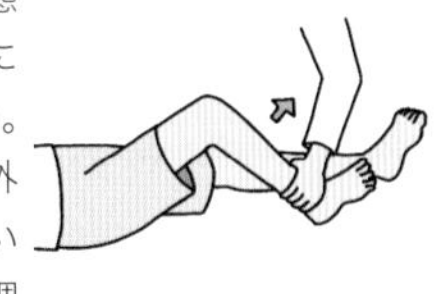

[疼痛誘発テスト]

【頭部圧迫テスト】

首（頸椎）を前または後ろに曲げた状態で頭頂部を圧迫する。このとき、上肢や肩、背中に放散痛が生じるかをみる。上肢の場合は神経根への障害、肩や背中の場合は椎間関節症や頸椎障害の可能性がある。

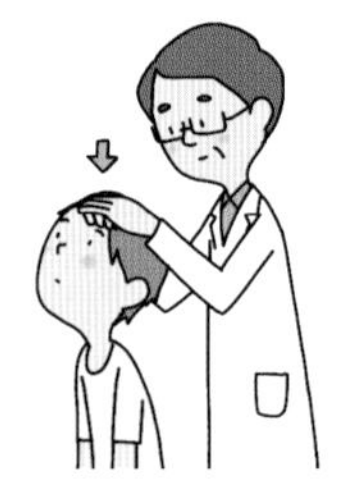

【神経伸張テスト】

首を傾けて抑え、反対側の上肢を引き下げることで上肢での放散痛が生じるかをみる。障害がある神経根が引っ張られることで、痛みが生じる。

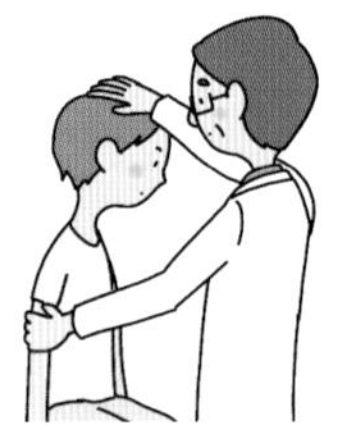

用語解説

反射弓（はんしゃきゅう）

(Reflex Arc)

刺激が感覚器➡求心性線維➡脊髄➡延髄や中脳にある反射中枢に向かい、折り返して遠心性線維➡筋肉などの実行器に命令が伝わるという一連の流れのこと。またはその経路を意味する。

脚気（かっけ）

(Beriberi)

ビタミンB_1が不足することで、倦怠感や食欲不振が生じ、やがて四肢の感覚異常や脱力、痛みを感じるなどの神経症状や、心拍数の増加といった心臓の症状が起こったりする。通常の膝蓋腱反射では膝をハンマーで叩くと下腿が跳ね上がるが、脚気では神経症状によって反射が起こらなくなる。

画像診断

肉眼で病変部を確認できる画像診断は有効ではあるが、まず問診などを行ったうえで病因を絞り込んでから行う。単純X線やMRIなど、非常に多くの方法があり、該当組織や想定した所見に基づいて選択する。

肉眼で異常を捉える

痛みの病変がどこにあるかといった局所診断や、原因を探る病因診断では、肉眼で異常を確認できる画像診断は非常に有効です。ただし、どの部位を撮影するか、画像のどこに注意を払ってみるかがわからないと意味がないので、問診や触診、理学的検査などを行ってある程度、所見を絞り込んでから画像診断を行うのが普通です。痛みの画像診断では、脊椎または脊髄の病変が重視されることが多いので、まずは単純X線とMRIが用いられることが多いです。主な画像診断には以下のものがあります。

● **単純X線**　いわゆるレントゲンです。骨やその周辺のやわらかい組織の異常を確認する目的で撮影されます。一方向だけでなく、前後や側面などを含めて二方向から撮影を行い、それらを比較します。ただし、単純X線画像で骨棘などの異常所見があっても、必ずしも痛みの症状があるとは限りません。逆に異常所見が認められなくても、痛み症状がある場合もあります。

● **MRI(magnetic resonance imaging)**　「磁気共鳴」という物理現象によって放出されたエネルギーを信号化して映像にする方法で、脳や脊髄、脊椎、神経根の検査として使用されます。脊髄損傷後の疼痛といった神経障害性疼痛の診断に有効です。

● **超音波(エコー)**　超音波を当ててその反響を画像化するものです。このため振動を伝えやすい水分を含んだやわらかい組織や軟部の腫瘤・腫瘍、靭帯や軟骨といった軟部組織がある関節の検査に向いています。また、検査に痛みを伴いません。こうした理由もあり、体表部の痛みに対しては画像診断の第一選択といえます。

● **CT(computed tomography)**　X線によって人体のドーナツ状断層画像を撮影する装置で、痛みの検査においては骨折や骨化した病変、血管の画像検査などにも使われます。

● **その他**　赤外線を使ったサーモグラフィーは、体表の温度差を画像で表すことができ、末梢血管障害による痛みの検査などに用いられます。また、末梢血管障害による痛みの診断では、造影剤を使用した血管造影もあります。

✻画像診断に使用される装置

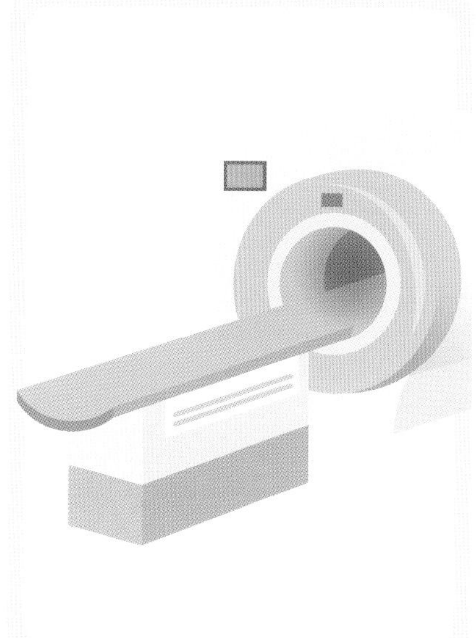

［MRIの装置］

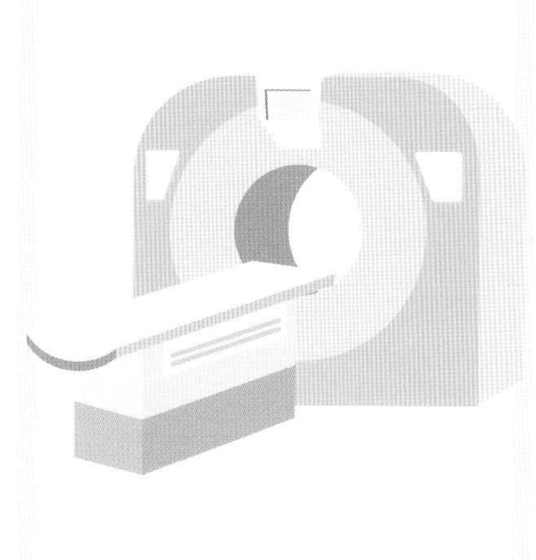

［CTの装置］

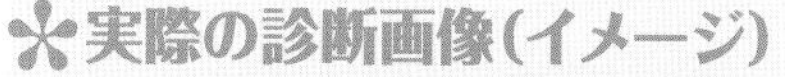

✻実際の診断画像（イメージ）

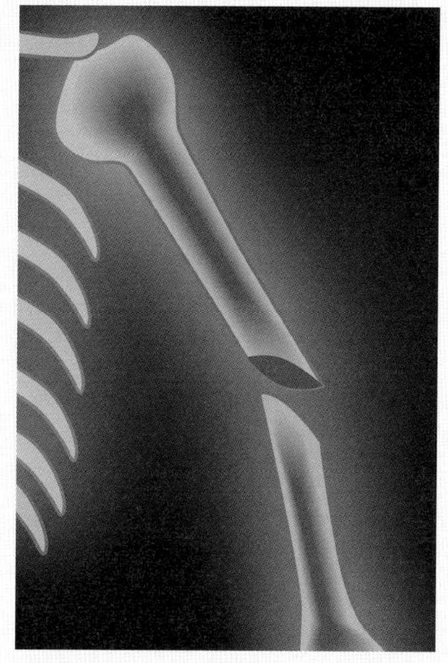

［単純X線画像（上腕骨骨折）］

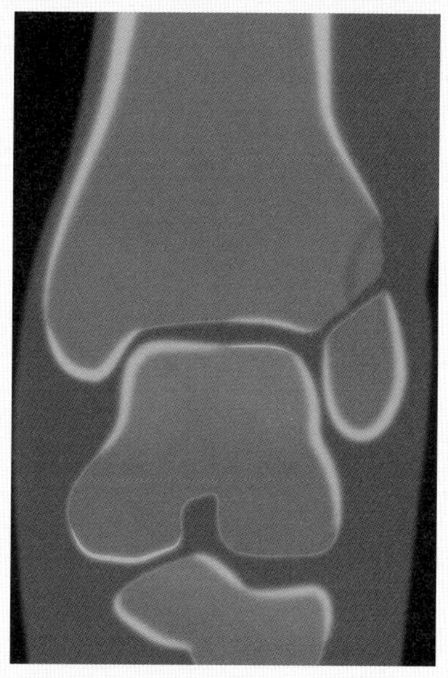

［CT画像（脛骨の骨折）］

電気生理学的検査

痛みが筋原性か神経原性かの鑑別と、神経障害の程度や部位の特定を電気的に測定するのが電気生理学的検査であり、筋電図、神経伝導検査、誘発電位検査などがある。そのほかにも、発汗計をはじめとする電気・電流による検査は数多くある。

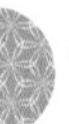

電気生理学的検査

末梢神経の運動神経線維と感覚神経線維が障害を受けることで、運動機能障害や神経障害性疼痛が起こります。神経は活動電位によって情報を伝達しているので、電気生理学的検査では活動電位を測定して運動・感覚神経線維に異常が生じているかどうかを調べます。痛みがあるときの神経障害の有無や程度、部位がどこなのかの診断を目的とし、またその痛みが筋によるものか(筋原性)、神経によるものか(神経原性)の鑑別のためにも行われます。

筋電図・神経伝導検査・誘発電位検査

主な電気生理学的検査の診断方法には、「筋電図検査」「神経伝導検査(誘発筋電図検査)」「誘発電位検査」があります。筋電図検査は、針電極を使い安静時や随意運動における収縮時などの筋肉の活動電位を測定することで、その電位の変化から診断します。神経伝導検査は、伝導速度を調べるもので、基本的に２つの点に刺激を与え、その間の距離と時間から神経の伝導速度を算出します。誘発電位検査は、感覚の刺激に対して大脳皮質の感覚領域に生じる電位の変動(誘発電位)を測定するもので、末梢を刺激して脳波を測る方法と、脳を刺激して筋電図を測る方法があり、前者は感覚神経線維を、後者は運動神経線維を調べます。

その他の電気・電流を用いた検査

痛みは自律神経も関係するため、自律神経が関与する発汗量を測定する検査があります。そのほかに、発汗計を用いて皮膚の電位活動を測定する方法もあります。同様に、感覚神経や皮膚および骨格に分布している自律神経の活動電位を調べる「マイクロニューログラフィー」による検査もあります。

感覚神経線維は痛みを伝えるAδ線維とC線維、触覚や圧覚を伝えるAβ線維の３つが主なものですが、伝導速度に違いがあります。皮膚から３つの異なる周波数の電流を流すことで、感知できる最小の刺激量(ＣＰＴ：知覚電流閾値)を計るニューロメーターは、知覚過敏などの検査に有効です。

[筋電図検査]

筋電図検査は筋肉の線維が電気刺激によって興奮するようにし、そのときに発生する神経の活動電位を記録する。図のように針電極を皮膚に刺して電気を流し、軸索や神経終板(しんけいしゅうばん)およびそれらが支配している筋肉の神経線維の異常を確認する。

[神経伝導検査(誘発筋電図検査)]

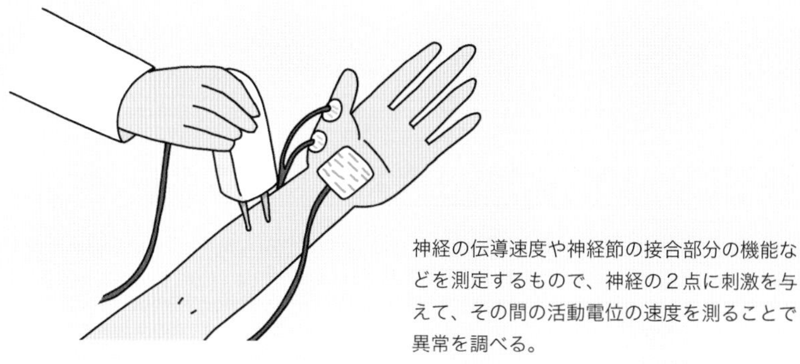

神経の伝導速度や神経節の接合部分の機能などを測定するもので、神経の2点に刺激を与えて、その間の活動電位の速度を測ることで異常を調べる。

[誘発電位検査]

末梢神経から中枢神経までの長い神経経路の機能を調べるもので、運動誘発電位、脊髄誘発電位、体性感覚誘発電位を観察し、おのおので機能の異常がないかを検査する。

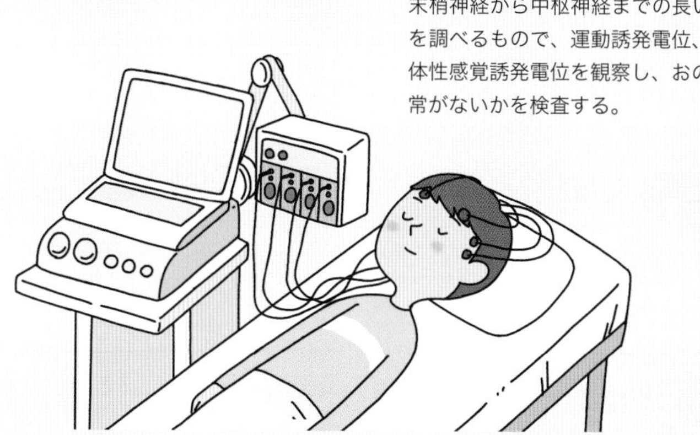

知覚電流閾値測定検査

痛みを強さを評価するためには先述したようにNRSをはじめとする簡易的な測定ツールがあるが、患者個々人による特質や心理的要因によってばらつきが生じやすい。痛みを定量化して評価する機器は、電気刺激によって測定を行う。

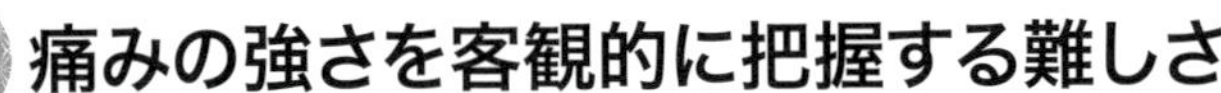

痛みの強さを客観的に把握する難しさ

前項では、機器を用いて電気的に痛みの原因の鑑別や部位などを測定し診断する方法を取り上げましたが、ここではその痛みがどれほど強いのかといった、痛みの強さを電気的に測定し評価する機器を説明します。

痛みの強さの評価に関して、NRSやVASなどの測定ツールがあることは前にも述べました。これらのツールは手軽に実施でき、患者への身体的負担もないという利点がありますが、測定への理解度や年齢といった患者個々の要因のほかに心理的要因も影響し、必ずしも客観的なデータとはならない可能性もあります。このため、電流を用いて患者が痛みを感じる閾値を測定する機器を用いることで、痛みの強さを定量化することも行われます。

機器による痛みの強さの定量化のしくみ

知覚電流閾値測定の原理は、まず患者にパルス状の電気刺激を与え、その患者が感じることができる最小の電気刺激(最小感知電流)を測定します。そして刺激量を徐々に増やしていき、患者が痛みを感じるのと同等の電気刺激(疼痛対応電流)になったときにそれを測定します。そのデータをもとに以下の計算式によって患者の「疼痛度」を算出します。

● $疼痛度 = 100 \times \frac{(疼痛対応電流 - 最小感知電流)}{最小感知電流}$

この検査は、患者が持っている痛みに相当する電流への感覚が、どれぐらい増加したのかを定量化する検査です。

電流の周波数は、主に50ヘルツでパルスの幅は0.3**ms**です。前項でも少し触れましたが、知覚神経線維にはAδ・C・Aβの３種類があり、それぞれ異なった最適な刺激周波数があり、それが伝導速度にも影響しています。知覚電流閾値測定では、C線維をほとんど刺激しない上記の周波数とパルス幅を使うことで、主にAδ線維とAβ線維の知覚および痛みの程度を測定しています。

知覚電流閾(いき)値(ち)測定検査の概念

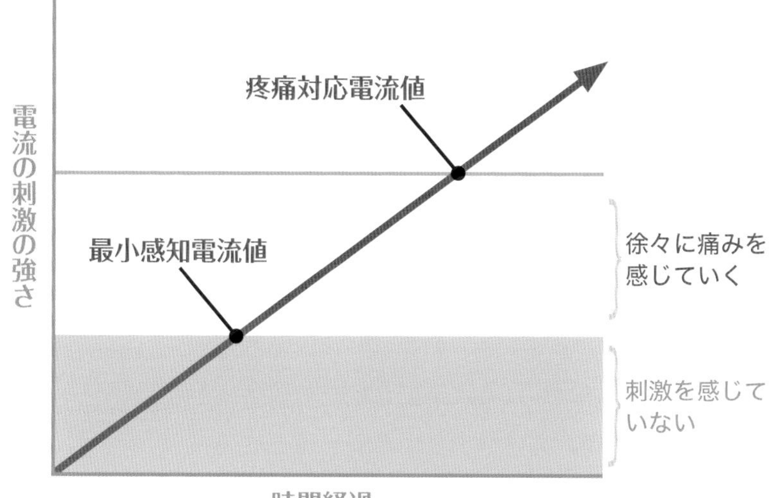

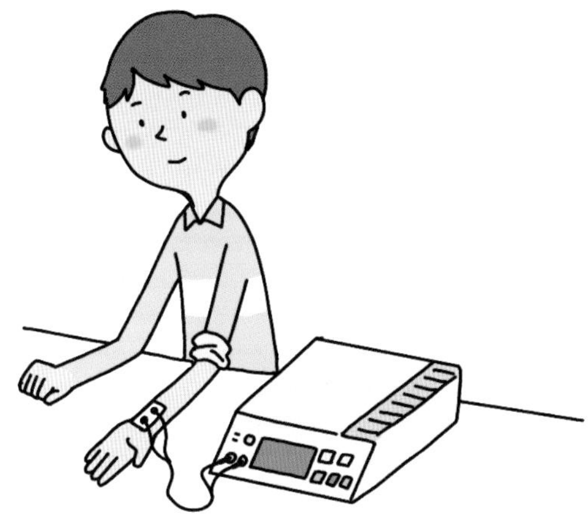

知覚電流閾値測定検査では、専用の機器が使用される。それまでの痛みの強さの評価は患者の主観が含まれる可能性が高かったが、機器を使用することで客観的な数値として表すことができるようになった。図のように、弱い電流から徐々に強い電流にしていくことで最小感知電流値と疼痛対応電流値を得ることで測定する。

用語解説

ms(ミリびょう)

(Millisecond)

時間を表す単位であり、「ミリ秒」と読む。1000分の１秒のこと。ちなみに、100万分の１秒は「マイクロ秒」(単位はμs)、10億分の１秒は「ナノ秒」(同ns)という。

その他の検査

痛みの診断に用いられる検査は非常に多く、そのすべてを網羅することは難しい。ここでは画像診断や理学的検査、電気・電流を用いた検査などの分類に入らないものを取り上げるが、これ以外にも多くの検査が存在する。

痛みの診断のための検査は数多くある

痛みは体の不調を知らせる警告信号の役割があります。第３章では痛みをもたらす主な疾患を取り上げましたが、これもほんの一部であり、痛みをもたらす疾患は多岐にわたります。

このため、痛みの診断のために必要な検査の種類は非常に多く、今まで述べてきたもの以外にもたくさんあります。ここでは先述したもの以外を挙げますが、それでもすべてではないのでご注意ください。

末梢血管の検査

閉塞性血管血栓炎や閉塞性動脈硬化症などの痛みは、末梢血管における血流の障害によって起こるものです(P.132)。こうした循環器系における異常を検査するものとしては、先の画像診断のところで取り上げたサーモグラフィーや血管造影がありますが、その他のものとしては「皮膚灌流圧」を調べる検査があります。これはレーザーを照射して、その反射光の**ドップラー効果**から組織の血流量を測定します。これにより、その部位の血流量が少ないかどうかがわかります。

画像診断では超音波(エコー)を用いたものがありますが、超音波を血管に放射する血管超音波検査は血管の太さや動脈硬化の有無などを計測したり、血管内を移動している赤血球に反射して返ってくるドップラー効果から血流速度を測定し動脈における狭窄の程度を推測することができます。これらのほかにも、近赤外線分光法や経皮酸素ガス分圧測定などがあります。

血液検査

通常の診療はもちろんですが、痛みの治療においても血液検査は一般的なもので、患者の全身状態の把握や、感染および腫瘍などのとくに注意すべき痛みの病因の有無を判断するために行われます。また治療の面においても、神経ブロック療法で注射針による組織の損傷の際に、正常に止血されるかを判断する目的で、血液凝固機能検査を事前に行う場合があります。

✻皮膚灌流圧検査

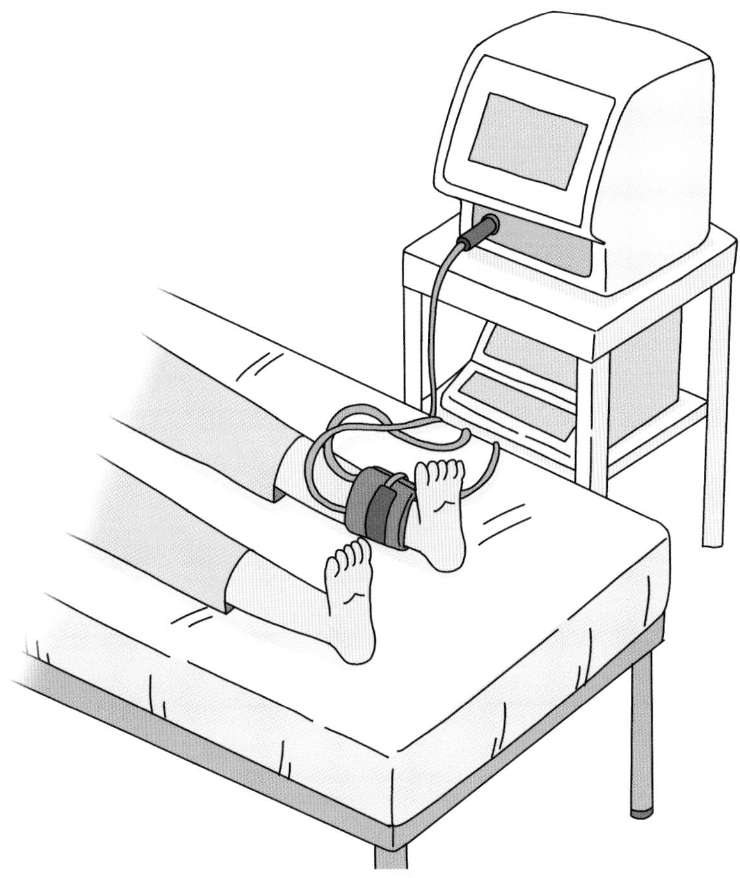

イラストのように、レーザー・ドップラー・センサーを取り付けられたカフを巻いて加圧することで皮膚の血液の流れをいったん停止させ、徐々に減圧して再度、微小循環が起こるようにする。このときに再び生じた血圧を皮膚灌流圧として測定し、血流量を検査する。

用語解説

ドップラー効果
(Doppler Effect〈Doppler Shift〉)

「ドップラーシフト」ともいう。電磁波や音波などの波の発生源と観測者との間で、両者の相対的な速度によって観測される周波数に違いが生じること。発生源が観測者に近づくと波長が押しつめられて周波数は高くなり、遠ざかると波長が長くなって周波数は低くなる。救急車のサイレンの音が、接近してくるときと遠ざかるときとでは異なって聞こえるのが一例。

東洋医学では「証」を立てることから始まる

東洋医学では患者から得られた情報を「症候（しょうこう）」といい、それを分析することを「弁証（べんしょう）」という。弁証によって導き出された結果を「証（しょう）」といい、証を立てた後の治療を確定する「論治（ろんち）」を行う。これら一連の流れを「弁証論治」という。

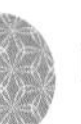

「症候（しょうこう）」から「証（しょう）」を導き出す

西洋医学が客観的なエビデンス（科学的根拠・臨床的な裏付け）を基にして診断や評価を行うのに対し、経験医学である東洋医学は過去の蓄積から得られたものの見方をベースに、患者個々人の状態を見極めて診断を下します。

東洋医学の診断の進め方は、まず患者の痛みや吐き気などの症状や所見を分析することから始まります。痛みや吐き気、発熱など、患者の身体から得られる情報を「症候（しょうこう）」といい、症候を分析した結果を「証（しょう）」といいます。つまり東洋医学では、証を立てることが重要となります。当然、症候の段階では患者の年齢や生活習慣、既往症なども十分考慮することが行われます。

弁証論治（べんしょうろんち） ― 診断と治療法が同時に決する

証を決めるために、症候をトータルに捉えて分析することを「弁証（べんしょう）」といいます。この弁証の結果に基づいて治療方法が決定することを「論治（ろんち）」といいます。こうした「症候をみる（診察）➡証を立てる（診断）➡論治を決定する（治療方法の確定）」という一連の流れを「弁証論治」といいます。

痛みを取る治療を進めていけば、患者の症状が寛解したり、変化がなかったり、逆に痛みが増悪することもあります。治療の過程によって証が変化していくので、随時、弁証論治を行って治療方針を変更していきます。こうした流れで進めていく東洋医学の特徴は、証を定めることが中心となるので、病名が不明だったり未病の状態でも治療を進めることが可能となります。

基本は西洋医学と同じ

東洋医学の診断の進め方は以上の流れとなりますが、これは西洋医学の診察、診断、治療の流れと基本的に違いはありません。異なるのは、西洋医学が客観的かつ実証的な検査・診察に基づいて行っているのに対し、経験医学を基本とする東洋医学では、それまで蓄積されてきた経験から行っているということです。このため、病名が不明だったりしても、実際の痛みが経験上どこからくるのかを判断して痛みの治療にかかることが可能となります。

東洋医学による診察・診断・評価・治療の流れ

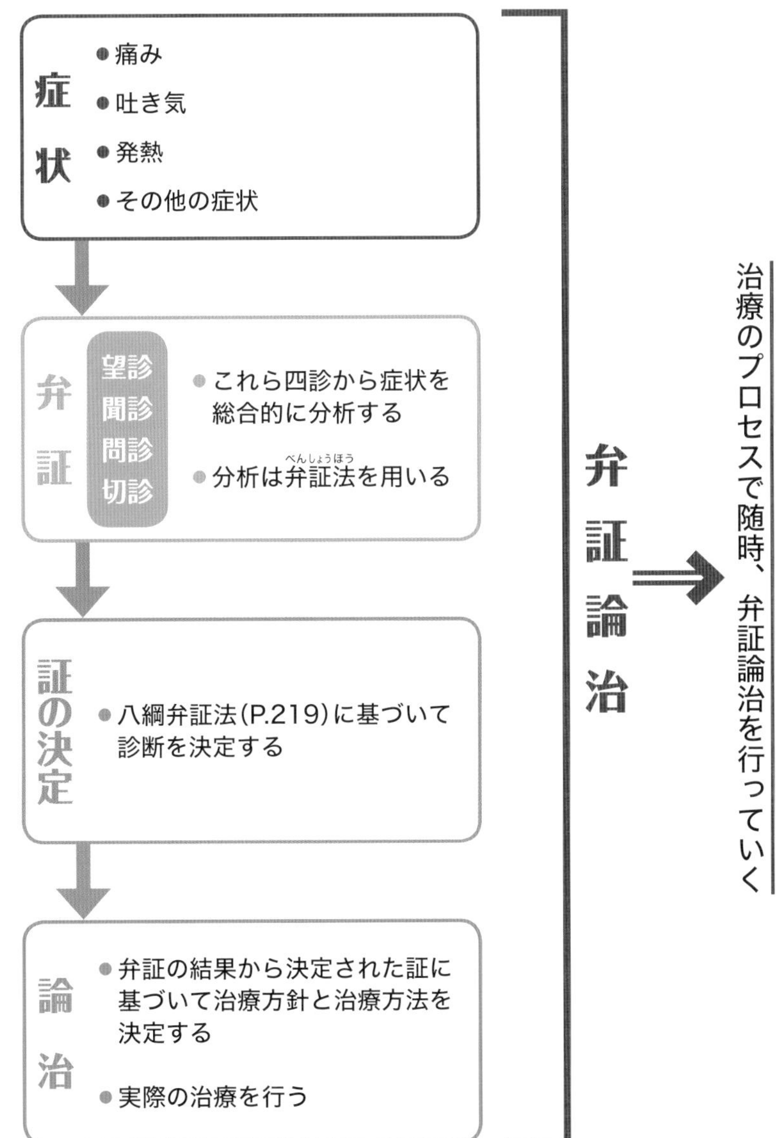

症候とは、痛みをはじめとする患者から発せられる症状のことで、それを望診・聞診・問診・切診の四診、つまり診察することで分析する(四診の詳細については後述)。四診から得られた情報を総合的に判断することを「四診合参」といい、診察から得られた情報を分析することを弁証という。さまざまな弁証法によって証(診断)を決定し、それに基づいて論治(治療方針や治療方法の決定)を行う。これらの流れを弁証論治といい、治療の過程でこの流れを繰り返していく。

弁証について―基礎となる八綱弁証

証を立てるための分析にはいくつかあるが、その中でも八綱弁証は基本となるものである。表・裏、虚・実、寒・熱、陰・陽の４項目８つの弁証によって病の場所、原因、性質を診断する。

患者の状態を分析する手法である「弁証法」

証を立てるために患者の状態などを分析してする「弁証」には、患者の状態をさまざまな視点から分析するため、いくつかの方法があります。これらを「弁証法」といい、それぞれ異なった視点で患者の状態を見ていきます。例えば「気血津液弁証」は、気・血・津液・精といった生理物質と陰陽失調によって生じる症候を分析します。

こうした弁証法の中で最も基本となるものが「八綱弁証」です。

八綱弁証とは何か

八綱弁証は次の４項目８つの判断基準を元に身体状態を判別します。

❶表・裏　病が存在する場所(部位)を示し、**六邪(六淫)**が皮膚などの表面にある場合を「表証」、内臓などの深部にある場合を「裏証」とします。痛みでいうと、痛みの原因が皮膚などの表面にあるのか(表証)、内臓由来の深部にあるのか(裏証)ということになります。表証の場合は頭痛や項強(後頸部～背中のこわばり)、身体痛などが挙げられ、痛みの症状が内臓などからのものならば裏証となります。

❷虚・実　「虚」は機能の低下や不足、「実」は機能の亢進や過剰または停滞を意味します。虚・実の弁証はいわば病気の原因を探るものといえます。「虚証」は身体の生理物質の不足や、陰陽および内臓の機能が低下して正気が虚弱となったことを示し、「実証」はその逆を意味します。

❸寒・熱　病気の性質や、陰陽の偏盛・偏衰(P.42)を弁証するものです。「寒証」では陰の邪気の取り込みや陽気の不足で、悪寒や末梢循環の障害による四肢の冷えなど、「熱証」では陽の邪気の取り込みや陰液不足によって炎症や発熱、顔面紅潮などが起こります。

❹陰・陽　あらゆる症候を陰と陽に分けて弁証するものです。上記の表証・実証・熱証は「陽証」に、裏証・虚証・寒証は「陰証」に分けられます。

部位や原因、性質を探る八綱弁証は、西洋医学における疾患の診断と同じ視点を有していることが理解できると思います。

主な弁証方法

弁証の方法	内容	項目	ふさわしい適用
はっこうべんしょう 八綱弁証	病気が起こった部位や性質正気・邪気の盛衰といった全体状況を把握する	表・裏、寒・熱 虚・実、陰・陽	病症全体を対象とする。各種弁証方法の基礎
きけつしんえきべんしょう 気血津液弁証	気や血、津液および精といった身体の生理物質と陰陽失調による病気を分析する	気虚、気鬱、血虚、血熱、精虚、津液不足、陰虚、陰盛など	内傷病
さんしょうべんしょう 三焦弁証	温熱に関する病気を判断する	上焦湿熱証、 中焦湿熱証、 下焦湿熱証	外感病
ぞうふべんしょう 臓腑弁証	温熱に関する病気を判断するなどの臓腑に異常の原因があるかを判別する	肝・胆、心・腸、 肺・大腸、 腎・膀胱など	内傷病

表の三焦弁証の「温熱に関する病気」とは東洋医学の視点からのもので、必ずしも発熱などに限定されるものではない。発熱は症状である「症候」の一つであり、他の弁証方法もチェックの対象となる。これらのほかにも経絡弁証・六淫弁証・六経弁証・衛気営血弁証があるが、これらの中でも八綱弁証は基礎として位置付けられる。

八綱弁証の進め方(例：裏証)

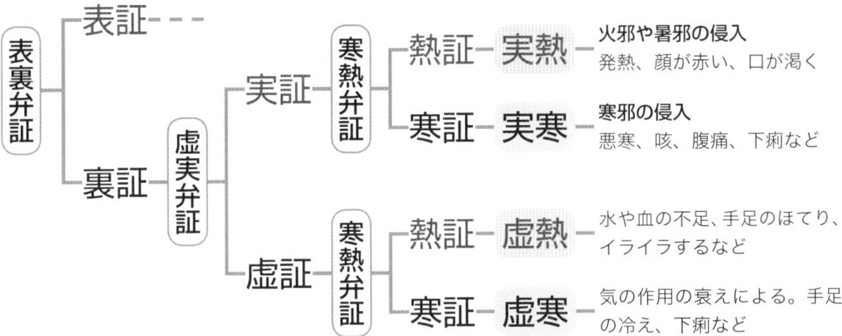

まず表・裏を判断し、それが内臓などの深部にある場合、虚・実の弁証を行って機能低下か、それとも機能亢進かを判断する。次に寒・熱の弁証を行うことで、病気の性質や状態を判断する。場所を特定し、病気の実態を絞り込んでいく手順となる。

用語解説

りくじゃ りくいん
六邪(六淫)
(Six Evil)

東洋医学においては身体の働きを妨げる要因のことを邪気というが、身体の外から侵入してきて病気を起こす邪気のことを外邪という。外邪には風邪(ふうじゃ)・寒邪(かんじゃ)・暑邪(しょじゃ)・湿邪(しつじゃ)・燥邪(そうじゃ):火邪(かじゃ)の６つがあり、これらをまとめて六邪と呼ぶ。

第4章 評価と診断

四診―東洋医学の診察方法

東洋医学における診断方法は「四診」と呼ばれ、これに基づいて弁証し、証を決定する。四診には視覚を用いる「望診」、聴覚と臭覚を用いる「聞診」、患者に直接質問する「問診」、触覚を用いて触診する「切診」がある。

東洋医学には、弁証を行って証を決定するための具体的な診察方法として「四診」があります。字のごとく、これは「望診」「聞診」「問診」「切診」の４つがあります。

望診と聞診

望診は、視覚によって身体の状態を診察する方法で、顔色や目の輝き、表情、動作、体型などを確認します。例えば痛みを訴える患者の動作を診るときは、足を引きずっているとか、痛い部分を押さえながら入室してくるとかを見ることで、痛みの箇所や程度を推測します。さらに重視されるのは舌の状態を診る「舌診」で、舌の形や色、舌苔の有無を診察します。

一方聞診というと、その呼び名から患者から話を聞くことのように思われますが、実際は患者の身体からの音や臭いを診ることで診察する方法です。望診が視覚を用いるのに対し、聞診は聴覚と臭覚を使って患者の状態を把握します。声の大きさや高低、無口かよくしゃべるか、呼吸音などのほかに、話が混乱していたり、独り言のように話したりといった心理的な部分もチェックします。臭いに関しては、患者の体臭および口臭、汗や排泄物の臭いなどを確認します。先の八綱弁証に沿っていえば、分泌物や排泄物の臭いが強い場合は実証ならびに熱証、生臭いような臭いの場合は寒証とされます。

問診と切診

問診は、その名の通り患者に直接質問をすることで痛みや自覚症状の情報を得ることをいいます。痛みの問診では部位や性質、程度、痛みが増悪または和らぐ状況の確認をします。

切診とは、患者の身体の各部を触れることで診察する、いわゆる触診のことを指します。掌などで腹部をさすったり押したりする「腹診」のほかに、靭帯の経絡に沿って内臓や経絡の異常を察知する「切経」、両手の脈を診る「脈診」などがあります。痛みの面で言うと、押すことによって痛みを感じる「圧痛」や、皮下組織や筋、腱膜などの硬い部分を探る「硬結」、皮膚などの引きつれたような部分をみる「緊張」などの反応を診ます。

四診

[望診]

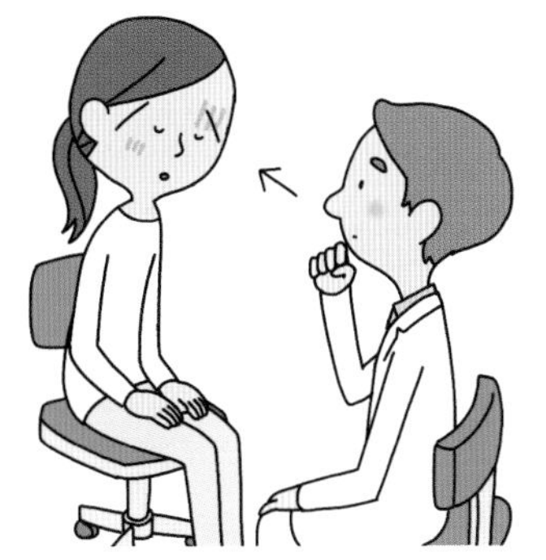

患者の姿勢や動作、顔色や舌、皮膚の感じ、表情や目の輝き、体型など、目でみて診察する。

[聞診]

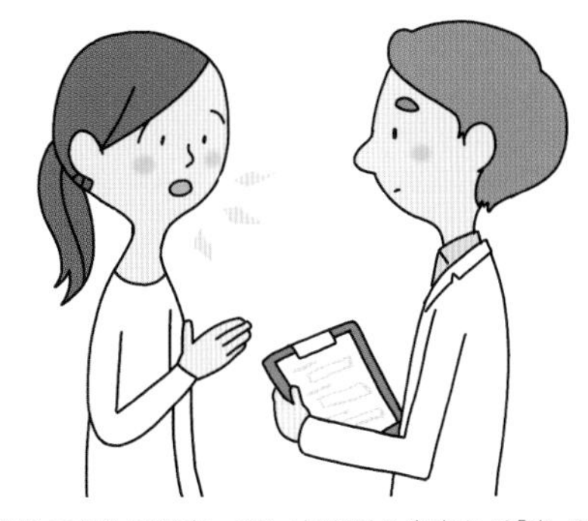

患者の声や呼吸音、話し方や話の内容など「音」を聞くことと、吐息や体臭、排泄物などの臭いを嗅ぐことで診察する。

[問診]

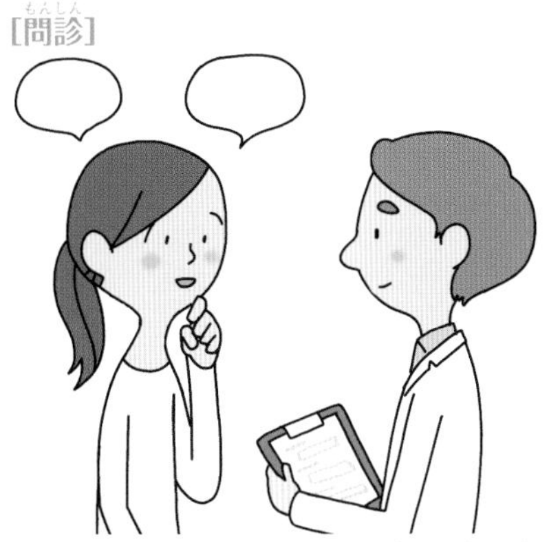

自覚症状や生活の状態、既往歴、生活習慣、タバコや酒などの嗜好品などを質問し、患者の答えから診察する。

[切診]

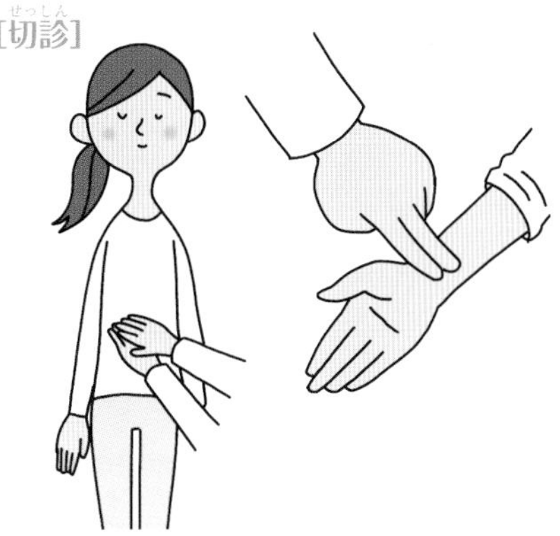

脈を取ったり、腹部や胸部を押したりさすったりするなど、患者の身体に直接触れることで診察する。

切診の一例 — 腹診

図は切診で行われる腹診で、主に診るところを表す。これらの部位を押したりさすったりすることで、痛みなどの症状の有無や強弱を診察する。

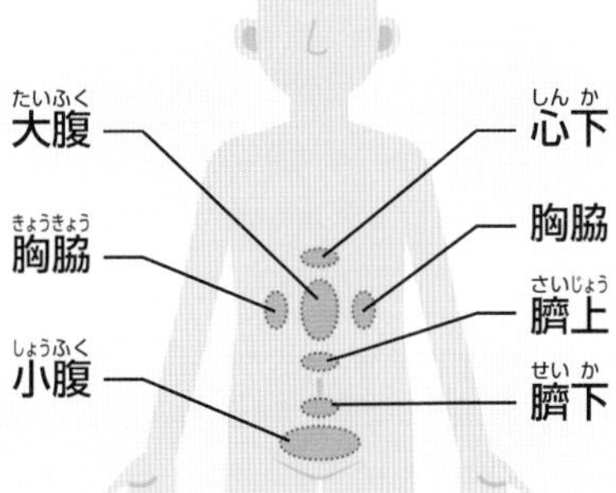

西洋医学と融合する東洋医学

東洋医学的な診断だけでは、痛みの根源を探ることは難しい。だが、実証主義的な西洋医学の診断と、患者個々人の状況に合わせた診察・施術を行う東洋医学の診断をうまく合わせることで、有効な痛みへの治療を進めることが可能になる。

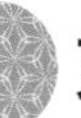

東洋医学だけでは困難

第1章では、東洋医学の効果に関しての実証的な研究論文が数多く発表されており、鍼灸師になるための教科書には現代医学や解剖学的分野にも紙幅が割かれていることを述べました。

こうした傾向は研究や教育の現場だけでなく、実際に診察を行う臨床現場にも反映されています。現場の東洋医学の先生も、明確な病名が判明しているほうが診断しやすく、速やかに治療に取り組むことが可能となります。さらに、誤診の可能性も低くなるわけです。

現実問題として、無理に東洋医学的な診察方法を使い、東洋医学的な弁証(べんしょう)を行って、東洋医学のやり方のみで証(しょう)というものを決定しようとしても、必ずしも実際の疾患からくる痛みを取り除くことと合わさることになるというわけではありません。

西洋と東洋の融合によって痛みの本質に迫る

とはいえ、第１章でも述べたように、さまざまな実証的な研究で「原理は不明だが、実際に経絡などによって痛みなどが消失したことは確か」との結論が出されています。「痛みを取る」という側面と、「その痛みの病因は何か」をつなげるには、やはり実証主義的な西洋医学の視点が必要ですが、痛みを緩和するという点での東洋医学の役割には大きいものがあります。

実際に鍼灸院に訪れる患者は、通常の病院に通院していて、それでも痛みが治まらないために鍼灸院を訪れる患者が多いとされます。この場合、患者から前に通っていた(西洋医学の)病院で頸椎症や肩関節周囲炎など、どのような診断を受けたのかを問診で確認することは重要なことです。こうした診断と、患者個々の体質に合わせて弁証し、痛みを取り去る施術を行う方法が、より現実的な東洋医学の痛み治療になるといえるでしょう。

その意味では、東洋医学は単なる「駆け込み寺」というものではありません。西洋医学の診断と、東洋医学の証立てを融合させた診断によって、根治療法と痛みの緩和を実用的に行うことができるのではないでしょうか。

✲西洋医学を取り入れる東洋医学

東洋医学

- 過去からの経験の蓄積
- 経穴や経絡に基づいた東洋医学の治療方法

実証に基づく
知識や知見

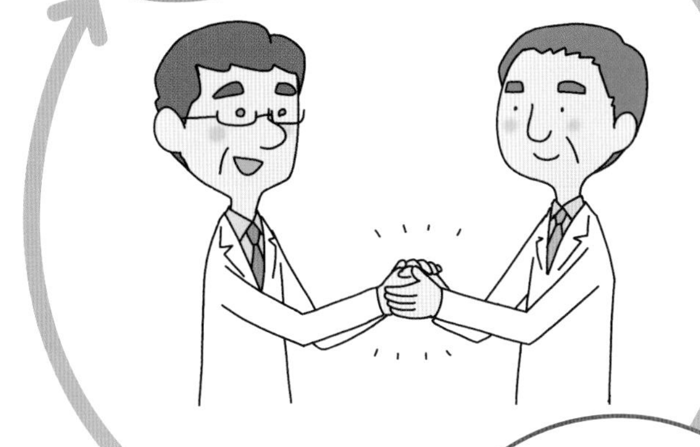

知見に基づく
患者の情報

西洋医学

- 実証性に基づいた知識や知見
- 客観的にとらえた人体のしくみ
- 客観的にとらえた疾患が生じるしくみ

東洋の思想的な理念が根底にある東洋医学は、診断においても、現代の我々からするとある意味、抽象的な印象は否めない。だが、経穴や経絡に基づく東洋医学の治療方法によって、痛みの症状が緩和することは実証されている。こうした現状において、今日では西洋医学から得られた知識や知見も取り入れて、患者の状態や疾患を把握したうえで痛みをはじめとした症状の緩和の治療が行われている。

COLUMN

ドラッグ・チャレンジ・テスト

痛みの薬物療法には、原因や症状に合わせてさまざまな鎮痛薬が存在します。これら鎮痛薬は、種類によって痛みを抑える作用機序も異なり、痛みの原因や症状などによって使い分けられています。痛みを治療するこれらの鎮痛薬を用いることで、痛みの作用機序を薬理学的に推察する評価・診断方法をドラッグ・チャレンジ・テストといいます。ドラッグ・チャレンジ・テストの目的は、最適な治療方法を見つけることにあります。

方法としては、1日1剤を少しずつ静注(じょうちゅう)していき、痛みがどのように変化または改善していくかを観察します。使用する薬物にはいくつかありますが、主に以下のものが使用されます。

- **チオペンタール(バルビツール酸系の静注麻酔薬)**
  中枢性または心理社会的要因の関与を調べる。
- **ケタミン(静注麻酔薬)**
  神経伝達物質のグルタミン酸が結合するＮＭＤＡ受容体の関与を調べる。
- **リドカイン(局所麻酔薬)**
  Na^+チャンネルの関与。リドカインは末梢神経の損傷によって生じた神経腫からの異常放電を鎮静化させる。
- **モルヒネ(オピオイド薬)**
  侵害受容性の痛みかどうかを調べる。

これらの薬物のほかにも、交感神経からくる痛みかどうかを調べるためのフェントラミン(交感神経遮断薬)や、チオペンタールと同じくバルビツール酸系のチアミラールなどもドラッグ・チャレンジ・テストで使用されます。

第5章 痛みの治療法

リハビリテーション療法

物理療法であるリハビリテーション療法では、関節や筋に適度な刺激を与えることで内因性オピオイドの分泌の増加や筋拘縮の改善、血流増加が期待できる。このほかの物理療法には、温熱療法や器具を使った牽引などがある。

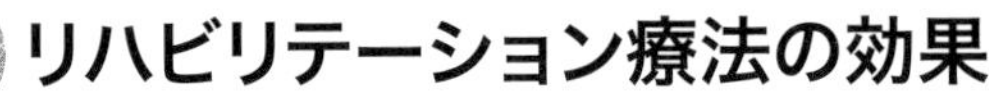

リハビリテーション療法の効果

「リハビリ」というと、怪我をしたアスリートや運動機能障害となっている人に対して、なるべく以前の活動や運動ができるようにする処置ととらえられがちですが、ペインクリニックの分野では、物理的療法であるリハビリテーション療法(以下、リハビリ療法)は痛みの緩和方法として重視されます。

ペインクリニックでの治療は主に慢性痛に苦しんでいるケースに対して行われることが多く、当然それはリハビリ療法にもいえます。このリハビリ療法の効果は、関節や筋に適度な刺激を与えることで内因性オピオイド(P.106)の分泌が促進され、鎮痛がもたらされることにあります。また、適度な運動によって筋の拘縮改善や血流の増加を促す効果もあるので、末梢循環障害からくる痛みなどにも有効です。

主なリハビリ療法

モビライゼーション／マニュピレーション　モビライゼーションは、患部の関節や軟部組織の可動性を高めながら運動時の痛みを少なくすることを目的とするもので、本来の可動域を取り戻すために最終可動域までストレッチさせるなどをします。マニュピレーションは、この最終可動域で施行者の手によって推力を加える徒手療法です。

マッケンジー法　主に腰椎の痛みに対して行われることが多い方法です。現代人は猫背など姿勢が悪く、腰椎が前方に曲がってしまい、これが痛みを生じさせる原因となることが多々あります。マッケンジー法ではうつ伏せになって腰椎を伸展させる動作を行うことでこれを是正し、痛みを緩和させます。

筋膜リリース　筋の拘縮や筋結節(トリガーポイント)を取るために行われるモビライゼーションです。

物理療法　器具で超音波や電気を生じさせて血流の増加や筋拘縮などを回復させるものです。

これらリハビリ療法のほかに、物理的な療法としては温泉療法や温熱療法、脊椎間を直すために器具を用いた牽引などがあります。

関節の可動性を高めて痛みを少なくするモビライゼーション

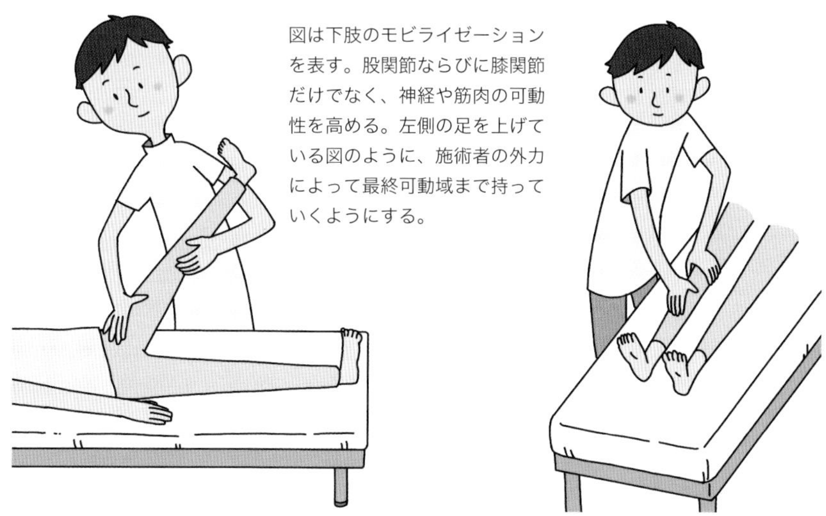

図は下肢のモビライゼーションを表す。股関節ならびに膝関節だけでなく、神経や筋肉の可動性を高める。左側の足を上げている図のように、施術者の外力によって最終可動域まで持っていくようにする。

マッケンジー法

主に腰椎による痛みに対して行われる。マッケンジー法で基本となものは図のような腰椎の伸展運動である。猫背になりがちな現代人は、腰椎が後ろに曲がる（後彎）傾向にあるので、図のような反る運動を行う。

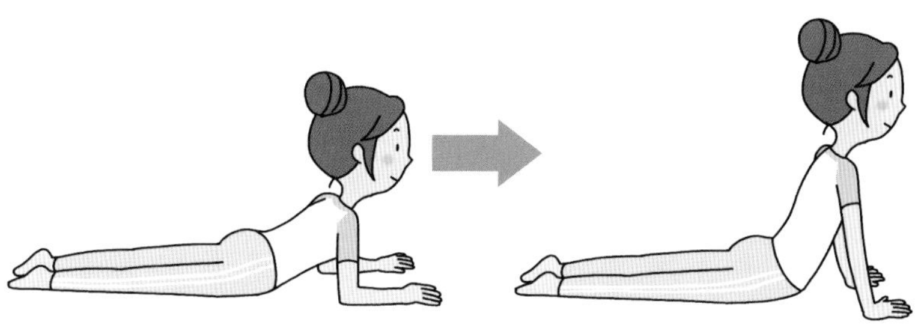

痛みの寛解におけるリハビリテーションの効果は、関節などの可動域を正常に戻しつつ、内因性オピオイドの分泌を促進させて痛みを和らげる効果が期待できる。モビライゼーションのほかに、施術者の外力も加えるマニュピレーションなどもある。マッケンジー法は腰椎の痛みに対して行われることが多く、通常前に曲がりがちな腰椎などを反り返えさせる方法で、両足をつけてそろえ、顔は下を向かずに上を向くようにして行う。

神経ブロック療法

痛みを伝達する神経伝導路を一時的ないしは永久的に遮断する治療法を神経ブロック療法といい、局所麻酔薬や神経破壊薬をブロック針によって注入する。神経ブロック療法では、硬膜外ブロックと星状神経ブロックがよく用いられる。

鎮痛方法として広く知られている神経ブロック療法

神経ブロック療法(以下、神経ブロック)とは、脳脊髄神経および交感神経の神経節や神経叢に薬物を注入することで、神経の伝達機能を一時的ないしは永久的に遮断する方法です。薬物にはリドカインなどの局所麻酔薬のほかに、エタノールをはじめとする神経破壊薬などがあり、これらを身体の外から刺し込んだブロック針によって注入します。

神経ブロック療法の効果

神経ブロックの効果は痛みの伝導路を遮断することだけでなく、「痛みの悪循環」を断ち切る効果もあります。痛みが生じた部分の交感神経や運動神経が興奮することで筋の拘縮や筋の収縮が起こり、それによって局所の酸素欠乏や、発痛物質の分泌が生じて痛みの増悪や慢性化につながります。こうした痛みの悪循環を断ち切るために、交感神経や感覚神経、運動神経に対して神経ブロックを行います。とくに閉塞性動脈硬化症などの血流障害では、交感神経のブロックによる血流の改善によって痛みを緩和させるとともに、末梢の循環障害によって生じる潰瘍の悪化防止も期待できます。

多くの種類がある神経ブロック

神経ブロックには「脳神経ブロック(三叉神経ブロックや迷走神経ブロックなど)」、「知覚神経ブロック(肋間神経ブロックや後頭神経ブロックなど)」、「交感神経ブロック(星状神経節ブロックや腰部交感神経節ブロックなど)」、交感神経と体性神経を同時に遮断する(硬膜外ブロックなど)があります。

頸部にある星状神経節をブロックする星状神経節ブロックは、星状神経節およびその周囲をブロックし、片頭痛や非定型の顔面痛、頸肩腕症候群、支配領域の帯状疱疹後神経痛などの痛みの緩和に効果があります。また硬膜外ブロックは、頸部から下の脊髄神経領域の痛みの抑制に行われるもので、脊髄の硬膜の外腔に薬物を注入してブロックします。硬膜外ブロックは帯状疱疹後神経痛や腰痛症、がん性疼痛、腰部脊柱管狭窄症などに有効とされます。

星状神経節

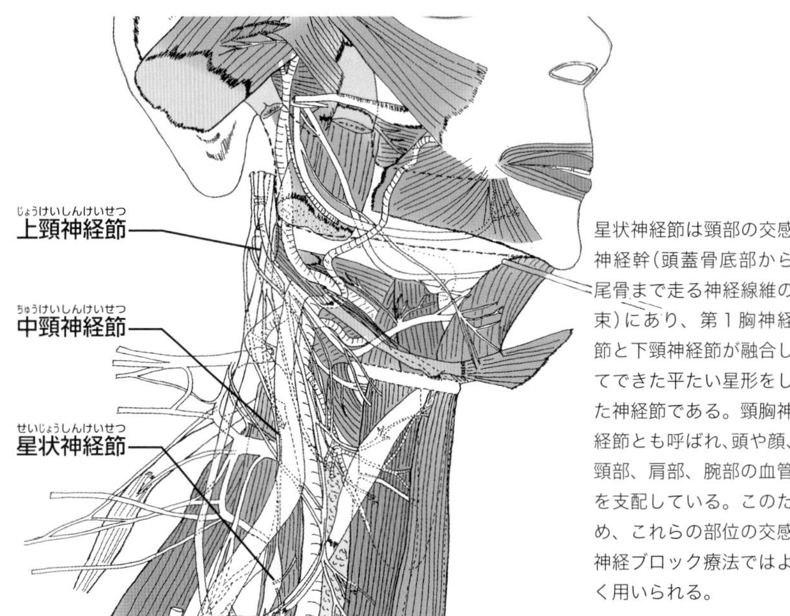

星状神経節は頸部の交感神経幹（頭蓋骨底部から尾骨まで走る神経線維の束）にあり、第１胸神経節と下頸神経節が融合してできた平たい星形をした神経節である。頸胸神経節とも呼ばれ、頭や顔、頸部、肩部、腕部の血管を支配している。このため、これらの部位の交感神経ブロック療法ではよく用いられる。

腰部硬膜外ブロックの様子

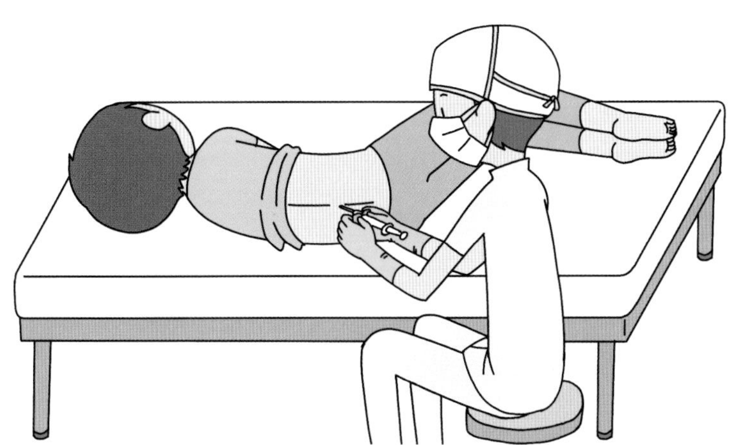

頸部から下の脊髄神経による痛みを遮断する方法としては硬膜外ブロックがある。図は腰部硬膜外ブロックを行っているところ。神経ブロック療法には、このほかにも、トリガーポイントに薬液を注射して痛みを緩和する「トリガーポイント注射」や、関節からくる痛みに対してヒアルロン酸やステロイド剤などを局所麻酔薬として注射し鎮痛させる「関節ブロック」などがある。

神経刺激療法

電気あるいは磁気によって刺激を与えることで神経の機能異常の修復や、痛みの抑制機構の活性化を促すのが神経刺激療法である。脊髄電気刺激療法や経頭蓋磁気刺激療法(大脳皮質刺激療法)、脳深部刺激療法などがある。

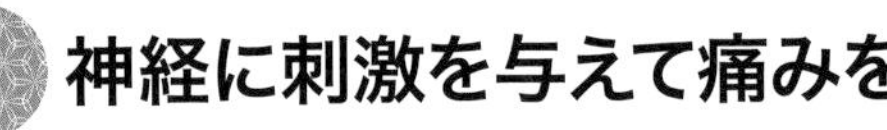

神経に刺激を与えて痛みを取る

神経ブロックとは逆に、刺激を与えて痛みを取り除くのが神経刺激療法です。神経刺激療法は、末梢神経や、脊髄および脳内の神経といった中枢神経に磁気や電気で刺激を与えることで、痛みの抑制機構(P.108参照)を刺激して痛みを抑制したり、神経機能の異常を修復したりするものです。「脊髄電気刺激療法」と「経頭蓋磁気刺激療法」などがあり、より広く用いられているのは脊髄電気刺激療法です。

脊髄電気刺激療法(SCS:Spinal Cord Stimulation)

脊髄硬膜の外腔に電極を入れて、左右の脊髄後角に挟まれた**脊髄後索**に電気刺激を与えることで痛みを改善させます。方法としては、まず手術によって電極のみを身体の中に留置し、しばらく様子をみて効果があると判定された後、埋没型の刺激装置を皮下に埋め込みます。

手術を行うために負担がありますが、状況に合わせて医師の設定範囲内で患者自身が刺激の調節を行えるといった柔軟性があります。

脊髄電気刺激療法が適用される疾患には、四肢の神経障害や末梢血管障害による難治性の痛み、**複合性局所疼痛症候群**などがあります。

経頭蓋磁気刺激療法

刺激コイルを頭皮の上に置き、このコイルに低電流を瞬間的に流すことによって誘導電磁場を発生させて、大脳皮質の痛みを司る部分を刺激する方法です。誘導磁場は、皮膚や頭蓋骨に悪影響が出るほどのものではありません。経頭蓋磁気刺激療法では、大脳皮質の運動野に対して行われます。

経頭蓋磁気刺激療法は、刺激を与える大脳の部位を基準とした場合、「大脳皮質刺激療法」とも呼ばれます。同じく、部位を基準とした方法には、このほかに「脳深部刺激療法」があります。これは脳手術によって視床や大脳基底核に電極を置き、胸部の皮下に刺激装置を埋め込んで電気刺激を与えるもので、磁気を用いたものではありません。

脊髄電気刺激療法(SCS)

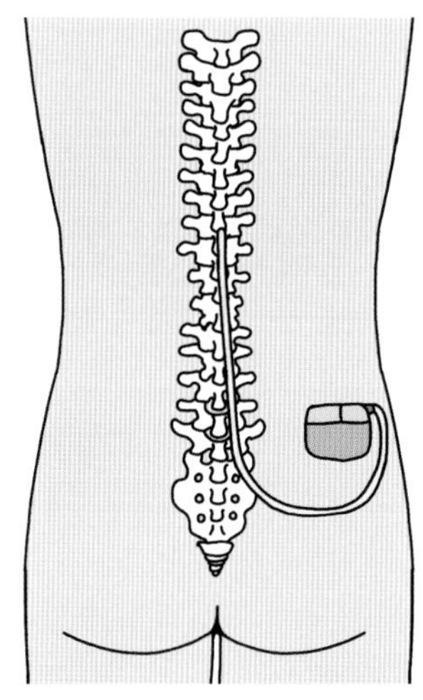

脊髄の硬膜外腔に電極を置き、電気刺激を与えることで痛みを抑える脊髄電気刺激療法(ＳＣＳ)では、図のように埋没型の刺激装置を皮下に埋め込む。手術を行うなどの負担や手間はかかるが、医師の設定範囲内で患者が刺激の調節を行うという利点がある。調節はハンディタイプのリモコンを使って行う。

用語解説

脊髄後索(せきずいこうさく)
(Posterior Funiculus)

脊髄の上端の部分で、左右の後角に挟まれた部分。薄束(はくそく)と楔状束(けいじょうそく)からなり、上行性伝導路が存在する。触覚・圧覚や深部感覚を伝える。内側の薄束は下半身からの、外側の楔状束は上半身からの感覚を伝導する線維からなっている。

複合性局所疼痛症候群(ふくごうせいきょくしょとうつうしょうこうぐん)
(Complex Regional Pain Syndrome)

ＣＲＰＳとも呼ばれ、外傷や手術の治癒過程からは説明できないほどの、神経の支配領域とは関係のない痛みのことで、灼熱痛や感覚過敏ないしは感覚低下、発汗異常、皮膚の色の変色、筋の委縮などの症状が現れる。かつてはカウザルギー(灼熱痛)や反応性交感神経性ジストロフィーなどと呼ばれていたさまざまなものをまとめてＣＲＰＳとした。

薬物療法①

NSAIDs、オピオイド鎮痛薬、その他の薬剤

薬物療法は、他の治療方法と同様に痛みの原因を鑑別し、適宜に組み合わせて処方する。主なものとしてはNSAIDsやアセトアミノフェン、オピオイド鎮痛薬などがあり、炎症による侵害受容性疼痛にはNSAIDsがよく用いられる。

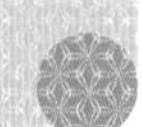

さまざまな薬物を組み合わせる

薬物療法は、自宅でも痛みをコントロールすることもできるため、他の治療方法と並んで重視されます。

痛みは器質的な原因に基づいて侵害受容性疼痛と神経障害性疼痛に分類できますが、患者が痛みに苦しむケースの多くは慢性痛です。慢性痛の原因の多くは、何らかの神経障害性疼痛に起因しています。

さらに、心理社会的な原因で引き起こされる疼痛も加わります。このため、他の治療法と同様、薬物療法でも神経障害性疼痛か、侵害受容性疼痛か、心理社会的な要因も加わっているかという鑑別に基づいて薬物を組み合わせる必要があります。

● NSAIDsとオピオイド

鎮痛薬にはいくつか種類があり、その中にNSAIDs(非ステロイド性消炎鎮痛剤)があります。NSAIDsは、炎症を増強させるプロスタグランジン(PG)が作られるのを抑制する働きをします。炎症性の痛みに有効であるため、炎症性疾患や外傷による痛み、術後痛、がん性疼痛に処方され、これらのような炎症による侵害受容性疼痛の状況では、第一選択薬となります。

オピオイド鎮痛薬(麻薬性鎮痛薬)は、脳や脊髄からなる中枢神経系のオピオイド受容体(μ、κ、δ各受容体)に作用して、脊髄後角での痛覚の遮断や、下行性疼痛抑制系の活性化などによって効果を発揮します。がん性疼痛などで処方されますが、がん性疼痛以外の激しい急性痛、慢性痛などでも使用され、こうした非がん性疼痛も使用可能なものにはトラマドール、コデイン、フェンタニル、モルヒネなどがあります。

● その他の薬物

アセトアミノフェンの作用機序は詳しくわかっていませんが、中枢神経系の**プロスタノイド**の抑制や、下行性疼痛抑制系を賦活化させるセロトニンの活性化などが考えられています。このほかにも、**ノイロトロピン**®や片頭痛に効果のあるトリプタン系薬剤などがあります。

アラキドン酸カスケードとNSAIDs

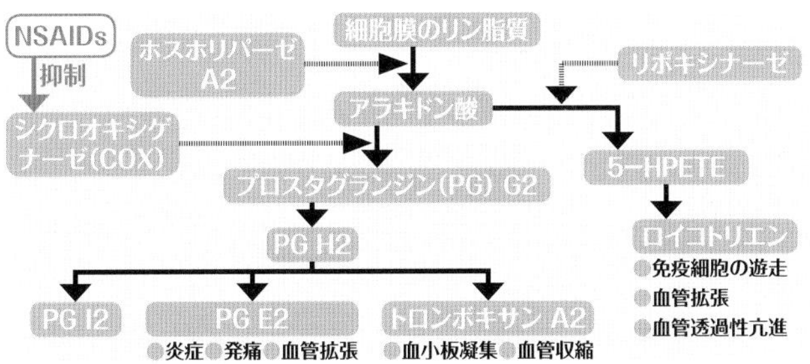

慢性疼痛で使用する主なオピオイド薬

薬物名	作　用	特　徴
モルヒネ	μオピオイド受容体への作用。下行性疼痛抑制系を賦活化させ、末梢からの興奮伝達を遮断させる。	鎮痛作用は強力。悪心、嘔吐・便秘などの副作用が強い。
トラマドール	オピオイド受容体への作用と、セロトニンおよびノルアドレナリンの再取り込みの阻害作用。	非オピオイド鎮痛薬では抑えられない慢性疼痛、抜歯後の痛みにおける鎮痛など。
コデイン	肝臓の薬物代謝酵素CYP2D6によって代謝され、産生されたモルヒネが鎮痛作用をもたらす。	疼痛時における鎮痛。
ブプレノルフィン	μオピオイド受容体に部分的に作用する部分作動薬。	日本では注射薬、坐薬、パッチ剤がある。変形性関節症や腰痛症などの慢性疼痛の鎮痛。
フェンタニル	μオピオイド受容体に作用する完全作動薬。	鎮痛作用はモルヒネの約100倍。パッチ剤である。中等度から高度な慢性疼痛への鎮痛。

細胞膜から遊離した脂肪酸であるアラキドン酸が、酵素のシクロオキシゲナーゼ（以下、COX）によって炎症を増強させる物質のプロスタグランジン（以下、PG）となり、炎症を亢進させる。この過程は、まるで滝（カスケード）の水が流れ落ちていくように見えることから「アラキドン酸カスケード」と呼ばれるが、NSAIDsはCOXの活性を抑制することで炎症を抑える効果を発揮する。COXにはCOX1とCOX2などがあるが、COX1は胃粘膜の血流を増加させるPGE1の生成に関与しており、以前のNSAIDsはCOX1も阻害してしまうため、胃腸障害の副作用があった。現在ではCOX2を選択的に阻害するものが出ているので、胃腸障害の副作用は低減されている。

用語解説

プロスタノイド
(Prostanoid)
アラキドン酸カスケードによって生成されるプロスタグランジン（PG）の一部とトロンボキサンの総称。厳密にいうと、PGE2やPGD2、PGE2α、PGI2およびトロンボキサンＡ２をプロスタノイドと呼ぶ。

ノイロトロピン®
(Neurotropin)
ワクシニアウイルス接種家兎炎症皮膚抽出液のことで、製品名としてノイロトロピン®と呼ばれる。ウサギ（主に飼育されたもの）にワクチン製造で使われるワクシニアウイルスを接種することで皮膚に炎症を起こさせ、その組織から抽出された生体活性物質を鎮痛薬として精製したもの。作用機序は、炎症物質であるブラジキニンの遊離を抑制する。腰痛症や頸肩腕症候群、帯状疱疹関連痛、変形関節症などに使用される。

薬物療法②

鎮痛補助薬

鎮痛補助薬は鎮痛作用を主目的とした薬物ではないが、単独で、あるいはNSAIDsやオピオイド、その他の痛みを取るための薬物と併用したりして使用される。鎮痛補助薬には抗うつ薬や抗痙攣薬、中枢性筋弛緩薬のほかにも、多くの薬物がある。

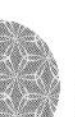

鎮痛の補助としての薬物

鎮痛作用を主作用とはしていませんが、痛みのより効果的な緩和を目的としてNSAIDsやオピオイドなどと併用されたり、特定の症状での鎮痛効果を目的とする薬物を鎮痛補助薬といいます。これらの薬物は、なかなか治らない神経障害性疼痛などに対し使用され、主に以下のものが挙げられます。

● 抗うつ薬

神経伝達物質は神経細胞内に再び取り込まれます。神経伝達物質の中でセロトニンとノルアドレナリンは「モノアミン」と呼ばれ、うつ病ではモノアミンが脳内で少なくなっています。抗うつ薬はモノアミンの再取り込みを阻害することで、モノアミン量を増やしうつ症状を改善しますが、モノアミンは痛みを抑制する下行性疼痛抑制系にも関与しているので、下行性疼痛抑制系の賦活化のための鎮痛補助薬としても使用されます。

鎮痛補助薬として用いられるものには主に三環系抗うつ薬(アミトリプチン、ノルトリプチンなど)や、SNRI(デュロキセチン、ミルナシプランなど)があり、神経障害性疼痛や慢性痛、あるいは片頭痛の予防などに有効とされます。

● 抗痙攣薬

「抗てんかん薬」ともいわれ、てんかんの発作や、痙攣症状に使用される薬物で、神経細胞における電位依存性のNa^+チャンネルやCa^{2+}チャンネル(P.58参照)を抑制するなどして神経細胞の興奮を鎮めます。三叉神経痛などの神経障害性疼痛や、線維筋痛症、頭痛の予防などで用いられ、カルバマゼピンやバルプロ酸、プレガバリンなどがあります。

● 中枢性筋弛緩薬

中枢性筋弛緩薬は脊髄ニューロンの興奮抑制などによって筋の緊張状態を改善します。チザニジンや塩酸エペリゾンなどがあり、腰痛症や筋の攣縮、神経性の筋疾患の痛みなどで使用されます。

その他の鎮痛補助薬には、血管拡張薬やステロイド、局所麻酔薬で抗不整脈薬でもあるリドカイン、NMDA受容体拮抗薬のケタミンなどがあります。

神経障害性疼痛における薬物療法アルゴリズム

第一選択薬（複数の病態に対して有効性が確認されている薬物）

- **Ca^{2+}チャネル $\alpha_2\delta$（デルタ）リガンド**
  プレガバリン、ガバペンチン
- **セロトニン・ノルアドレナリン再取り込み阻害薬**
  デュロキセチン
- **三環系抗うつ薬(TCA)**
  アミトリプチリン、ノルトリプチリン、イミプラミン

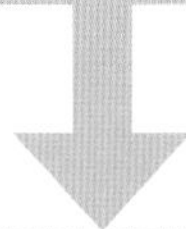

第二選択薬（1つの病態に対して有効性が確認されている薬物）

- **ワクシニアウィルス接種家兎（かと）炎症皮膚抽出液**
- **トラマドール**

第三選択薬

- **オピオイド鎮痛薬**
  フェンタニル、モルヒネ、オキシコドン、
  ブプレノルフィン　など

日本ペインクリニック学会のガイドラインとしては、図のような薬物療法アルゴリズムを公表している。神経障害性疼痛においては、炎症の要素がない限り、ＮＳＡＩＤｓは有効ではない。第一選択薬の「Ｃａ$^{2+}$チャンネル$\alpha_2\delta$（デルタ）リガンド」は中枢神経系でＣａ$^{2+}$チャンネルと結合することで神経の興奮を抑える働きがあるもの。鎮痛補助剤のほかに、第三選択薬にはトラマドール以外のオピオイド薬が推奨されている。(図は日本ペインクリニック学会神経障害性疼痛薬物療法ガイドライン改訂版作成ワーキンググループ・編『神経障害性疼痛薬物療法ガイドライン　改訂第２版』をもとに作成)

低反応レベルレーザー療法（LLLT）

低出力のレーザーによる光刺激で痛みを取り除く低反応レベルレーザー療法は、簡便で患者への苦痛や副作用がほぼないなどの利点がある。抗炎症作用や血管拡張・血流量増加作用、神経伝達抑制作用など、幅広い効果が期待できる。

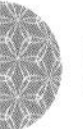

レーザーの照射で痛みを緩和する

医療現場において、高出力のレーザーはレーザーメスなどで使われていますが、出力を下げた低反応レーザーは痛みの治療などで用いられています。

低反応レベルレーザー療法（ＬＬＬＴ）は、火傷を起こさない低出力のレーザーを患部に照射することで鎮痛作用をもたらす療法です。副作用がほとんどなく、特殊な訓練を受けていない人でも施行できる簡便さがあるうえに、治療自体の痛みがないといった利点があります。

さまざまなＬＬＬＴの作用機序

ＬＬＬＴの鎮痛作用は、まだ明確なことはわかっていないところがありますが、実験的・臨床的に確認されているものとしてまず「抗炎症作用」があります。これによって、関節リウマチのように関節に炎症が起こって生じる痛みを低減させることが期待できます。さらに、血管に直接照射したり、交感神経に作用させたりすることで血管を拡張させる「血管拡張・血流量増加作用」もあり、血流障害による痛み改善の効果もあります。

神経線維に対する作用としては「神経伝達抑制作用」が挙げられます。これは神経線維の活動電位が減少することによるものと考えられています。一方で、内因性オピオイドや下行性疼痛抑制系にも影響を与える「下行性疼痛抑制系の賦活化作用」も挙げられます。

外傷がある場合、まずその外傷を治癒させることが痛みを取り除くことにつながりますが、ＬＬＬＴでは、光刺激への生体反応による「創傷治癒作用」や、免疫機能の賦活化も考えられています。

ＬＬＬＴの対象疾患

ＬＬＬＴは血管や神経、細胞と幅広く作用するので、神経障害や血流障害など多くの疾患に用いられます。帯状疱疹関連痛や、帯状疱疹の急性期における痛みおよび炎症、肩関節周囲炎や関節リウマチ、膝関節症などの関節に関係する痛み、腰痛症、外傷性の頸椎の痛みなどが挙げられます。

✲低反応レベルレーザー療法(LLLT)

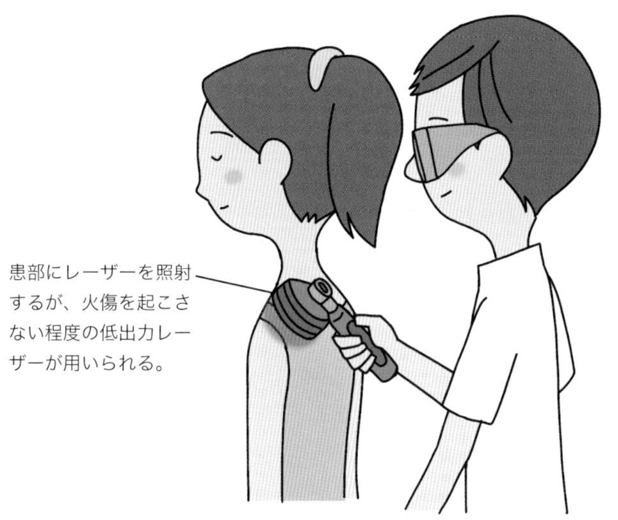

患部にレーザーを照射するが、火傷を起こさない程度の低出力レーザーが用いられる。

単一波長のレーザーは組織への到達度が高いという利点がある。レーザー療法全体でみると出力により低反応レベル、中反応レベル、高反応レベルに分けられ、痛み治療では低反応レベルレーザー療法(ＬＬＬＴ)が行われる。照射時間は各症状や部位によって変化があるので一概にはいえないが、例えば圧点や経穴、神経の走行に対する照射では、１か所であまり長時間行わないようにする。

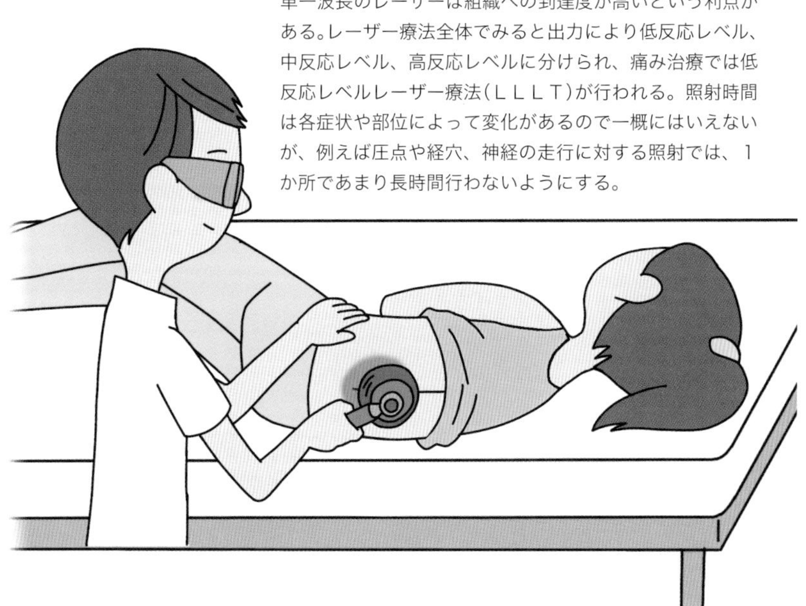

上の２つの図のようにハンディタイプであり、扱いやすく簡便性に優れる。本文でも述べたように、ＬＬＬＴは神経伝達の抑制や血流改善、炎症抑制効果など幅広い効果が期待できるが、そのほかにも、ホルモンバランスの改善など、ほかの診療領域でも有効とされる。

放射線を用いた鎮痛

放射線療法は、がんの根治療法という側面だけでなく、がん性疼痛の緩和としての意義もある。ガンマ線をビームにして脳腫瘍をはじめとする頭部の治療に主に用いられるガンマナイフは、三叉神経痛の痛みの緩和にも用いられている。

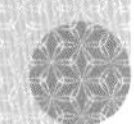

痛み緩和の側面からみた放射線療法

がんの治療で行われる治療法には、抗がん剤を用いた化学療法、手術によって腫瘍を切除する手術、そして放射線療法があります。

このように放射線療法は、がん治療の主力の一つですが、根治療法という側面だけでなく、がんによる痛みの緩和としての意義もあります。例えば、がんの痛みの多くが骨転移によって生じるものであり、がんの骨転移による痛みの緩和では放射線療法も重視されます。また、がんの脳への転移についても、放射線療法による頭痛や吐き気の緩和が期待できます。

痛みの原因となっているがんが局限されている場合は、外側から放射線を患部に照射する「外照射」が行われるのに対し、全身にがんが転移している場合は、放射性同位元素を静注によって投与し、病巣部に集積させることで治療する「内照射」が行われます。

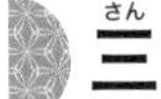

三叉神経痛に用いられるガンマナイフ

放射性同位体のコバルト60が自然崩壊する際に放出されるガンマ線を細いビームにして一点に集中させて病巣部を治療するのがガンマナイフです。ピンポイントを狙えるので、脳動静脈奇形などの脳血管疾患や各脳腫瘍、てんかん、眼窩内の疾患、**パーキンソン病**など、小さな部位への治療に適しています。このように、開頭手術をしなくてもガンマ線を用いて、まるでナイフで切り取るように病巣部を治療できることからガンマナイフと呼ばれています。

痛みの緩和治療を目的としてガンマナイフが用いられる症例としては三叉神経痛があります。薬物療法や神経ブロック療法では効果がない、あるいは副作用が懸念されるといった状態で、手術もリスクがあるようなときは、三叉神経根(ただし脳幹部は含まない)に対して行われます。

ガンマナイフは三叉神経痛の痛み治療として有効ではありますが、顔の痺れなどの障害が出ることがあります。また、三叉神経痛の再発もいくつか報告されています。

✿ガンマナイフのしくみ

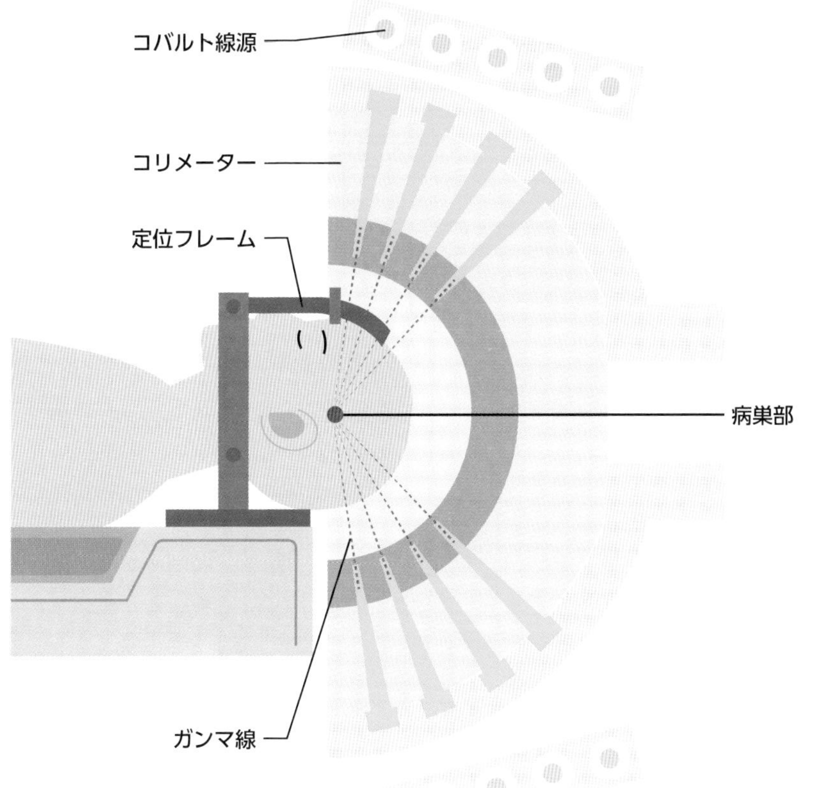

線源であるコバルト60から放射されたガンマ線は、コリメーター（視準器）によって平行にならされて病巣部に焦点が合うように送られる。定位フレームは病巣部を正しく固定するためのもので、これによって小さな病巣部に間違いなくガンマ線が照射される。ガンマナイフは開頭手術を行うことなく脳の深部の治療を行うことができるので、脳腫瘍などの難しい治療で使用されるが、痛みの治療においては三叉神経痛でも用いられる。

用語解説

パーキンソン病（びょう）
(Parkinson's Disease)

中脳にある黒質の神経細胞が減少することで起こる疾患で、運動機能の障害が生じる。パーキンソン病では「静止時の振戦（しんせん）（震え）」「筋の強剛」「動作緩慢」「姿勢反射の障害（バランスが取れなくなり転倒するなど）」が４大症状といわれる。

東洋医学における主な治療方法

東洋医学における主な治療方法には鍼灸や按摩をはじめとする手技療法、漢方薬の処方などがある。鍼療法は証に基づいて経穴に鍼で刺激を与えて内因性の鎮痛機能を高めるもので、灸治療はもぐさによる温熱で刺激を与える。

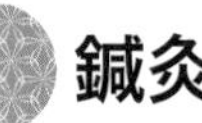

鍼灸

東洋医学に治療法にはいろいろありますが、ここでは食餌療法以外の療法を取り上げます。鍼灸治療は症状がある部位やそれに関連する臓器および経絡を考慮したうえで、経穴(いわゆるツボ)に鍼または灸による刺激を与えて症状を緩和・除去する手法です。各症状にはどの経穴を選択するかが重要ですが､患者個々人の違いや施術者の経験などによって異なることがあります。

鍼治療は、病変部位や臓器に関連する経穴に鍼を刺すことで刺激を与える治療法です。西洋医学では、主に痛みの伝達路を遮断することに重点が置かれますが、鍼治療では身体にある内因性の鎮痛機能を、鍼刺激によって賦活化することで痛みを取り除きます。鍼を一定の深さまで刺したあとにわずかに上下させて刺激を与える雀啄術や、刺した後にすぐに鍼を抜いて軽い刺激を与える単鍼術などがあります。

灸治療は、**もぐさ**を経穴の上で燃やすもので、熱によって刺激を与える温熱療法です。皮膚に直接もぐさをのせて行う「直接灸」と、皮膚ともぐさの間に物を挟んで行う「間接灸」があります。

手技療法、漢方薬

手や指を用いて叩いたり揉んだり、押したりすることで刺激を与える治療法で、マッサージや按摩、指圧などがあります。按摩は中国で生まれた伝統的な手技療法で、掌で一定方向に同じ速度と強さで摩る軽擦法や、経絡とその周辺の筋肉をもみほぐしたりする揉捏法、手のひらやこぶしで叩いて叩打法などを用いて経絡に刺激を与えて気・血・水の流れを改善させます。指や掌で指圧点を押す指圧は日本で生まれたものですが、指圧点は経絡の概念に基づくものではありません。一方、マッサージは主にヨーロッパで生まれた療法で、血流の改善を目的とします。

東洋医学における薬物療法は「湯液」と呼ばれ、一般には漢方薬として知られています。複数の生薬を配合した処方薬で、患者の証に合わせて作られます。

鍼の刺し方 — 管鍼法

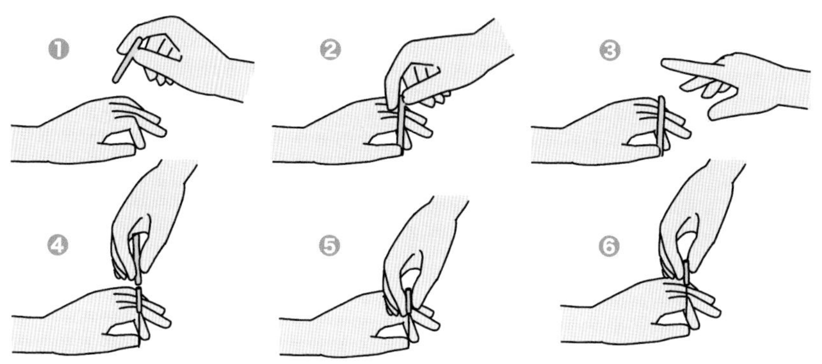

管鍼法は、経穴に間違いなく安定して細い鍼を刺入するために、江戸時代の日本で考え出された方法である。❶鍼が入った鍼管を刺手に持ち、押手を経穴に置く。❷経穴に鍼管を置く。❸鍼管から出ている鍼の頭を刺手の人差し指で軽く叩き刺入する。❹鍼管を抜く。❺軽い力で目的の深さまで鍼を刺し入れる。❻抜くときは、押手で周りの皮膚を軽く抑えながら鍼を抜く。
経穴は、刺激すると人体に予期せぬ作用をもたらすことがある。さらに、治療が進むたびに弁証論治を行い、随時患者の容態を確認しながら刺入の深さなど治療方法を変えていかなければならないので、鍼治療などを行う場合は、知識だけでなく経験や資格といった専門性も不可欠となる。

[鍼の刺入の角度]

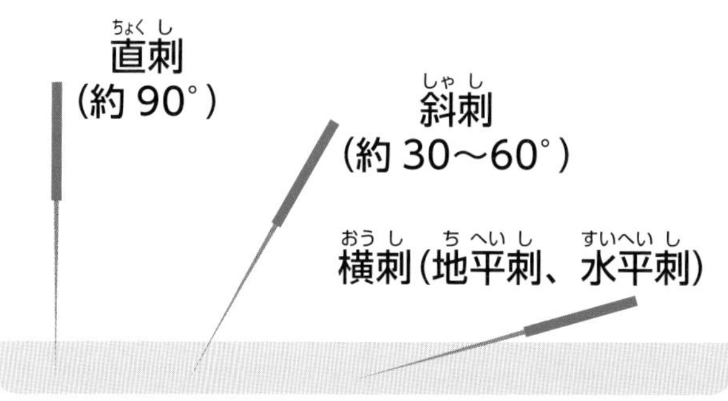

患者の症状や、どれくらいの刺激を与えるか、または皮膚の下に血管や神経、骨などがあるかなどによって、鍼を刺す角度を変えることも重要となる。例えば、皮膚が薄く骨や血管などを傷つけたくないときは、直刺ではなく、斜刺や横刺を行う。

用語解説

もぐさ(艾)
(Moxa)

キク科の多年草であるヨモギの別名。その葉を乾燥させて砕くことで、葉の裏に生えている白い綿毛を採取して作られるもので、灸治療で使用される。

頭痛

日常的に起こる一次性頭痛に対しては、後頸部の風池・天柱、後頭部にある脳戸・玉沈・脳空などがある。刺激が強すぎる場合は、合谷や百会などの経穴を用いて刺激を和らげる。慢性的な頭痛では、しばらく鍼を刺しておく置鍼術を行う。

ここからは経穴に基づいて、主な症例ごとの治療方法をみていきましょう。各症例に効果がある経穴や処方の仕方が出てきますが、各施術者の臨床経験によって若干変わりますので、あくまで一例としてとらえてください。

頭痛への対処

頭痛は、片頭痛や緊張型頭痛、群発頭痛といった一次性頭痛が日常的によくみられます。脳腫瘍や脳出血など、脳や頭部の重篤な病気によって引き起こされる二次性頭痛の場合は、ひどい吐き気や、麻痺、意識障害などを伴うため、これらの症状がある場合は、真っ先に医師の診断を受けましょう。

頭痛に効果がある経穴

効果がある経穴としては後頭骨の下、ちょうど胸鎖乳突筋と僧帽筋の起始部にある**風池**や、頸部の第二頸椎棘突起の上縁と同じ高さにある**天柱**があります。また、片頭痛や群発頭痛には**脳戸**や**玉枕**、**脳空**があります。**脳戸**は外後頭隆起の上にある陥凹部、**玉沈**は外後頭隆起の上縁と同じ高さにあり、正中線の左右にある経穴です。これらの他にも頭頸部や手部、足部に頭痛に効果があるとされる経穴があります。

ただし、刺激が強く出てしまう人がいるので、その場合は頭頂部に近いところの**百会**や、手の第1および第2中手骨の間にある**合谷**を刺激することで、効果を和らげます。頭痛に限らず、経穴を用いた治療では、中心となる経穴のほかに、効果を和らげたり補強したりする他の経穴も、患者の状態をみながら組み合わせることが行われます。

頭痛に対する鍼灸治療

鍼治療の場合、急性で痛みが激しいときは、素早く刺してすぐに鍼を抜き、慢性の頭痛のときはしばらく刺したままにしておきます(置鍼術)。**脳戸**、**玉枕**、**天柱**、**風池**への鍼は、頭部の中心に垂直に向かうように刺す直刺で行います。灸治療では、片頭痛や群発頭痛では行わず、緊張型頭痛のみ、合谷など腕の圧痛のあるところに灸を行います。

頭痛に効果がある経穴

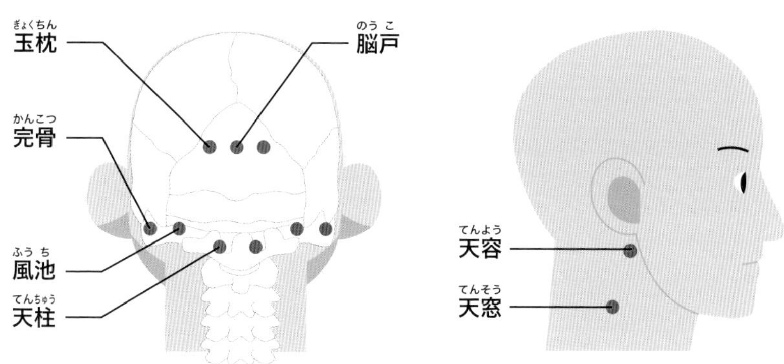

刺激が強いときは、手の合谷などを使用する

緊張型頭痛は主に頭蓋部や頸部の筋が緊張して起こるので、灸治療では筋肉の緊張を緩めるために手にある合谷などに灸治療を行う。また、患部から離れたところにあるため、頭痛全体に対して緩やかかつ穏やかな効果が期待できる。とくに経穴に限らず、前腕や上腕の圧痛があるところ(いわゆるトリガーポイント)も効果がある。

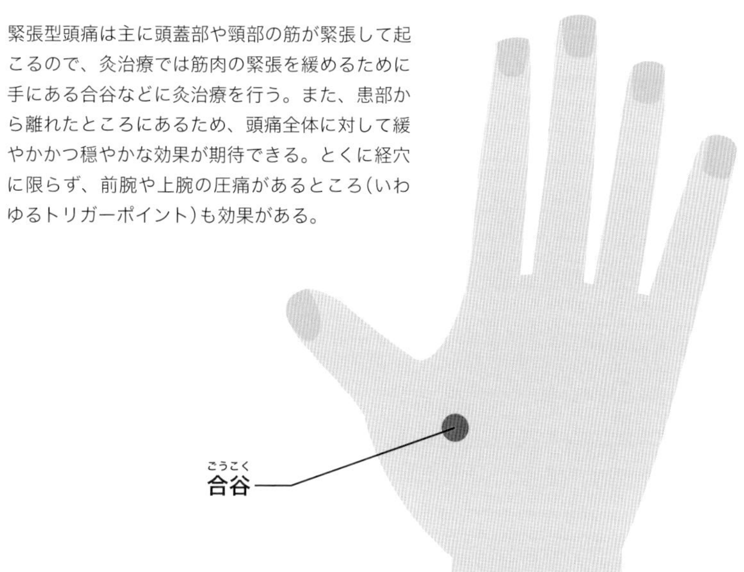

経穴を用いた痛みの治療②

三叉神経痛

顔面の激しい痛みをもたらす三叉神経痛に対しては、まず通常の医療機関による治療でおおむね痛みを緩和させた後に、残った痛みを取ったり衰えた筋肉を回復させたりする目的で、経穴や経絡に対する鍼治療や手技治療を行う。

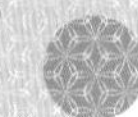

三叉神経痛と経穴治療

顔面の感覚と運動を支配する三叉神経が血管の圧迫などによって障害を受け、激しい痛みを起こす神経障害性疼痛の疾患です。顔面全体に痛みが起こることはまれで、片側の眼の周辺や、上顎および下顎というように三叉神経の分枝に沿った痛みが起こることが多いとされます。

東洋医学では「三叉神経痛」という病名の概念がないので、まず通常の医療機関で三叉神経痛の診断・治療を受け、残った痛みの緩和や、筋肉の衰えを回復させるために経穴による療法を行うことになります。

三叉神経痛で効果がある経穴

三叉神経痛に対応する経穴は、耳周辺にある**完骨**、**翳風**、**聴会**や、頬骨のあたりの**上関**、**顴髎**、顎のあたりの**頬車**、**大迎**など顔にあるものが有効です。経絡でみると、前腕から上腕、顔につながる「**太陽小腸経**」や「**少陽三焦経**」、「**陽明大腸経**」が、これらの顔面の経穴とつながっています。

三叉神経痛における施術

鍼治療では、まず痛みのあるところに近い部位で圧痛がある経穴を探して鍼を打ちます。その際は置鍼術として、鍼による刺激を持続させます。顔面や頭部は皮膚が薄く、骨が下にあることが多いので、そうした部位に打つときには垂直に打つ直刺ではなく、角度をつけた斜刺を行います。

手技治療では、先にも述べたように、経穴が前腕・上腕・顔をつなぐ経絡にあるので、患部から離れた前腕や上腕の経穴に対する圧痛点を探して、これらに指圧を行っていくようにします。

痛みで筋肉が使われず、首などの筋肉が衰えている場合は、首から顔にかけてマッサージを行います。三叉神経痛が片側だけに出ていたとしても、バランスを取るためのマッサージは首や顔の両側で行います。頭頸部を動かす主な筋肉である胸鎖乳突筋のあたりに四指を当てて、皮膚をこすらないように揉みほぐします。

三叉神経痛に有効な顔の経穴

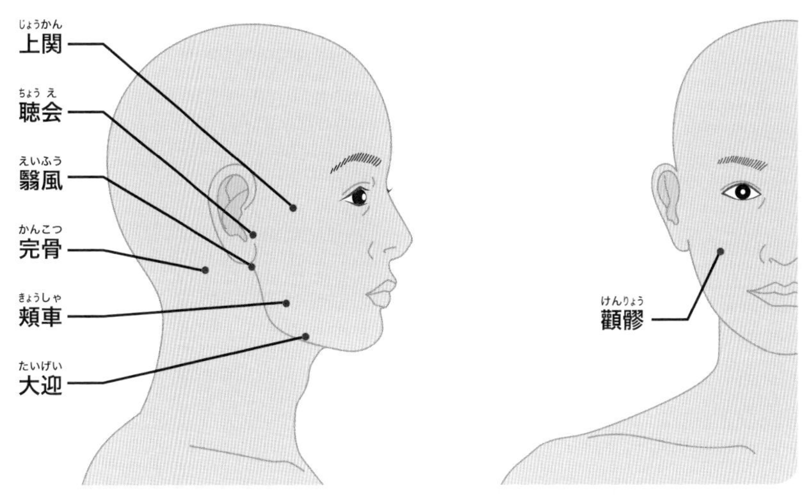

三叉神経痛に有効な経絡の例 ― 手の太陽小腸経

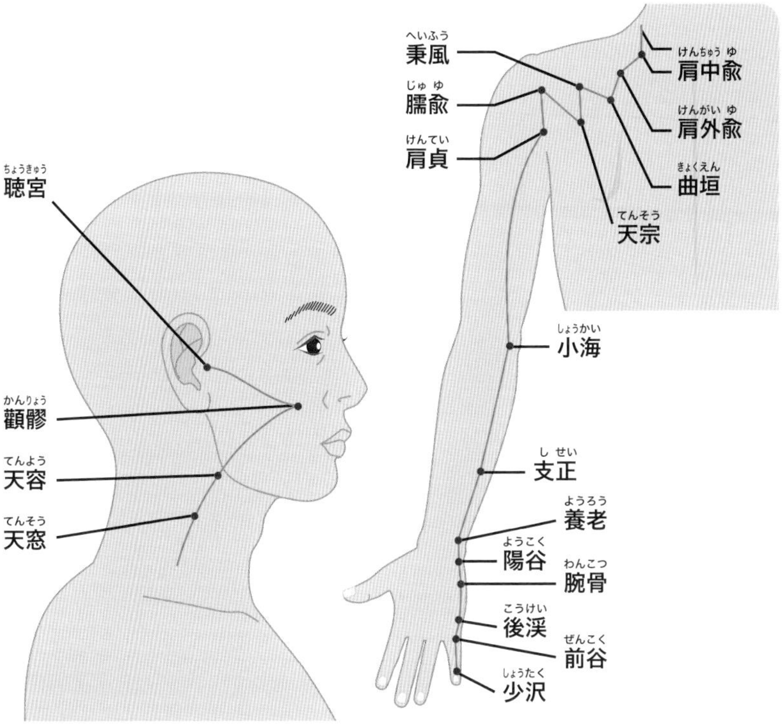

聴宮
顴髎
天容
天窓
秉風
臑兪
肩貞
肩中兪
肩外兪
曲垣
天宗
小海
支正
養老
陽谷
腕骨
後渓
前谷
少沢

後頸部・肩の痛み

後頸部および肩の痛みとしては、肩こりや寝違え、四十肩・五十肩(肩関節周囲炎)などがある。筋の緊張・拘縮や血行不良においては、血液循環をもたらすようにするが、炎症や筋の断裂が起こっていないかなどに注意して施術を行う。

さまざまな理由で起こる後頸部や肩の痛み

筋肉痛や肩こり、寝違え、さらには四十肩・五十肩(肩関節周囲炎)など、後頸部(首の後ろ)や肩の痛みには多くの原因が考えられます。

筋肉痛や肩こり、寝違えは何かをきっかけとして筋の緊張が起こり、血流の障害なども起こって痛みの悪循環となることでなかなか完治せず、増悪したりします。このほか、眼精疲労による肩こりの場合は、眼精疲労自体を取り除く必要があり、これはあとで取り上げます。

効果がある経穴

- 肩こり(筋緊張型)：**風池・天柱・肩中兪・肩外兪・肩井・天髎・天宗・附分・魄戸・膏肓・神堂**など。
- 寝違え：**扶突・天鼎・肩井・大椎**。
- 肩関節周囲炎：**秉風・臑兪・肩髎・天宗・肩貞**。

治療における注意

これら肩や後頸部の痛みで筋の緊張による場合は、まず鍼や手技によって血流の改善を行うことから始めます。ただし、ひどい炎症を起こしていないか、筋や腱の断裂が起きていないかを確認する必要があり、医療機関の医師の許可を受けてから行います。

鍼治療における肩こりでは、首や肩周りにある上記の経穴を押して圧痛があったところに鍼を刺しますが、肩には深く刺すと気胸を起こすツボがあるので、あまり深く刺さないように気を付けます。

肩関節周囲炎(四十肩・五十肩)の治療では、上腕部分にある**肩髃**や**臂臑**などの経穴が圧痛点となることがあるので、患者に痛みを感じるような姿勢を取ってもらってそこに鍼を打つ「運動鍼」を行うこともあります。筋の拘縮を取るために、置鍼術を行った状態で、赤外線治療機器で温めるとより効果的です。このように、身体を温めることが肝要なので、肩関節周囲炎では灸治療も効果があります。

✿肩関節周囲炎（四十肩・五十肩）と肩こりに有効な経穴

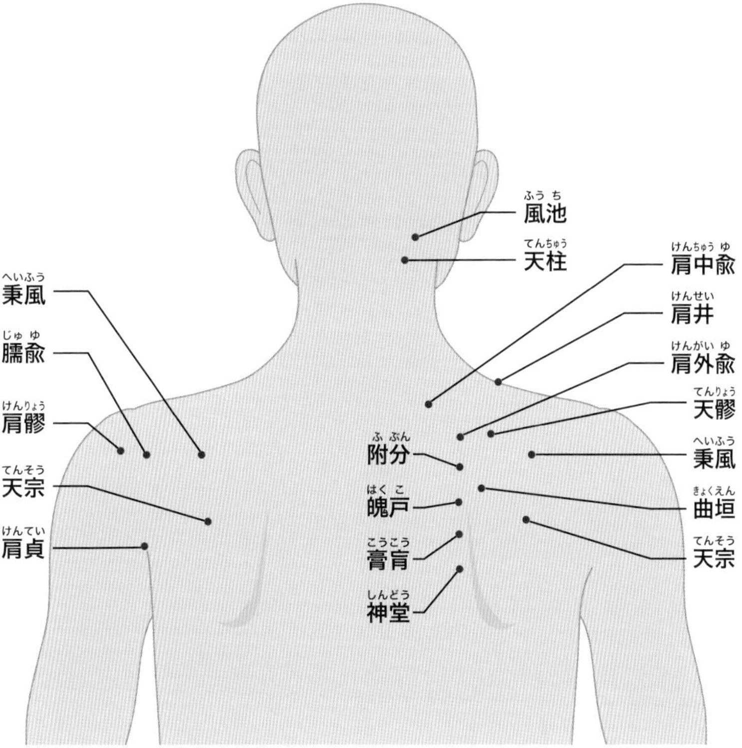

風池（ふうち）
天柱（てんちゅう）
肩中兪（けんちゅうゆ）
肩井（けんせい）
肩外兪（けんがいゆ）
天髎（てんりょう）
秉風（へいふう）
曲垣（きょくえん）
天宗（てんそう）
附分（ふぶん）
魄戸（はくこ）
膏肓（こうこう）
神堂（しんどう）
秉風（へいふう）
臑兪（じゅゆ）
肩髎（けんりょう）
天宗（てんそう）
肩貞（けんてい）

✿寝違いに有効な経穴

扶突（ふとつ）
天鼎（てんてい）

肩井（けんせい）
大椎（だいつい）

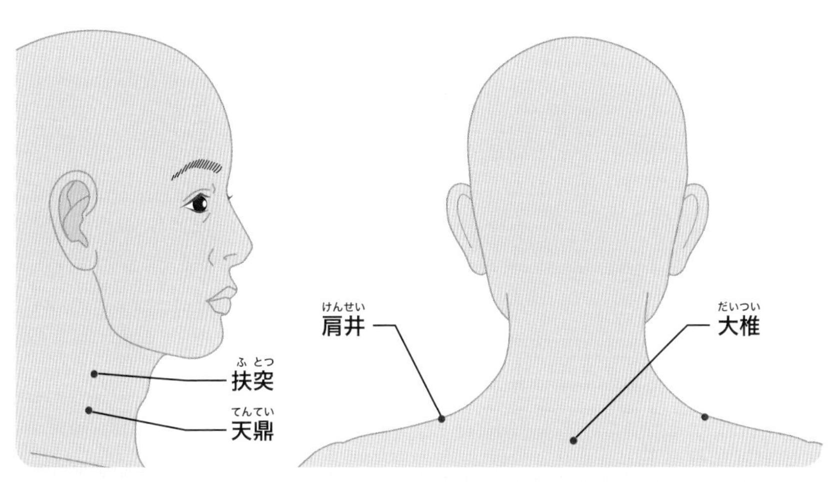

経穴を用いた痛みの治療④

肘と手の痛み

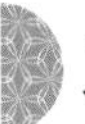

テニス肘や野球肘、ゴルフ肘などの痛みでは、炎症がある場合は、肘の経絡や患部への置鍼をする前に、経絡でつながっている肩や上腕部の経穴に施術する。腱鞘炎では、腱鞘自体には鍼を刺すことがないようにする。

スポーツによる肘の痛みと腱鞘炎

ここでは、肘の痛みとしてテニス肘や野球肘、ゴルフ肘によくみられる上腕骨外側上顆炎や上腕骨内側上顆炎、そして手の痛みとして日常的に起こる腱鞘炎について述べます。

上腕骨外側・内側上顆炎は、テニスや野球、ゴルフなどのスポーツで起こりうる障害で、前腕の伸筋・回外筋や屈筋・回内筋の、上腕骨の付着部分（外側上顆や内側上顆に付着している筋や腱）に炎症が起こり、痛みが生じます。

腱鞘炎は主に手指関節の腱鞘に炎症が起こるもので、痛みのほか、運動機能の低下などが生じます。

効果がある経穴

上腕骨外側上顆炎の経穴は、主に前腕および上腕の背部側に、上腕骨内側上顆炎の経穴は、主に前面側にあります。

- 上腕骨外側上顆炎：**肘髎・曲池・手三里・上廉・下廉・小海・四瀆・支正**。
- 上腕骨内側上顆炎：**尺沢・曲沢・少海・郄門**。
- 腱鞘炎：**合谷・陽渓・手三里・上廉・下廉**など。

治療の仕方と注意

上顆炎で炎症が強いときは患部への直接的な施術はやめて、ひとまず肘の経穴と経絡でつながっている**肩髃**や**天宗**、**肩髎**などの肩や上腕部の経穴で圧痛点を探し、これに置鍼術を施します。炎症がなくなったら、患部周囲の圧痛点を探して選穴し、鍼を打ちます。上腕骨内側上顆炎の場合は腕を下ろした状態でうつ伏せにし、掌を上に向けた状態、上腕骨外側上顆炎の場合は同じ状態で仰向けにして掌を下に向けた状態で行います。鍼は経穴自体ではなく、経穴や上顆を囲むように置鍼します。直刺が基本ですが、腱や靭帯を傷つけないために斜刺をすることもあります。

腱鞘炎の場合は痛みのある腱鞘に当たるように刺しますが、腱鞘自体に刺さないように気を付けます。

外側上顆炎に有効な経穴 ― 曲池

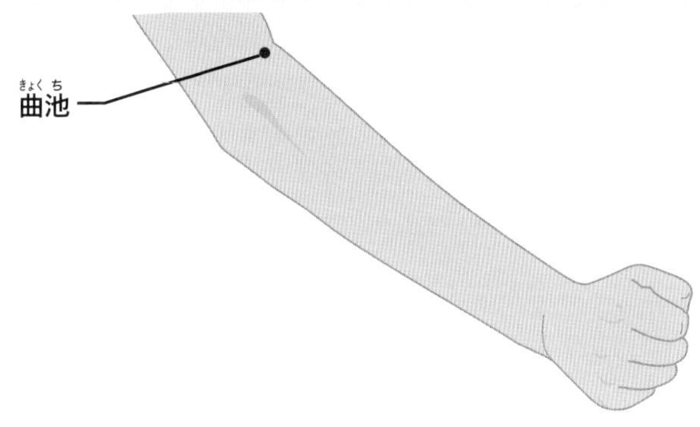

内側上顆炎に有効な経穴

外側上顆炎に関連する経穴

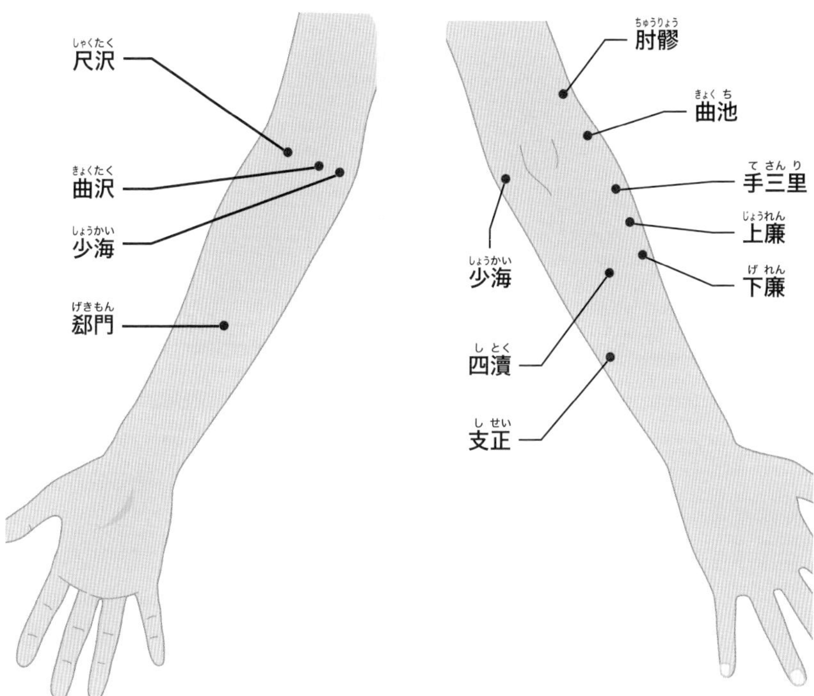

外側上顆炎は一般に「テニス肘」、内側上顆炎は「野球肘」と呼ばれる。テニス肘の場合、バックハンドの動作で筋肉が上腕骨に付着する外側上顆の筋や腱に炎症が起こる。**曲池**の位置は下図では見にくいので、わかりやすいよう上図に示した。位置は肘の関節部分の上側で、テニス肘のみではなく一般的な肘痛や腕の筋肉痛などにも効果があるとされる。

膝関節の痛み

変形性関節症や、スポーツ選手に起こりやすい靭帯損傷などでは、激しい痛みや炎症、腫れがある場合は強い治療は控える。鍼治療の場合は、鍼の刺入(しにゅう)のときに関節腔(かんせつくう)への鍼の差し込みや膝蓋骨(しつがいこつ)への刺入がないように気を付ける。

体重のほとんどを支える膝関節の痛み

膝関節はほぼ全体重を支えている関節であり、また可動性も大きな関節であるため障害が起こりやすい部位といえます。主な疾患としては、加齢によって軟骨が摩耗し、骨棘(こつきょく)が生じて痛みが生じる変形性膝関節症があります。このほか、スポーツ選手によくみられるものとして膝靭帯損傷がありますが、ここではそのうちの、外側方向に外力が加わって生じる内側側副靭帯損傷について取り上げてみます。

効果がある経穴(けいけつ)

変形性膝関節症については、**伏兎(ふくと)・陰市(いんし)・梁丘(りょうきゅう)・膝陽関(ひざようかん)・外膝眼(がいしつがん)・内膝眼(ないしつがん)・血海(けっかい)・鶴頂(かくちょう)**が有効です。内側側副靭帯損傷では、基本的に変形性膝関節症と同じですが、その他、膝関節の痛みに効果がある**太衝(たいしょう)・足臨泣(あしりんきゅう)・地五会(ちごえ)**など、経絡がつながっている足の経穴(けいけつ)が挙げられます。

施術の方法と注意

変形性膝関節症においては、痛みや腫れがひどい場合は膝周辺の筋肉の圧痛点を探して治療を行います。激しい痛みや炎症・腫れが引いた場合は経穴を中心に刺入(しにゅう)を行いますが、関節腔(かんせつくう)に刺し込まないように注意します。これは病原微生物が鍼によってできた孔から関節腔内部に侵入し、感染症を起こさないようにするためです。また、傷つけないように、膝蓋骨(しつがいこつ)周辺部に刺入する場合は、直刺(ちょくし)ではなく斜刺(しゃし)を行います。

灸治療の際は、急性期で炎症がある場合は基本的に行いません。炎症がなくなった慢性期では、血行を良くするために**温灸(おんきゅう)**を行います。

内側側副靭帯損傷に対しては、損傷直後で痛みが強く、炎症を伴っている場合は患部への直接的な治療は行わず、応急処置を施します。これらの症状がなくなったときは、膝周辺の筋肉の圧痛点や経穴への鍼の刺入を行います。痛みが残っている場合は、患部近くでは単鍼術で弱い刺激にし、離れたところの刺激を強めにします。

✲変形性膝関節症の痛みに有効な経穴

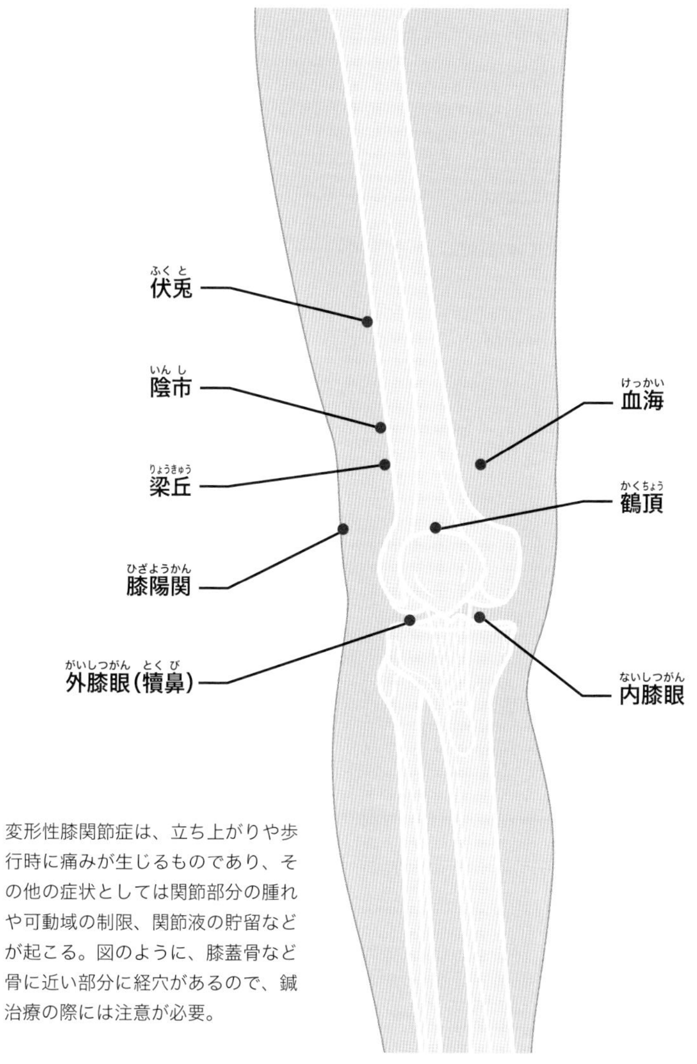

変形性膝関節症は、立ち上がりや歩行時に痛みが生じるものであり、その他の症状としては関節部分の腫れや可動域の制限、関節液の貯留などが起こる。図のように、膝蓋骨など骨に近い部分に経穴があるので、鍼治療の際には注意が必要。

用語解説

温灸
(Moxibustion)

不快な熱さがない灸のことで、皮膚に火傷痕などが残らないようなものをいう。厚紙でできた台座に乗せて皮膚に直接触れないようにして行うものや、鍼の上にもぐさを乗せて行う灸頭鍼なども温灸の一種とされる。

腰の痛み

急性腰痛では炎症や激痛がある場合は直接的な治療は控え、慢性腰痛では筋緊張や血行を改善することを目的とする。坐骨神経痛も慢性腰痛と同様だが、下肢の痛みがある場合は坐骨神経に沿った治療を行う。

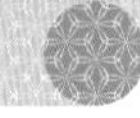

さまざまな要因が考えられる日常的な痛み

腰痛は持続期間によって４週間未満の急性腰痛、４週間以上～３か月未満の亜急性腰痛、そして４か月以上の慢性腰痛に分類できます。さらに、原因としては腰部脊柱間狭窄症や腰椎椎間板ヘルニア、坐骨神経痛、ぎっくり腰などのほかに、内臓疾患からくる関連痛など、多くのものが考えられます。

ここでは、急性腰痛、慢性腰痛、坐骨神経痛についての東洋医学による治療に触れてみましょう。

効果がある経穴

● 急性腰痛／慢性腰痛：**崑崙・附陽・飛揚・委中**(以上、下肢)、**腎兪・志室・大腸兪・関元兪・小腸兪・膀胱兪・中膂兪・秩辺・白環兪・腰陽関・上髎・次髎・中髎・下髎・腰兪**(以上、腰部)

● 坐骨神経痛：主に上記の経穴のほかに、**気海兪・環跳・承扶**(以上、腰部)、**殷門・浮郄・委陽・承筋・承山・金門**(以上、下肢)

治療と注意

急性腰痛と慢性腰痛は、基本的に変わりはなく、関連する経穴も一部を除いてほぼ同じです。ただし、急性腰痛で炎症がある場合はアイシングなどを行って冷やすとともに、腰部を固定して痛みの増強や苦痛を抑えます。

同じく急性腰痛で痛みが激しいときは、痛みがある腰部への直接的な治療は行わず、患部から遠位にある手の腰痛点(**奇穴**で、腰腿点ともいう)に鍼治療を行います。慢性腰痛の場合は筋の緊張をほぐしたり、血行を改善したりすることを目的とします。痛みが慢性化しているので、腰部全体、場合によっては下肢までを診たうえで圧痛点などを探し、その近くの経穴に鍼や灸を施します。

坐骨神経痛による腰痛に対しては、基本的に慢性腰痛と同じように治療を進めますが、下肢への痺れや痛みがある場合は、坐骨神経の走行に沿って圧痛点や痛みを探し、それに該当する経穴への治療を行います。

腰痛または坐骨神経痛に有効な経穴

手にある腰痛点

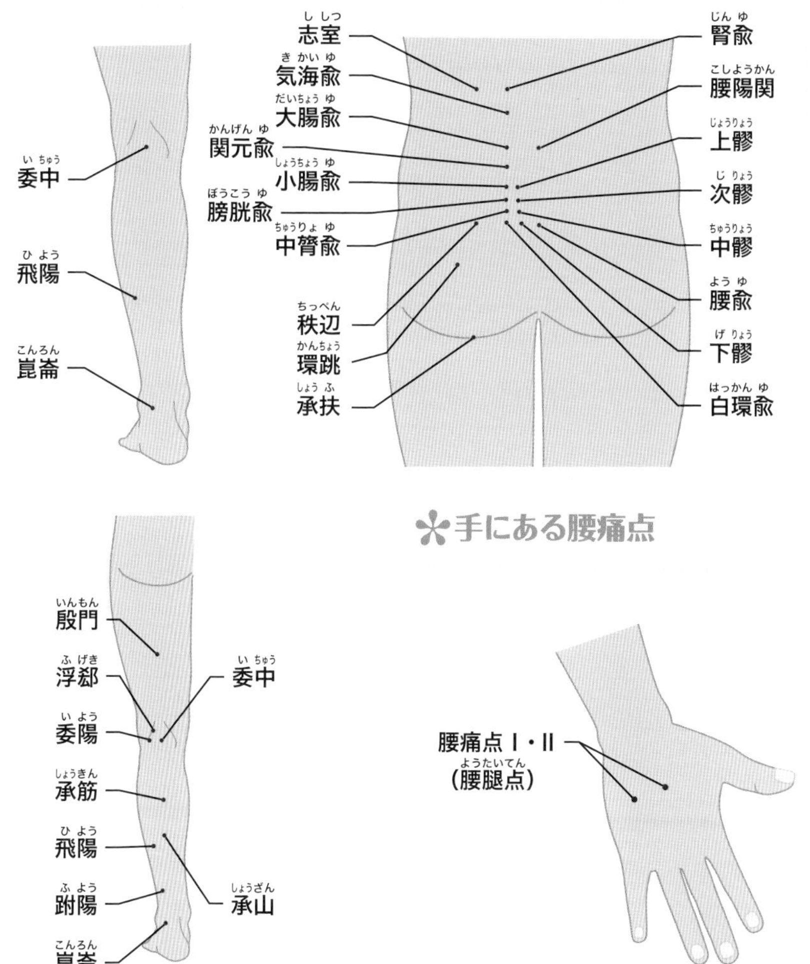

奇穴
(Extra Points)

気の流れである経絡は、正経十二経と、任脈および督脈の２つを合わせて14経ある。これは十四経と整理されているが、これら十四経に属さず、単独で独特な効果を持つものを奇穴という。経外奇穴とも呼ばれる。腰痛点はその奇穴の一つで、本書で取り上げた腰痛点は、腰の痛みに効果がある奇穴である。

眼精疲労と歯の痛み

眼精疲労は眼の周辺や頸部、肩の筋肉の緊張をほぐし、血行を改善することを目的とする。歯痛はあくまでも緊急処置として痛みを取る。鍼治療のときには、顔の血管を傷つけないように注意が必要。

現代病ともいえる眼精疲労と我慢できない歯の痛み

眼精疲労は、眼球を動かす外眼筋やピントを合わせる毛様体筋、首を保持する頸部の筋肉などが疲労して起こるもので、頭痛や肩こり、吐き気の原因ともなります。歯の痛みは齲蝕や歯周炎などが原因となって起こるものです。その痛みは我慢できるものではなく、ある意味、眼精疲労よりも私たちの生活の質（ＱＯＬ）を低下させるものといえます。歯痛に対しては、対症療法として鍼や指圧で痛みを低減させ、歯科医院での根治療法を行うようにします。

効果がある経穴

● 眼精疲労：**陽白・糸竹空・瞳子髎・上関・球後・四白・承泣・睛明・攅竹**（以上、顔面）、**玉枕・脳戸・瘂門・風池・天柱**（以上、後頭部）

● 歯痛：**上関・下関・巨髎・地倉・頬車・大迎**（以上、顔面）、**合谷・温溜・手三里・曲池**（以上、手および前腕）

治療と注意

眼精疲労では、眼だけでなく眼周辺や肩、首の筋肉の疲労も取り除くことが重要です。このため温めたタオルで眼の周辺を覆い、優しくマッサージすることも行います。熱っぽいからといって冷やすことは禁物です。また、手技療法で肩および首の筋肉の緊張をほぐします。

鍼治療の目的は、筋の緊張をほぐし、血行を良くすることです。顔面の経穴に鍼を刺入する際は、内出血を避けるために顔の血管を傷つけないように注意します。眼周辺の経穴で圧痛点があるところを探して鍼を打ちますが、眼精疲労が片方であっても、両眼に行うようにします。手技療法では、眼の周囲を軽くさするようにしたり、指頭で押したりするとともに、後頸部や肩の背部の圧痛点への手技を行います。

歯痛では手にある**合谷**や**手三里**などの経穴を刺激しますが、歯痛が左右片方でも、両腕の経穴を刺激します。顔面に対しては、やはり血管を傷つけないようにし、痛みがある部位に近い経穴から圧痛点があるものを探します。

✲眼精疲労または歯痛に有効な経穴

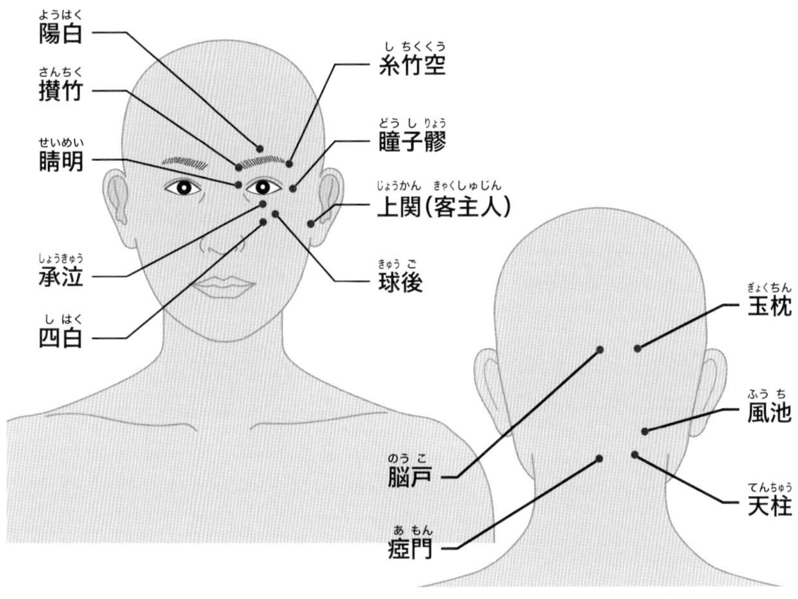

✲歯痛に有効な腕の経穴

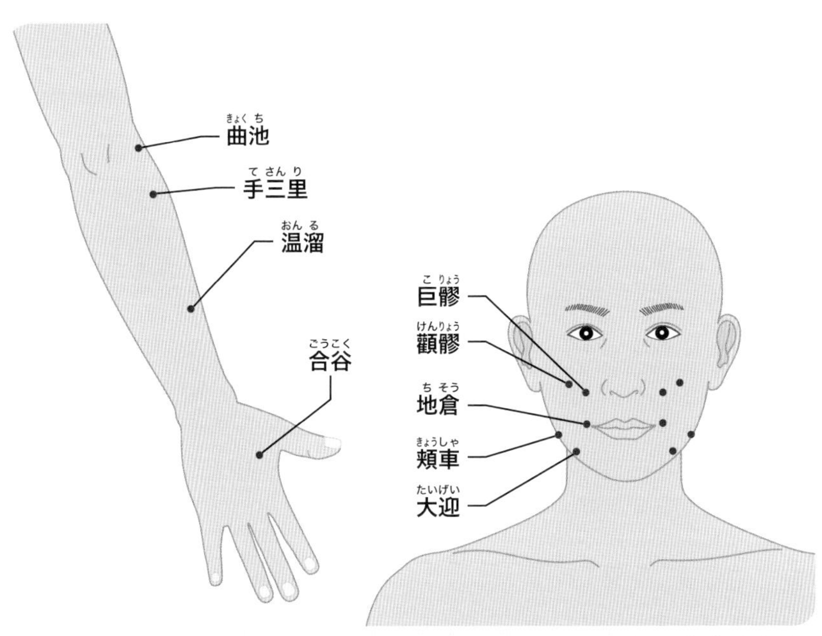

さくいん

A

あ

か

さ

た

な

は

ま

や

ら

わ

■ 主な参考文献

- 大瀬戸清茂＝監修
  『ペインクリニック 診断・治療ガイド　痛みからの解放とその応用』第５版
  （日本医事新報社）
- 花岡一郎・田中 栄＝監修・編集
  日本医師会＝編『痛みのマネジメントupdate基礎知識から緩和ケアまで』
  （日本医師会発行・メジカルレビュー社発売）
- 小川節郎＝編　『メカニズムから読み解く　痛みの臨床テキスト』（南江堂）
- 小川節郎＝編著　『医療従事者のための痛みガイドブック』（技術評論社）
- 山本隆充＝編　『痛み・しびれ―その原因と対処法』（真興交易(株)医書出版部）
- 小山なつ＝著　『増補改訂新版　痛みと鎮痛の基礎知識』（技術評論社）
- 日本神経治療学会＝監修
  日本神経治療学会治療指針作成委員会＝編『標準的神経治療：慢性疼痛』
- 日本ペインクリニック学会神経障害性疼痛薬物治療ガイドライン改訂版
  作成ワーキンググループ＝編
  『神経障害性疼痛薬物療法ガイドライン』改訂第２版（真興交易（株）医書出版部）
- 日本ペインクリニック学会治療指針検討委員会＝編
  『ペインクリニック治療指針』改訂第５版（真興交易（株）医書出版部）
- 小川鼎三ほか＝著　『解剖学』第１～３巻（金原出版）
- ジェラルド・Ｊ・トートラ＝著
  小澤一郎・千田隆夫ほか＝監訳『トートラ解剖学』第２版（丸善）
- Ｆ・Ｈ・マティーニほか＝著　井上貴央＝監訳『カラー人体解剖学
  構造と機能：ミクロからマクロまで』（西村書店）
- 坂井建雄・河原克雅＝総編集
  『カラー図解　人体の正常構造と機能』全10巻縮刷版（日本医事新報社）
- 伊藤正裕・中村陽市＝監修
  『これでわかる！　人体解剖パーフェクト事典』（ナツメ社）
- 教科書検討小委員会＝著
  東洋療法学校協会＝編『新版　東洋医学概論』（医道の日本社）
- 教科書検討小委員会＝著　東洋療法学校協会＝編
  『はりきゅう理論』（医道の日本社）
- 影山幾男・守口龍三＝著
  『スーパーグラフィック　人体のツボ[経絡・経穴]』（ナツメ社）
- 守口龍三＝著　『図解東洋医学　人体の経穴と経絡』（ナツメ社）
- 岡村信幸＝著　『病態から見た漢方薬物ガイドライン―処方構成・適正使用・
  科学的根拠の解説まで―』第３版（京都廣川書店）

おわりに

痛みを起こす疾患に対する東西両医学の立場からのアプローチ

2018年春、36年間続いた鍼灸整体龍泉堂を閉院し、訪問鍼療専門の「ハリ-de-ケア」に業務内容を変更した時期に、ナツメ社より「痛みの仕組みと治療法」の本を出す旨、監修者のお話をいただきました。解剖学者の影山先生とは共著を含め同社からは３冊目の本となります。今回は疼痛・緩和専門医でおられる上野博司先生のご解説もあり、誠に光栄なことであります。

さて、「痛」という漢字には「疒(やまい)人が病床にある形＋甬(つらぬく)体を突き抜けるような激しい痛み)」の由来があるそうです。私の鍼灸治療は患者さんからこの辛い「痛み」を取り除くか、和らげることが主な役割です。患者さんからは「よくそんな痛そうなハリで私の激痛を治せますねぇ」などといわれますが、私に許されている医療手段は「鍼と艾、そして手」だけなのです。現在では、医学の発達により病の痛みを取り除く手段があり、東洋医学の鍼灸もその一つですが、何れにせよ、患者さんにとって有利なのは、病気や痛みを治す選択肢が多いことです。

本書では、鍼灸治療を実施するにあたり、最低必要な東洋医学の概念と治療方針を述べ、使用する経穴についても解説しており、いろいろな痛みを起こす疾患に対して東西両医学の立場からアプローチしています。本書が東洋医学を志す方や、パラメディカル、東西両医学の併用を目ざす方々の理解を深める一助となれば幸いです。

訪問鍼療専門「ハリ-de-ケア」代表
鍼灸師　守口龍三

■ 監修者（五十音順）

上野博司（うえの ひろし）

京都府立医科大学麻酔科学教室准教授。京都府立医科大学附属病院疼痛緩和医療部副部長。1997年京都府立医科大学医学部卒業。日本麻酔科学会麻酔専門医・指導医。日本ペインクリニック学会専門医。日本緩和医療学会理事、日本麻酔科学会評議員、日本区域麻酔学会評議員。手術に対する麻酔を通して痛みを取り除くことの重要性を認識し、日本ペインクリニック学会前代表理事、日本緩和医療学会前理事長、日本慢性疼痛学会理事長の細川豊史先生に師事し、ペインクリニック・緩和医療を学ぶ。現在、京都府立医科大学附属病院で痛みの治療全般に従事、とくにがん患者の痛みの治療、緩和医療を主に担当する。

影山幾男（かげやま いくお）

日本歯科大学新潟生命歯学部解剖学第１講座主任教授。1982年３月、日本歯科大学新潟歯学部卒業。同年４月、東京慈恵会医科大学助手（解剖学教室）。同年６月、第71回歯科医師国家試験合格。1986～88年、ドイツ・ヴュルツブルグ大学医学部に留学。1992年５月、医学博士号取得。同年10月、東京慈恵会医科大学講師（解剖学教室）。1993年４月、日本歯科大学新潟生命歯学部助教授（解剖学）。1995～97年、カナダ・トロント大学歯学部とオーストラリア・アデレード大学歯学部に留学（トロント・アデレード大学歯学部客員助教授）。東京慈恵会医科大学講師（非常勤）、新潟医療福祉大学（非常勤）、国際メディカル専門学校講師（非常勤）、歯科基礎医学会評議員、日本人類学会評議員、日本解剖学会評議員、アメリカ臨床解剖学会会員。

守口龍三（もりぐち りゅうぞう）

1982年、東京都江東区門前仲町で「鍼灸整体龍泉堂」を開業。アスリートや一般の人を対象に、鍼灸整体とスポーツ医療マッサージを施すかたわら、医療系専門学校講師（1993～2009年）、毛呂歯科医院東洋医学研究所の非常勤職員などを勤める。プロレス団体ＵＷＦインターナショナル、キングダム、高田道場の専属トレーナーとして約100大会に同行（1991～2000年）。プリンスアイスショー（佐野稔、伊藤みどり所属）にてトレーナーとして公演に同行するなど、メディカルトレーナーとしてプロアスリート選手をケアしてきた経験も豊富。少林寺拳法７段、1986年全国大会最優秀賞、日本女子大学少林寺拳法部監督。

ナツメ社Webサイト
http://www.natsume.co.jp
書籍の最新情報（正誤情報を含む）はナツメ社Webサイトをご覧ください。

カラー図解
痛み・鎮痛の教科書〈しくみと治療法〉

2020年３月１日　初版発行

監修者　上野博司・影山幾男・守口龍三
Ueno Hiroshi , Kageyama Ikuo , Moriguchi Ryuzo , 2020
発行者　田村正隆

発行所　**株式会社ナツメ社**
東京都千代田区神田神保町1-52　ナツメ社ビル1F（〒101-0051）
電話　03（3291）1257（代表）　FAX　03（3291）5761
振替　00130-1-58661
制　作　**ナツメ出版企画株式会社**
東京都千代田区神田神保町1-52　ナツメ社ビル3F（〒101-0051）
電話　03（3295）3921（代表）
印刷所　**広研印刷株式会社**

ISBN978-4-8163-6772-4　Printed in Japan
〈定価はカバーに表示してあります〉
〈落丁・乱丁本はお取り替えします〉